2020
QDT
QUINTESSENCE OF DENTAL TECHNOLOGY

（美）西拉斯·杜阿尔特　主编
（Sillas Duarte）

黄　翠　主审

杨宏业　主译

北方联合出版传媒（集团）股份有限公司
辽宁科学技术出版社
沈　阳

图文编辑

刘 菲 刘 娜 康 鹤 肖 艳 王静雅 纪凤薇 刘玉卿 张 浩 曹 勇

©2021，辽宁科学技术出版社。
著作权合同登记号：06-2020第153号。

图书在版编目（CIP）数据

QDT 2020 /（美）西拉斯·杜阿尔特（Sillas Duarte）主编；杨宏业主译. —沈阳：辽宁科学技术出版社，2021.3
 ISBN 978-7-5591-1856-1

Ⅰ.①Q… Ⅱ.①西…②杨… Ⅲ.①口腔科学 Ⅳ.①R78

中国版本图书馆CIP数据核字（2020）第200853号

出版发行：辽宁科学技术出版社
 （地址：沈阳市和平区十一纬路25号 邮编：110003）
印 刷 者：上海利丰雅高印刷有限公司
经 销 者：各地新华书店
幅面尺寸：210mm×285mm
印 张：15.75
插 页：5
字 数：350千字
出版时间：2021年3月第1版
印刷时间：2021年3月第1次印刷
策划编辑：陈 刚
责任编辑：殷 欣
封面设计：袁 舒
版式设计：袁 舒
责任校对：李 霞

书 号：ISBN 978-7-5591-1856-1
定 价：398.00元

投稿热线：024-23280336
邮购热线：024-23280336
E-mail:cyclonechen@126.com
http://www.lnkj.com.cn

计算摄影：
口腔摄影的未来与挑战

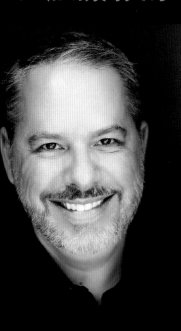

摄影是科学技术产生重大影响的领域之一，尤其计算摄影，已成为引起我们注意的新术语。这个概念由智能手机制造商推动，而非传统的相机制造商。小巧的智能手机在强大计算能力的加持下，新功能层出不穷，正在改变我们的摄影方式。目前，手机像素大战仍在继续，新款智能手机的摄像头宣称已高达1亿像素。目前许多手机制造商仍使用像素合并技术以匹配手机的有限空间。然而，由于传感器尺寸较小，噪点仍然是智能手机摄影的一大难题。因此，计算摄影技术被用来改善这一缺点。计算摄影是指使用数字计算而不是光学处理的数字图像捕获和处理技术，它能够通过算法控制场景的照明，从而提高摄影效果。对于一些智能手机，摄像头会实时分析画面中的景深信息，识别人或物的前后关系，自动调整连续曝光的时长。当你按下拍摄按钮时，手机会保存多张不同曝光程度的文件，然后经过白平衡、降噪、色彩映射等一系列处理，完成像素级别的对比和融合，最后输出一张理想照片。相较于其他区域，人的皮肤或头发的细节会被优先捕捉到。手机应用程序还可以获取并修改原始照片的景深和焦距。所有做过口腔摄影的医生都知道，上述摄影技术与我们的摄影技巧是密不可分的。

智能手机的视频质量也有了显著提高，目前大多数智能手机都可以使用4K视频分辨率。一些智能手机摄像时甚至可以实现超宽动态范围和机内防抖功能。在超宽动态范围模式下，摄像头实际上是在同时拍摄正常曝光和短曝光（例如每秒120帧和60帧）的双曝光视频，并将它们即刻组合在一起创建单帧。此外，手机应用程序还可以进行3D面部扫描，并输出STL或OBJ格式的文件。

由于手机摄影技术的日新月异和手机极佳的便捷性，数码相机市场持续萎缩。相机/成像产品协会的报告显示，2017—2019年全球数码相机出货量大幅下降，主要相机制造商的销售额也出现了下滑[1]。

值得注意的是，使用智能手机进行口外和口内摄影却带来了一个伦理困境：个人设备上能否存储患者的电子保护健康信息（ePHI）？在美国，有严格的法规保护患者的健康信息（HIPAA法案[2]），牙科诊所也有责任保护患者个人信息。2006年，HITECH法案[3]扩大了ePHI保护的概念，并负责具体维护HIPAA和HITECH合规性。美国政府已经创建了一个专业网站，用以提供更多关于使用移动设备的隐私和安全信息，值得每个人关注[4]。

数字化信息几乎每天都在影响着我们的个人生活和工作，理解它的影响力和局限性将为我们的执业、患者与治疗带来好处。欢迎大家提出挑战数字化技术和牙科艺术界限的各种观点与技术。

Sillas Duarte, Jr, DDS, MS, PhD
sillas.duarte@usc.edu

[1] http://www.cipa.jp/stats/documents/e/dw-201910_e.pdf
[2] https://www.hhs.gov/sites/default/files/privacysummary.pdf
[3] https://www.hhs.gov/sites/default/files/ocr/privacy/hipaa/administrative/enforcement/enfifr.pdf
[4] https://archive.healthit.gov/providers-professionals/your-mobile-device-and-health-information-privacy-and-security

QDT 2020

QUINTESSENCE OF DENTAL TECHNOLOGY

Cover photo by Naoki Hayashi

PUBLISHER
H.W. Haase

**EXECUTIVE VICE-PRESIDENT,
DIRECTOR**
William G. Hartman

JOURNAL DIRECTOR
Lori A. Bateman

PRODUCTION
Sue Robinson

**ADVERTISING/EDITORIAL/
SUBSCRIPTION OFFICE**
Quintessence Publishing Co, Inc
411 N Raddant Road
Batavia, Illinois 60510
Phone: (630) 736-3600
Toll-free: (800) 621-0387
Fax: (630) 736-3633
Email: service@quintbook.com
http://www.quintpub.com

QDT is published once a year by
Quintessence Publishing Co, Inc,
411 N Raddant Road, Batavia,
Illinois, 60510. Price per copy: $156.

《QDT2020》中文版译者名单

主　审
黄　翠（武汉大学口腔医院）
主　译
杨宏业（武汉大学口腔医院）
参　译
艾合买提·木合塔尔（武汉大学口腔医院）
门　贝（武汉大学口腔医院）
李佳芮（武汉大学口腔医院）
彭问安（武汉大学口腔医院）

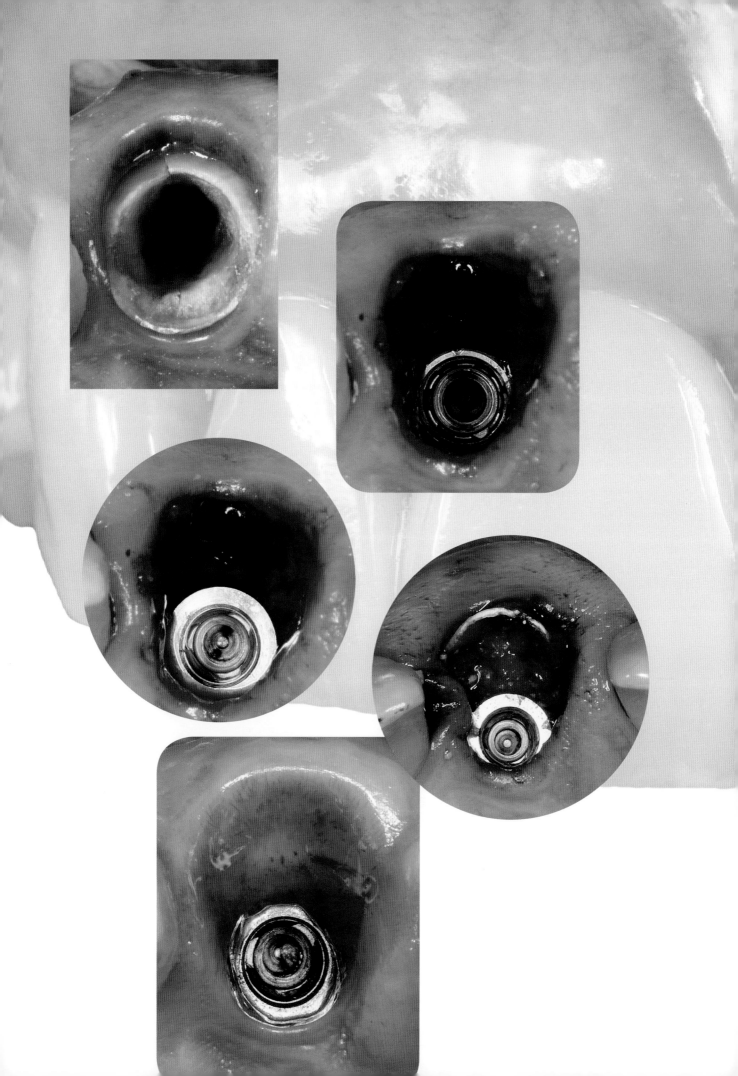

一次中间基台的临床应用

The One-Time Intermediate Abutment—Clinical Application

Victor Clavijo, DDS, MS, PhD[1]
Paulo Fernando Mesquita de Carvalho, DDS, MS[2]
Cristiano Soares, CDT[3]

3D定位对于精准植入种植体非常重要[1]。然而，在美学修复病例中，不对称的牙龈边缘往往会影响即刻种植植入深度的确定。这可能会导致种植体的颈部位置过浅或过深，需要多次复诊来进行种植体颈部周围牙龈轮廓的调整，以获得满意的临床效果。

为了避免这种不确定性和潜在的缺点，在进行种植手术前，应首先确定牙龈边缘。早期已经报道过软组织处理和基台材料选择的决策指南（Clavijo and Blasi[2]）。若要使牙龈边缘由不利条件变为有利条件，应该在拔牙前就制订治疗计划，从而实现种植穿龈轮廓的个性化定制。

在传统的软组织处理中，由于临时基台的取出，种植体与修复组件不得不重新连接[3-5]。这些组件在反复取出或连接时会破坏种植体基台连接部已形成的软组织封闭环境，突破种植体上部的黏膜屏障，破坏种植体和基台周围的生物平衡，进而导致边缘骨吸收和随后的组织萎缩。一次性置入永久基台已被证实可以提高骨–种植体界面的稳定性[6-9]。然而，这种技术的可重复性较低，当基台不能被取出或在粘接固位的种植修复中，种植体周围软组织的处理变得很困难。

[1]Visiting Professor, Advanced Program in Operative and Adhesive Dentistry, Division of Resorative Sciences, Herman Ostrow School of Dentistry, University of Southern California, Los Angeles, California, USA.
[2]Director, Advanced Program in Implantology and Restorative Dentistry, ImplantePerio Institute, São Paulo, Brazil.
[3]Dental Technician, Campinas, Brazil.

Correspondence to: Dr Victor Clavijo, Rua das Orquídeas 667, Sala 1011, Torre Medical, Indaiatuba, São Paulo, Brazil 13345-040. Email: clavijovictor@yahoo.com.br

表1 一次中间基台的优缺点

优点

· 种植体颈部无再连接过程；后期修复过程不侵犯已形成的牙龈封闭区。

· 更稳定的骨改建，高预期的种植体周软组织形态维持。

· 提高组织处理时的患者舒适度。

· 无螺丝通道，平台转移，金色，有利于软组织增量和上颌美学质量（薄龈型光反射）。

· 如有需要，基台部件可取出和再利用。

缺点

· 中间基台高度越高，种植体周软组织可操作性越低。

· 修复体的制作需要额外的修复部件。

在即刻种植或者植入具有锥形内连接结构的种植体后，使用一次中间基台是一种临床替代方案。这种做法可以同时保证骨–种植体界面和种植体周围上皮的完整性，有利于种植体周围软组织的处理，避免反复连接基台造成种植体周围软硬组织损伤（表1）。即刻种植方案的关键因素包括剩余骨量、牙龈边缘位置、唇侧骨特征和牙龈生物型[10]。本文将通过病例来具体展示一次中间基台的应用过程[11]。

病例

患者，女，46岁，因右上颌中切牙松动就诊。松动牙10年前进行过纤维桩树脂成核，外部制作了全瓷冠修复体。患者对牙齿的大小、颜色和"黑三角"均不满意。

临床检查（图1a～d）发现，在患牙的颊黏膜处有瘘管（有脓性分泌物，探诊深度为9.0mm），

影像学检查（图1e）提示，颊侧骨壁缺失，牙根纵折。

治疗计划

治疗计划可分为以下6步：

1. 拔牙前通过数字化微笑设计（DSD）、印模制取和手术导板设计来确定牙龈边缘的最终高度。

2. 即刻种植、一次中间基台的外科和修复程序，以及牙龈和骨组织形态的维持。

3. 种植体植入6个月后，再进行种植体周软组织处理，直至牙龈边缘稳定。

4. 去除不良修复体，进行牙体预备，牙冠和种植义齿终印模的制取。

5. 基台和全瓷修复体的技工端制作过程。

6. 牙支持和种植体支持的全瓷修复体的安装。

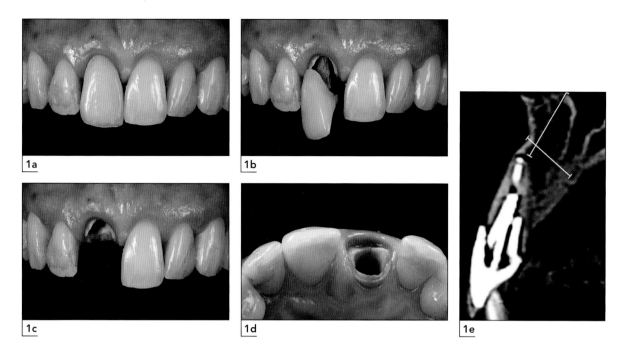

图1a、b 术前口内照片。

图1c、d 根折照片。

图1e 术前CBCT扫描的2D断层图像。

图2 数字化微笑设计（DSD）确定种植体最终植入深度。

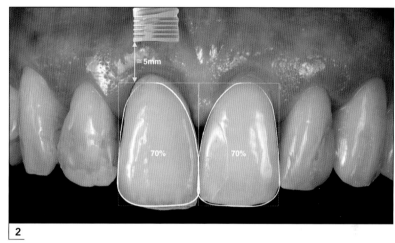

第1步

拆除右上颌中切牙旧修复体，确认根折，取印模制作种植手术导板，进行相应准备工作。

调改并降低旧冠颈部的唇侧突度，调空咬合（牙尖交错位和侧方运动均无干扰），以防止药物治疗瘘管的过程中牙冠发生移位。旧冠用磷酸锌水门汀粘接，告知患者注意事项，继续观察。

综合参考口外和口内照片进行DSD，其中，左上颌中切牙的釉牙骨质界是最终牙龈边缘的参考位置（图2），以利于获得最佳粉白美学效果。

将患者的相关数据文件（DICOM和STL）发送至设计中心（MCENTER，MSOFT Virtual Planning Process，Israel）进行种植手术导板的设计制作。根据3D定位，种植体的颈部应放置在距离目标牙龈高度5mm处（在本病例中，主要参考左上颌中切牙的釉牙骨质界），如图2所示。

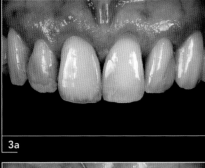
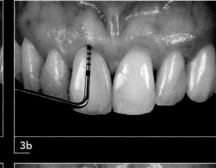
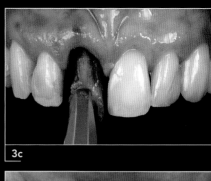
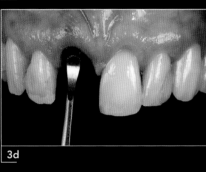
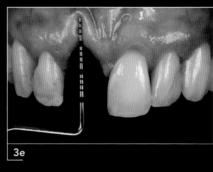
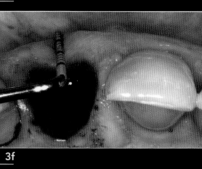

图3a 磷酸锌粘接旧冠10天后。由于降低了旧冠的唇侧突度，可以观察到牙龈边缘冠向移位。

图3b 拔牙之前的探诊。

图3c 拔除残根。

图3d 搔刮拔牙窝。

图3e、f 检查骨缺损。

第2步

　　10天后拆下右上颌中切牙旧冠，可观察到根折，微创拔除残根（图3a～c），清理拔牙窝（图3d），修整颊侧软组织。借助牙周探针（图3e、f），仔细检查拔牙窝骨壁的缺损程度[12-13]（根据Joly等的即刻植入方案确定为宽/深类型[14]）。

　　在手术导板引导下定点并逐级钻孔，植入种植体（V3，3.9mm×13mm，MI），获得了扭矩超过45Ncm的初期稳定性（图4a、b），进而安装一次中间基台和临时牙冠，扭矩为30Ncm。为了改善骨

地方，这样，修复组件之间的界面将发生在骨水平以上。临时修复通过一个临时金属基台和全瓷冠来完成。种植体周围轮廓的评价标准如图5所示。一次中间基台被放置在骨下种植体周围区域，在连接部位和骨-种植体界面之间创造了空间，从而有利于骨改建。在次关键区，牙龈边缘以下约1mm处设计一个凹面，可以为结缔组织移植物提供空间。根据如何确定即刻种植体颈部轮廓的决策树（图6），通过略微减小牙冠颊侧和舌侧突度使牙龈边缘冠向移位，从而使牙冠近远中侧的颈部轮廓得到很好地维持。

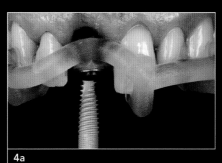
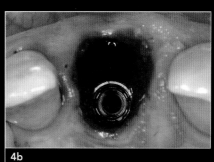
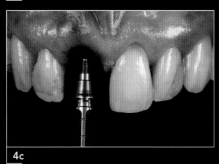
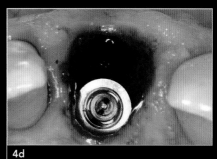

4a **4b** **4c** **4d**

图4a 导板引导下植入种植体。

图4b 按照数字化治疗方案种植体从腭侧入路。

图4c、d 安装一次中间基台。

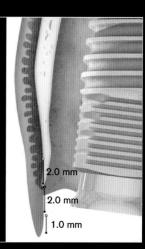

1 mm	穿龈轮廓-颈部	美学过渡区
2.0 mm	凸/凹外形-种植体周	牙龈生物型提升区
2.0 mm	转换-穿黏膜长度-牙槽嵴顶下	骨改建

龈缘
龈缘下1mm
颊侧骨缘
植入深度

2.0 mm
2.0 mm
1.0 mm

5

图5 植入深度和功能。种植体通常放置在离牙龈边缘4～5mm、骨下1～2mm的位置。在牙龈边缘和种植体之间的5mm范围内需要重点关注以下3个区域：

1. 冠部美学轮廓区。这个区域为牙龈提供支撑，具有维持牙龈组织的功能，在拔牙后可封闭牙槽窝。根据最终修复所需的龈缘高度，可通过改变牙冠颈部轮廓来调整牙龈边缘。

2. 种植体周跨黏膜区。这个区域通常呈凹形，以便为结缔组织创造空间，将牙齿周围的薄龈生物型变为种植体周的厚龈生物型。

3. 种植体周骨改建区。这个区域通常位于骨下，对骨改建非常重要。这个区域通常使用标准高度的钛基台进行平台转移。骨改建可能会对最终修复效果有影响，因此必须高度重视此区域。跨黏膜区应至少具有1.5～2mm高度，尽量避免对种植体周围骨组织的压力。

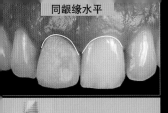
同龈缘水平

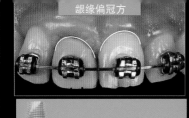
龈缘偏冠方

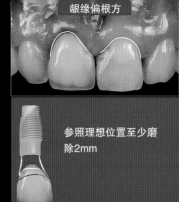
龈缘偏根方

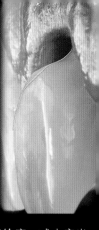

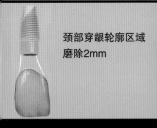
颈部穿龈轮廓区域
磨除2mm

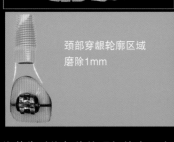
颈部穿龈轮廓区域
磨除1mm

参照理想位置至少磨
除2mm

图6　根据邻牙的初始牙龈边缘，修整临时修复体的颈部轮廓。在临时修复时，一般需要调磨牙冠颈部轮廓，减少突出，从而使修复体周围软组织边缘过度矫正，以最终提高种植体周软组织的可预测性。

同龈缘水平，修整临时冠，在颈部穿龈轮廓区域磨除2mm。

龈缘偏冠方，修整临时冠，在颈部穿龈轮廓区域磨除1mm。

龈缘偏根方，修整临时冠，在理想龈缘下方至少磨除2mm。

　　按照文献报道[15]，对临时修复体进行抛光和清洁。

　　临时修复完成后，使用隧道技术在上颌中切牙上进行混合皮瓣移植（图7a），从腭部取下一块大小合适的结缔组织（图7b），将其放置于中切牙处预先制备的隧道内，并靠近牙龈边缘，通过两端的缝线固定移植物（图7c～e）。

　　然后将可吸收膜（Geistlich Bio-Gide）插入种植窝的外部，紧贴骨膜（图8a、b）。膜在水平向和垂直向都应该至少有3.0mm的健康骨支撑。膜的尺寸可适当大一点，方便其他生物材料的固位。

　　生物材料（Geistlich Bio-Oss Collagen）被修整成骨缺损的形状，一部分放入可吸收膜下面，重建丢失的骨壁，其他部分可以用来充填余留缺损区。可吸收膜可在牙龈边缘处修整或折叠，并朝向

颊侧放置（图8c、d）。

　　以30Ncm的扭矩拧紧具有合适颈部轮廓的临时修复体，以支持牙龈乳头并密封重建的穿龈轮廓。将皮瓣移植物用缝线固定于两端，有利于皮瓣移植物冠向移位（图8e、f）。

第3步

　　软组织移植6个月后，种植体周围组织稳定（图8g、h），可以开始种植体周牙龈塑形了。软组织移植让我们获得了大于2mm的牙龈高度，后期只需要调整修复体的颈部轮廓[16]，就可以获得相对理想的美学效果。技师制作了诊断蜡型，来确定正确的龈缘高度（图9a～e）。用流动树脂调整临时修复体颈部轮廓。

图7a 隧道技术。

图7b 结缔组织移植。

图7c ~ e 移植物放置于隧道内，并用缝线将两端固定。

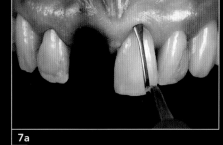
7a

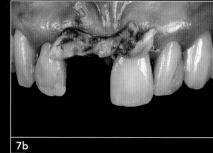
7b

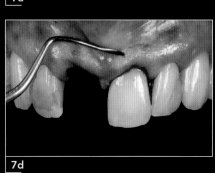
7c

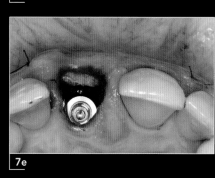
7d

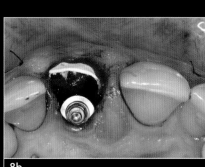
7e

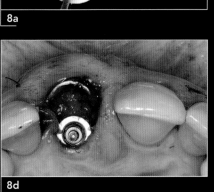
8a

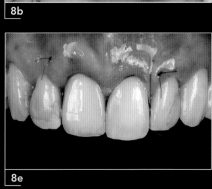
8b

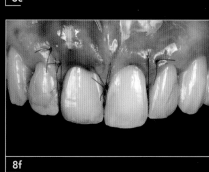
8c

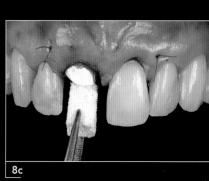
8d

8e

8f

图8a、b 可吸收膜。

图8c Bio-Oss胶原。

图8d Bio-Oss胶原的放置。

图8e 第一道缝线。

图8f 第二道缝线。

图8g 种植体植入6个月后口内照片。

图8h 种植体植入6个月后CBCT图像。

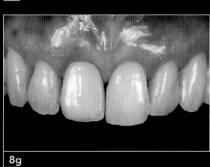
8g

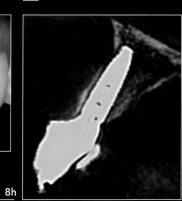
8h

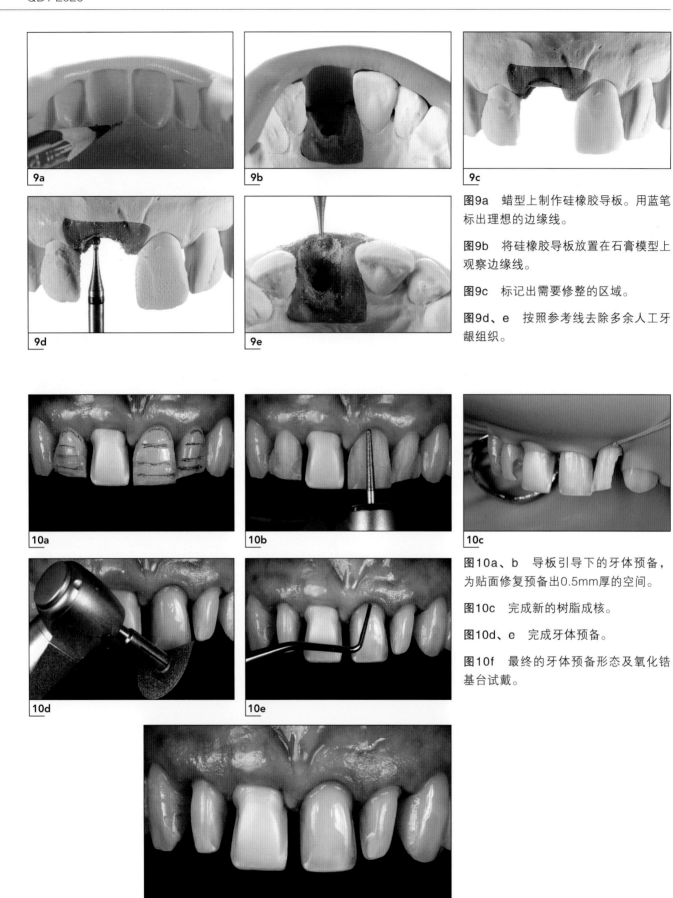

图9a 蜡型上制作硅橡胶导板。用蓝笔标出理想的边缘线。

图9b 将硅橡胶导板放置在石膏模型上观察边缘线。

图9c 标记出需要修整的区域。

图9d、e 按照参考线去除多余人工牙龈组织。

图10a、b 导板引导下的牙体预备，为贴面修复预备出0.5mm厚的空间。

图10c 完成新的树脂成核。

图10d、e 完成牙体预备。

图10f 最终的牙体预备形态及氧化锆基台试戴。

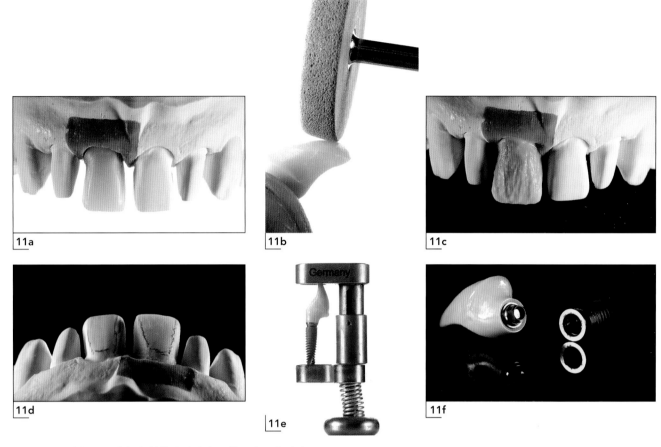

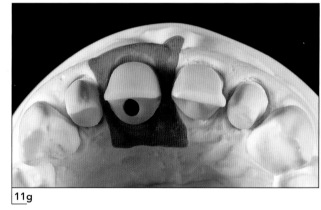

图11a 石膏模型上的氧化锆基台（尚未调整形态及颜色）。

图11b 基台颊侧的修整。

图11c 瓷粉堆塑。

图11d、e 完成基台形状和颜色的调整。

图11f 根据Blatz等[18]的APC概念技术，将氧化锆基台粘接到钛基底上。

图11g 基台形态的最后检查。

第4步

取下旧冠，去掉旧树脂修复体。在硅橡胶导板引导下进行瓷贴面的牙体预备，注意"黑三角"区和乳突区的有效封闭（图10a~f）。将数字化信息、印模、牙齿的比色和形态等信息一起发送至技工室。

第5步

石膏模型灌注完成后，技工室开始数字化工作流程。首先，在钛基底上（MIS Ti-Base CONNECT）制作一个氧化锆基台，复制牙体预备形态，唇侧适当消减以便于后续的瓷贴面修复，最终能够模拟邻牙形态和色度，并在基台上预留粘接区域（图11a~g）。该工艺有利于基台的粘接和匹

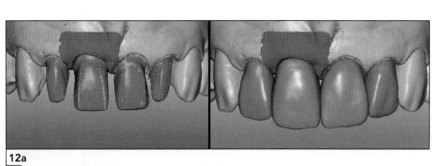
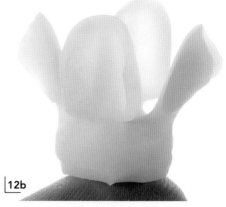

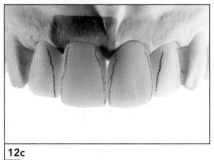
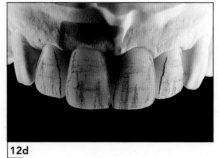
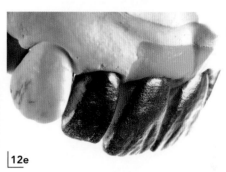

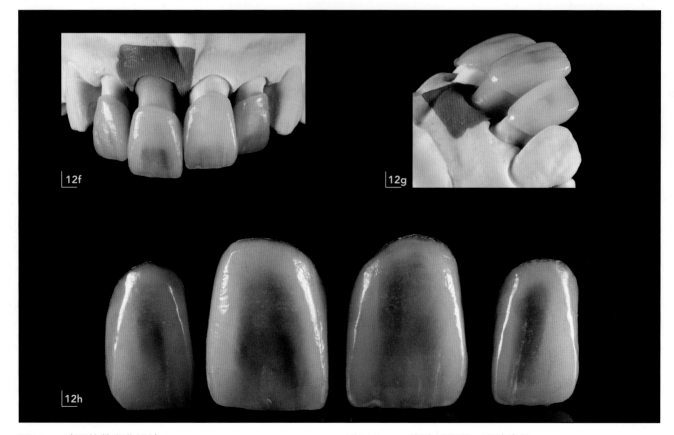

图12a　贴面的数字化设计。

图12b　压铸二硅酸锂瓷贴面。

图12c　二硅酸锂瓷贴面精加工。

图12d、e　瓷贴面纹理、质地优化。

图12f～h　贴面制作完成。

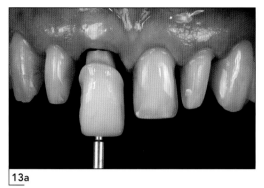

13a

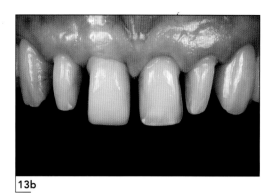

13b

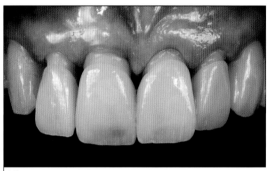

13c

图13a、b　定制基台的试戴。

图13c　贴面试戴。

配。完成颜色和形态的调整后，再次扫描基台和基牙，获得瓷贴面的数字信息（图12a），制作诊断蜡型。

通过石蜡热压铸造法制作二硅酸锂瓷贴面（e.max Press, Ivoclar Vivadent），精加工后，对瓷贴面进行上釉，抛光（图12b～h）。

第6步

拆下临时牙，去除残余粘接剂，放置基台，进行瓷贴面的试戴（图13a、b），检查接触点（图13c）。然后借助甘油基膏体（Variolink Esthetic LC, Ivoclar Vivadent）进一步进行试戴检查，患者对瓷贴面的颜色和形态都比较认可，随后开始瓷贴

面的粘接固位。

在患者口内安装橡皮障，使用较厚的橡皮布（Nictone）、成人橡皮障支架和合适的橡皮障夹（212 Hu-Friedy）（图14a、b）。

瓷贴面内表面用5%氢氟酸处理20秒，冲洗干燥后，使用37%磷酸酸蚀冲洗，去除碎屑，吹干表面。硅烷偶联剂涂擦内表面60秒，然后涂布一薄层粘接剂，先不固化。牙釉质用37%磷酸酸蚀30秒、牙本质酸蚀15秒，彻底冲洗并用滤纸吸干表面多余水分，牙面上涂布一薄层粘接剂，轻吹去除多余粘接剂，促进溶剂挥发，然后光固化20秒。

将放置了树脂水门汀的瓷贴面放置于基牙匹配位置，去除多余材料后，光固化40秒。将甘油凝胶涂布于牙齿-瓷界面以去除氧阻聚层，促进贴面边

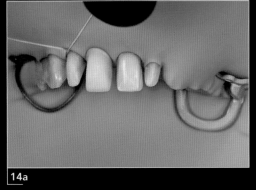
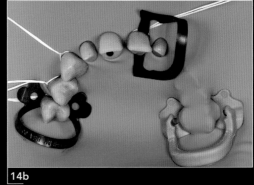

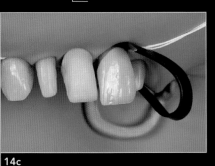
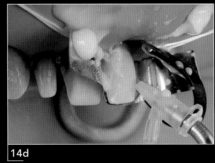
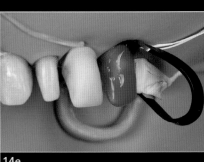

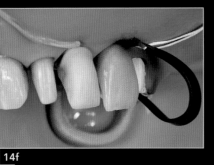
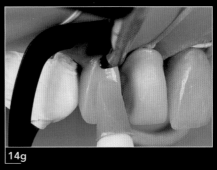

图14a、b 放置橡皮障。

图14c 检查贴面适合性。

图14d 27μm直径的氧化铝颗粒喷砂。

图14e 37%磷酸酸蚀牙釉质30秒，酸蚀牙本质15秒。

图14f～h 牙面上涂布一薄层粘接剂，气枪吹匀，使用光固化树脂水门汀粘接贴面。

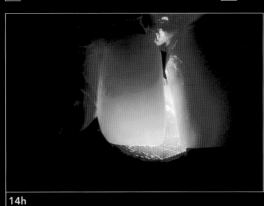

缘的水门汀固化（图14c～h）。

按照Clavijo等[17]提出的长石质瓷与二硅酸锂陶瓷的粘接策略，将种植体基台上的瓷贴面粘接固位

固化完成后，用#12D刀片去除残余粘接剂，复合树脂橡皮轮抛光边缘，调整咬合，拍摄X线片。1周和2年的随访照片可见图16和图17。

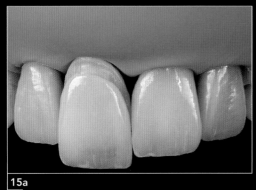
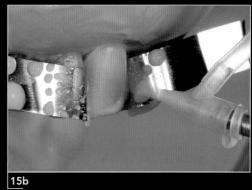

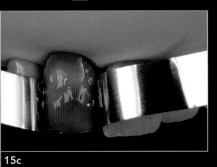
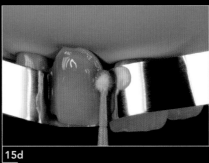
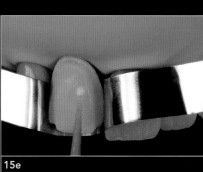

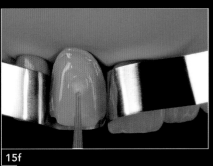
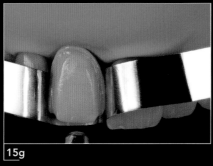
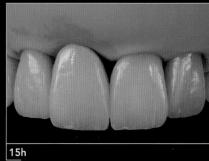

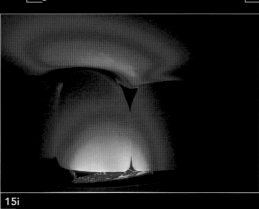

图15a 基台上的贴面试戴。

图15b 27μm直径的氧化铝喷砂基台表面。

图15f 涂布一薄层粘接剂。

图15g 气枪吹拂去除多余的粘接剂。

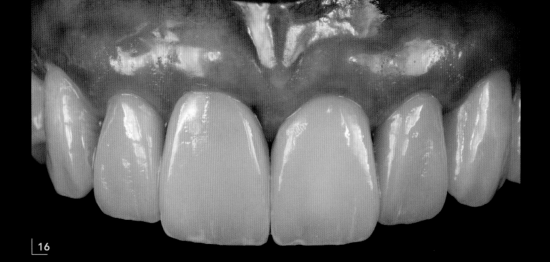

16

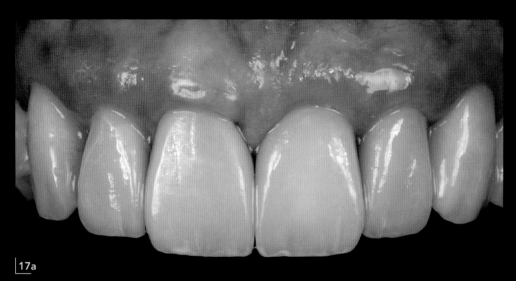

17a

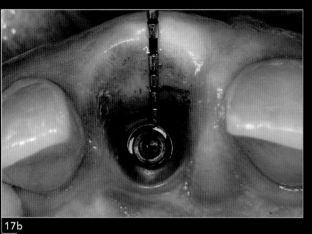

17b

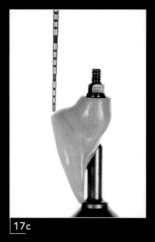

17c

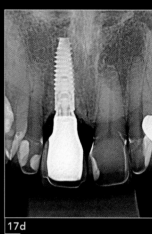

17d

图16 1周复诊。

图17a 2年复诊口内照片。

图17b 2年复诊时种植体周围组织。

图17c 2年后取下螺丝固位牙冠，观察氧化锆和二硅酸锂陶瓷。

图17d 2年后的X线片，观察基台周围骨组织情况。

结论

　　一次中间基台是优化骨改建和增加种植体周围组织的新选择。基台应放置在未来骨边缘下方至少1mm处，扭矩为30Ncm。通过一次中间基台，可以保护种植体周围的骨和黏膜界面，同时提供了使用螺丝固定修复体定制牙龈轮廓的机会。

参考文献

[1] Grunder U, Gracis S, Capelli M. Influence of the 3-D bone-to-implant relationship on esthetics. Int J Periodontics Restorative Dent 2005;25:113–139.

[2] Clavijo V, Blasi A. Decision-making process for restoring single implants. Quintessence Dent Technol 2017;40:66–88.

[3] Abrahamsson I, Berglundh T, Lindhe J. The mucosal barrier following abutment dis/reconnection. An experimental study in dogs. J Clin Periodontol 1997;24:568–572.

[4] Koutouzis T, Gholami F, Reynolds J, Lundgren T, Kotsakis GA. Abutment disconnection/reconnection affects peri-implant marginal bone levels: A meta-analysis. Int J Oral Maxillofac Implants 2017;32:575–581.

[5] Rodríguez X, Vela X, Méndez V, Segalà M, Calvo-Guirado JL, Tarnow DP. The effect of abutment dis/reconnections on peri-implant bone resorption: A radiologic study of platform-switched and non-platform-switched implants placed in animals. Clin Oral Implants Res 2013;24:305–311.

[6] Degidi M, Nardi D, Piattelli A. One abutment at one time: Non-removal of an immediate abutment and its effect on bone healing around subcrestal tapered implants. Clin Oral Implants Res 2011;22:1303–1307.

[7] Atieh MA, Tawse-Smith A, Alsabeeha NHM, Ma S, Duncan WJ. The one abutment-one time protocol: A systematic review and meta-analysis. J Periodontol 2017;88:1173–1185.

[8] Canullo L, Omori Y, Amari Y, Iannello G, Pesce P. Five-year cohort prospective study on single implants in the esthetic area restored using one-abutment/one-time prosthetic approach. Clin Implant Dent Relat Res 2018;20:668–673.

[9] Perrotti V, Zhang D, Liang A, Wang J, Quaranta A. The effect of one-abutment at one-time on marginal bone loss around implants placed in healed bone: A systematic review of human studies. Implant Dent 2019 Aug 1 [Epub ahead of print].

[10] Da Silva RC, Joly JC, Carvalho PFM. Socket management in the esthetic one: A step-by-step approach for selecting immediate implant placement or socket preservation. J Cosmetic Dent 2015;31:110–121.

[11] Pelekanos S, Pozidi G. Immediate one-time low-profile abutment to enhance peri-implant soft and hard tissue stability in the esthetic zone. Int J Periodontics Restorative Dent 2017;37:729–735.

[12] Kan JY, Rungcharassaeng K, Sclar A, Lozada JL. Effects of the facial osseous defect morphology on gingival dynamics after immediate tooth replacement and guided bone regeneration: 1-year results. J Oral Maxillofac Surg 2007;65(7 suppl 1):13–19.

[13] Sclar AG. Strategies for management of single-tooth extraction sites in aesthetic implant therapy. J Oral Maxillofac Surg 2004;62(9 suppl 2):90–105.

[14] Joly JC, Carvalho PFM, Da Silva RC. Esthetic Perio-Implantology. Chicago: Quintessence, 2016.

[15] Canullo L, Genova T, Wang HL, Carossa S, Mussano F. Plasma of argon increases cell attachment and bacterial decontamination on different implant surfaces. Int J Oral Maxillofac Implants 2017;32:1315–1323.

[16] Su H, Gonzalez-Martin O, Weisgold A, Lee E. Considerations of implant abutment and crown contour: Critical contour and subcritical contour. Int J Periodontics Restorative Dent 2010;30:335–343.

[17] Clavijo V, Bocabella L, Carvalho PFM. Taking control over challenging esthetic cases using the power trio. Quintessence Dent Technol 2015;38:7–16.

[18] Blatz MB, Alvarez M, Sawyer K, Brindis M. How to bond zirconia: The APC concept. Compend Contin Educ Dent 2016;37:611–617.

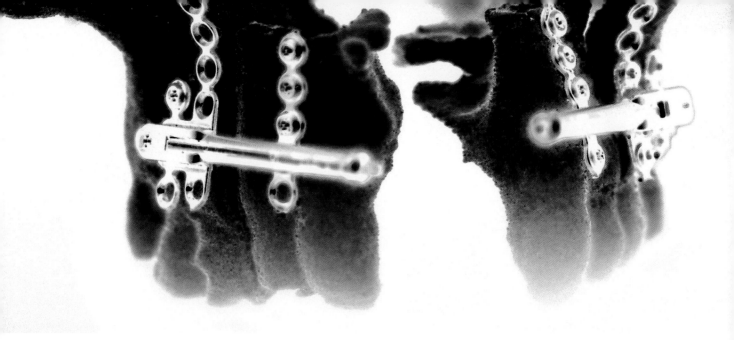

大师课
MASTERCLASS

Iñaki Gamborena, DDS, MSD[1]
Yoshihiro Sasaki, CDT[2]
Sillas Duarte, Jr, DDS, MS, PhD[3]
Markus B. Blatz, DMD, PhD[4]

---

[1]Adjunct Professor, Department of Preventive and Restorative Sciences, University of Pennsylvania School of Dental Medicine, Philadelphia, Pennsylvania, USA; and Private Practice, San Sebastián, Spain.

[2]Private Practice, San Sebastián, Spain.

[3]Rex Ingraham Chair in Restorative Dentistry; Chair, Division of Restorative Sciences; Director, Advanced Program in Operative & Adhesive Dentistry, Herman Ostrow School of Dentistry, University of Southern California, Los Angeles, California, USA.

[4]Professor of Restorative Dentistry; Chairman, Department of Preventive and Restorative Sciences; Assistant Dean, Digital Innovation and Professional Development, University of Pennsylvania School of Dental Medicine, Philadelphia, Pennsylvania, USA.

Correspondence to: Dr Iñaki Gamborena, C/ resurrección M Azkue #6, 20018 San Sebastián, Guipuzcoa, Spain. Email: Gambmila@telefonica.net; www.Drgamborena.com

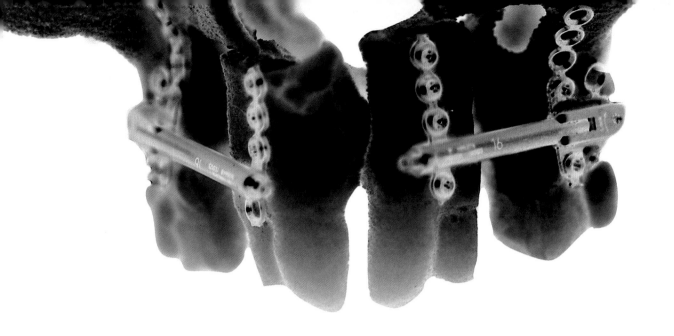

双侧腭裂的美学修复

Bilateral Cleft Palate with Palate Involvement: Putting All in Place for an Esthetic Restoration

本文报道的患者首先经过了口腔颌面外科医生和正畸医生联合治疗双侧腭裂，然后转诊进行美学修复。由于软硬组织的缺陷，患者的美学修复重建遇到了极大挑战。我们首先介绍了外科和正畸的治疗过程，然后选择了一个医患双方都可以接受的美学方案，来处理这种复杂病例。

初诊

在外科和正畸治疗之前，患者口腔检查如下（图1~图3）：

· 骨性Ⅲ类，右侧磨牙关系Ⅰ类，左侧Ⅱ类，双侧腭裂。

· 缺失牙：右上颌第一前磨牙和中切牙；左上颌中切牙、侧切牙、第二前磨牙（14、11、21、22、25）。

· 前牙区有可摘局部义齿。

· 前牙反𬌗。

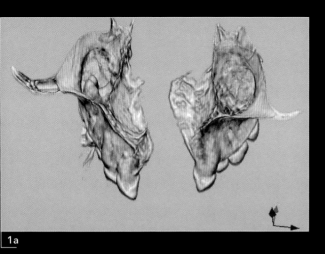

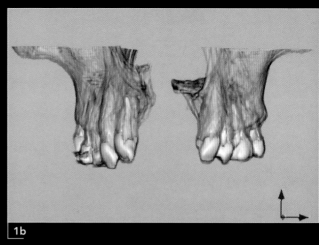

1a

1b

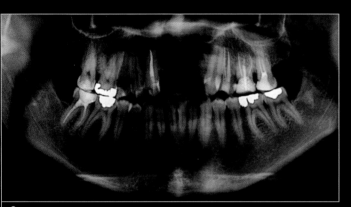

2

图1a、b　腭裂患者上颌骨缺损的CBCT影像。（a）冠状面；（b）矢状面。

图2　初诊时的曲面断层片。

图3a～c　初诊时的口内照片。

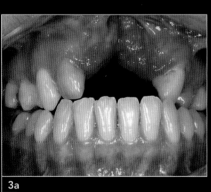

3a

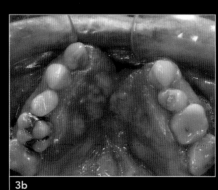

3b

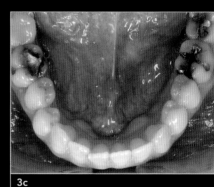

3c

外科和正畸治疗

首先在3D打印的模型上模拟牵张成骨，选择合适的工具以可视化的策略进行（图4和图5），然后再为患者手术。手术当天，根据模型上预演的手术方案，用超声骨刀进行节段性截骨（图6）。术后1周，患者开始序列牵张，外侧断端每天牵张1mm，其中早、晚各0.5mm，直到两端在面中线接触。

严重的牙弓不一致是由于患者最初的Ⅲ类错殆畸形以及骨缺损的前移所致（图7a～c）。然后进行正畸矫正，纠正前牙扭转，形成良好的牙弓弧度（图8）。牵张成骨6个月后，在缺牙区（牙位为13、23、24、25）植入种植体。种植体骨结合以后，安装螺丝固位的临时修复体作为支抗继续正畸治疗，从而打开咬合，并获得理想的牙弓形态。

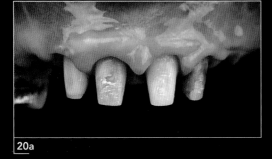

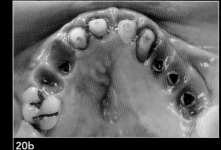

图20a～c （a）最终的牙体预备形态；（b）戴牙前的牙弓𬌗面照；
（c）根面平整使基牙获得了理想的近远中和颊舌向距离。

患者每个月定期复查进行组织重塑，以掩盖之前的切口瘢痕。经过6个月的修复体调整，患者表示满意（图20a～c）。使用传统的硅橡胶双排龈取模技术，制取终印模。使用氧化锆（NobelProcera）制作最终修复体，13和14、24-26分别制作固定桥。4颗前牙一开始我们就计划采用固定桥的修复形式，这样可以避免牵张成骨和正畸治疗的术后牙齿

最终修复

修复体试戴和咬合调整后，使用树脂改良型玻璃离子水门汀（FujiCEM 2，GC America）粘接修复体，可以保证修复体与基牙的匹配。种植体的上部修复结构也进行试戴，并验证边缘适合性和邻接关系。完成调整后，螺丝固位修复体，用特氟龙胶

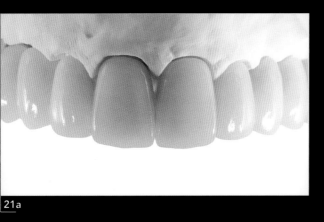

21a

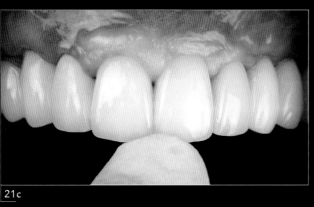

21c

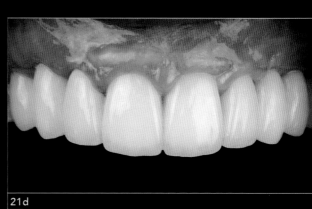

21b

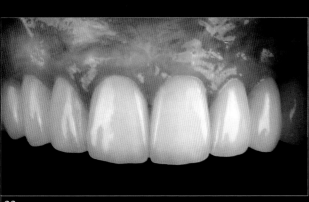

22a

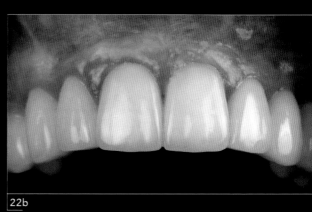

22b

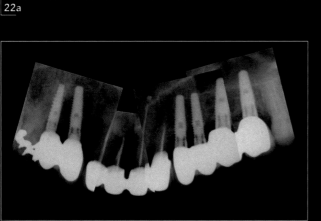

22c

图21a ~ d　基牙的固定桥和种植牙的固定桥修复完成时。

图22a ~ c　（a）戴牙3年后复查；（b）结缔组织移植和软组织修整获得了理想的角化龈；（c）戴牙3年后X线片检查。

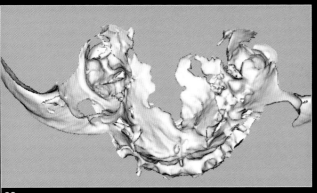

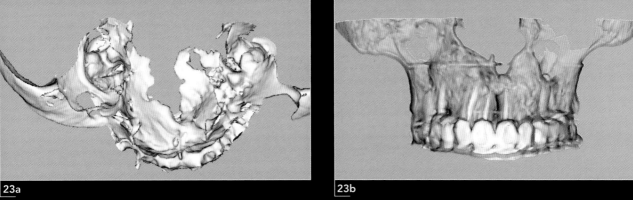

23a

23b

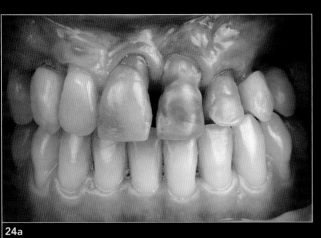

24a

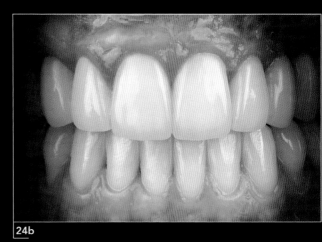

24b

图23a、b 治疗结束后的CBCT影像显示，上颌骨基底面融合，中切牙之间有少量骨缺损。

图24a、b 修复前后口内对比照片。

图25a、b 修复前后微笑对比照片。

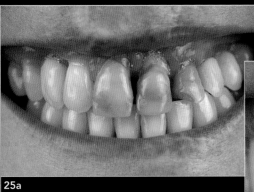

25a

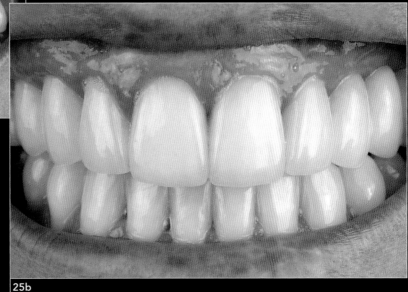

25b

致谢

作者感谢外科医生Nestor Montes de Oca博士和正畸医生Vincente Sada博士的卓越贡献。

生物材料新进展
BIOMATERIALS UPDATE

[1]Assistant Professor, Division of Restorative Sciences, Herman Ostrow School of Dentistry, University of Southern California, Los Angeles, California, USA.

[2]Professor, Department of Operative Dentistry and Periodontology, Ludwig-Maximilians-University, Munich, Germany.

[3]PhD Candidate, Division of Restorative Sciences, Herman Ostrow School of Dentistry, University of Southern California, Los Angeles, California, USA.

[4]Associate Professor, Co-Director, Master of Sciences in Biomaterials and Digital Dentistry, Division of Restorative Sciences, Herman Ostrow School of Dentistry, University of Southern California, Los Angeles, California, USA.

[5]Rex Ingraham Chair in Restorative Dentistry; Chair, Division of Restorative Sciences; Director, Advanced Program in Operative & Adhesive Dentistry, Herman Ostrow School of Dentistry, University of Southern California, Los Angeles, California, USA.

Correspondence to: Dr Alena Knezevic, Division of Restorative Sciences, Herman Ostrow School of Dentistry, University of Southern California, 925 W 34th Street, Los Angeles, CA 90089, USA.
Email: aknezevi@usc.edu

光聚合：光固化间接粘接修复的理论基础与临床方案

Photopolymerization: Scientific Background and Clinical Protocol for Light Curing Indirect Bonded Restorations

Alena Knezevic, DMD, MS, PhD[1]
Nicoleta Ilie, Dipl Eng, PhD[2]
Reham AlSamman, BDS, MS[3]
Jin-Ho Phark, DDS, Dr Med Dent[4]
Sillas Duarte, Jr, DDS, MS, PhD[5]

树脂基材料的聚合由几个参数决定，其中最重要的是树脂基材料的组成及其聚合所用的光固化灯。近年来，随着牙科材料的不断进步，光固化灯也得到了发展和改进。基于牙医的知识积累和临床技巧，针对不同的修复材料采用与其相匹配的合适光源，对实现间接粘接修复的持久稳定具有重要影响。因此，本文为光聚合对间接粘接修复的影响做一综述。

树脂基牙科材料的光固化是临床操作的重要步骤。如果光固化灯发出的光是均匀的，能够提供最佳的聚合反应，则可以实现树脂基修复体的完全固化。如果对修复体的光固化不充分（光强×时间），那么修复体的理化性能、机械强度、美学效果和临床寿命都会受到影响。聚合不良的修复体会出现边缘缺陷、变色、继发龋或折裂等问题，进而导致过早的临床失败。同时，未完全固化的树脂单体浸出液对生物安全性也会产生负面影响[1-2]。

光聚合的影响因素

光聚合是将单体暴露于特定波长的光照下，由光引发剂启动的聚合反应。目前市场上的光固化灯以蓝光为主。树脂基材料在聚合过程中形成高度交联的网络，通常可实现高达70%的转化率。影响树脂基材料转化率的主要因素有：（1）树脂基材料的组成（无机填料的种类、形状和尺寸；有机基质的种类和含量；光引发剂的种类和含量）；（2）光固化灯的特性；（3）牙医的知识和技巧；（4）修复体的特性[3-4]。树脂基材料无法实现100%的单体转化率。即使是完全聚合的树脂基材料，也会有单体渗出，引起细胞毒性[4]。另外，聚合不完全也会对树脂的性能产生负面影响，例如耐磨性、边缘封闭、粘接界面、固化深度、机械性能和转化率等[5]。

树脂基材料的光引发剂

为了确保最佳的光聚合，光固化灯必须满足树脂基材料所需的光强和波段[6]。树脂基材料中最常见的光引发剂是樟脑醌（CQ），与叔胺组成共引发体系。CQ属于Norish II型光引发剂，它需要一个共引发剂才能被激活，并在光照后发生双分子反应。CQ可以被360～510nm波长范围的光激活[7-8]，但它在468nm波长处对蓝光吸收最大。CQ的主要缺点是亮黄色，在光固化过程中，只有部分会变白[7]。为了形成树脂基材料的亮白色和半透明色调，一些制造商使用较少的CQ，或者替换部分光活性物质，如PPD（1-苯基-1，2-丙二酮）和荧光素TPO（2，4，6-三甲基苯甲酰基-二苯基氧化膦）。PPD在较低波长（约390nm）有最大吸收峰，与CQ结合使用可减少其CQ泛黄效应并提高固化效率。与CQ一样，PPD也属于Norish II型光引发剂[9]。

可替代的光引发剂，如TPO或二苯甲酰锗衍生物（Ivocerin），它们颜色较浅，并且对波长420nm以下的光非常敏感，460nm以上的光则不会激活。Ivocerin是Ivoclar Vivadent公司的产品，它和TPO都属于Norish I型光引发剂，不需要共引发剂，光照后发生单分子反应。虽然Norish I型光引发剂比CQ更具反应性，但波长较短的光对材料的穿透深度较低[8]。为了克服这个问题，除了添加其他反应性强的光引发剂外，制造商还采用了各种不同的策略。例如减少填料含量，或者改善填料与树脂基质的折光率匹配性，从而增加树脂的透光性[10]。

光固化灯

卤素灯（QTH）是长期以来应用最广泛的树脂基材料光固化灯，由于存在各种缺点，目前已基本被发光二极管灯（LED）所替代。LED灯主要有两种类型：一种是只能发射蓝光的"单波"（第一代和第二代）；另一种是可以发射蓝光和紫外光的"多波"（第三代）。前两代LED灯的主要缺点是较难实现含PPD、TPO或Ivocerin的树脂基材料的聚合，因为这些光引发剂只在短的蓝色和紫色光谱范围内被激活。

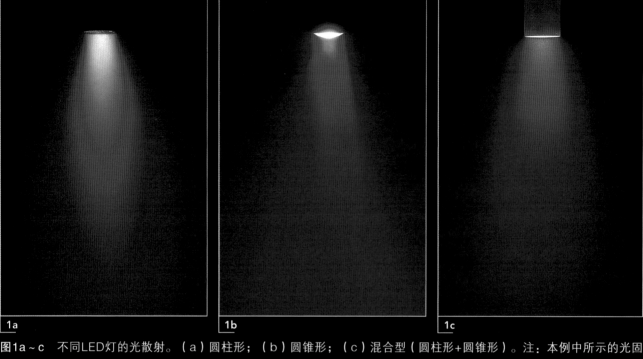

图1a～c 不同LED灯的光散射。（a）圆柱形；（b）圆锥形；（c）混合型（圆柱形+圆锥形）。注：本例中所示的光固化灯灯头处产生了光散射。光强随距离的增加而减小，且每种光固化灯的光强降低程度不同。

光固化灯有两个主要参数：光强和总光能量。光强是单位面积内的输出功率，而总光能量是光强乘以光照时间。在评价光固化灯有效性时，还需考虑另外两个指标：光导轮廓和光导直径。

通常光固化灯整个灯头会发射标准光导（相同的功率和波长），然而，一些光固化灯，尤其是同时发射蓝光和紫外光的LED灯，光导并不是均匀分布于整个灯头，这就意味着树脂基材料的一些区域可能无法接收到固化所需的光强和总光能量。

从光导轮廓上来看，可以视为"冷点"和"热点"[11]。冷点和热点的存在会导致树脂基材料聚合不均匀、局部转化率和温度升高程度不同，进而造成应力分布不均、理化性能较差、修复过早失败[12]。因此，建议在每个光固化周期内将灯头往附近移动几毫米。这种微移将在一定程度上补偿光强和总光能量分布不均的问题[6,13]。务必仔细进行该操作，否则只能通过增加光照时间来解决问题，但会增加牙髓刺激或者软组织损伤的风险。

光导直径也会对传送到修复体的光强和总光能量产生显著影响[14]。灯头外径和有效光导直径之间的不一致也会导致树脂基材料聚合不均匀，会产生与不均匀光导轮廓类似的后果（图1a～c）。

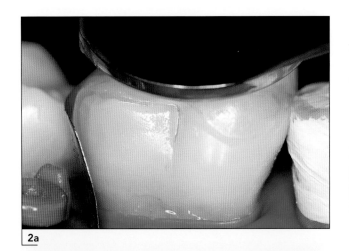

2a

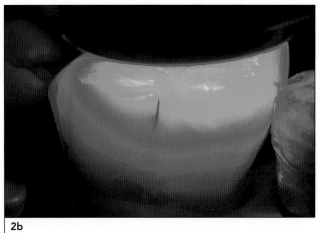

2b

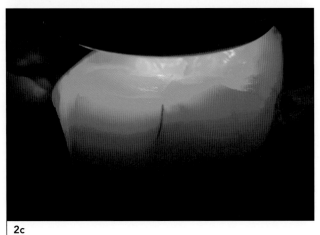

2c

图2a CAD/CAM 树脂纳米瓷嵌体的光固化。

图2b 光固化灯灯头必须尽可能靠近嵌体，甚至应该接触嵌体表面。

图2c 将灯头与嵌体表面形成45°角，会降低固化深度，损失56%总光能量。

透过不同基材的固化效果

据文献报道，树脂基材料需要接收一定量的能量（通常在16～24J/cm²之间），才能得到适当的固化。光固化灯的参数决定了有多少能量将被传送到修复体上。固化时间取决于光强，通常光强越高，需要的固化时间越短[15]。另外，固化程度也会受到树脂基材料的成分、厚度、洞形和牙医技术的影响。

建议将光导直接垂直放置于树脂基材料上（图2a、b）。如果将灯头与树脂基材料表面成45°角，会导致总光能量损失56%[16]（图2c）。

然而，在某些临床条件下，光固化灯无法直接照射到树脂基材料，必须透过牙釉质、牙本质、树脂材料或陶瓷材料来间接实现[17]。这种间接固化会显著减少传递到树脂基材料的总光能量，减少量取决于光到达树脂基材料前所穿过的基材的成分、厚度和透明度[18-19]。由于不同的固化灯在不同的修复深度提供的光强不同，临床医生必须熟悉所使用的光固化灯的特点和性能，并根据具体的临床情况做出合理调整。

透过牙体组织的光固化

牙釉质、牙本质的光衰减效应会显著降低树脂修复体的固化深度和硬度[20-22]。然而，目前尚不明确牙体组织引起的光衰减是否会显著影响树脂基材料的机械性能和转化率。可以明确的是，牙本质的透光率小于牙釉质的透光率，湿润的牙体组织较干燥的牙体组织有更好的透光率[23]。

透过树脂基材料的光固化

树脂基材料是非均质材料，当其暴露在光下时，光可以被反射、透射、散射或吸收。由于树脂基材料的组成不同，这些现象发生的程度也不同。当树脂填料的粒径达到当前光波长的一半时，固化灯的光散射更大[24-25]。

树脂材料的厚度越大、颜色越深，透光率越低[26]。透光率是表示光线透过介质的能力。一般来说，随着固化的进行，树脂基材料的透光率也会增加，固化深度也会提高。此外，树脂基质与填料的折射率越接近，树脂基材料的透光率越高[27]。

通过改性有机基质和无机填料的化学性质，厂家不断优化和提高树脂基材料的透光性[27-28]。有机基质和无机填料的折光率越接近，树脂基材料的透光性和半透明性越好。树脂基质的初始折射率一般低于填料颗粒，在固化过程中，聚合物的折射率会逐渐接近填料，因此，透过树脂基材料的总光能量的增加可能会提高固化深度。在这种情况下，后续或持续的光照对底部树脂基材料接收到的光强产生重大影响[27]。

树脂水门汀

树脂水门汀常用来粘接陶瓷或树脂基CAD/CAM嵌体、全冠或者贴面，因此，透光率对于这些修复体的粘接至关重要。按照固化形式，树脂水门汀可分为自固化、双固化或光固化3类。按照牙体表面处理方式，树脂水门汀可分为：（1）酸蚀-冲洗树脂水门汀；（2）自酸蚀树脂水门汀；（3）无须表面处理的自粘接树脂水门汀[29]。

双固化树脂水门汀

大多数双固化树脂水门汀都含有自固化过氧化物/胺体系，CQ是光固化材料中应用最广泛的光引发剂，因此，树脂水门汀的最终颜色会受到其引发系统的影响。无论使用哪种光引发系统，树脂水门汀中光引发剂的波长应与光固化灯的发射波长相匹配[30-31]。光对双固化树脂水门汀的理化性质也有显著影响。有文献表明，与单独自固化相比，许多双固化水门汀接受蓝光照射后，可以获得明显更高的机械性能[32-33]。

同时，树脂基材料的转化率更高，边缘磨损和变色减少，生物安全性更佳[29]。临床上，光通过牙体组织或其他修复材料衰减后，间接作用于双固化或光固化树脂水门汀[19]。双固化系统中的自固化似乎并不能实现树脂水门汀的完全固化。有研究显示，双固化可获得比单独自固化更高的粘接强度[34-35]。

光固化树脂水门汀

光固化树脂水门汀的优点是临床操作时间充裕，残留粘接剂易清除。然而，光必须通过不同成分和厚度的修复体，才能到达树脂水门汀；由于透过的光强有限，这类水门汀的主要缺点是固化不全[36]。

修复体的组成和厚度、有机基质和无机填料的类型、光引发系统、光照时间，以及光固化灯的特性，都会明显影响水门汀的转化率[36]。其中，光照时间是提高树脂水门汀转化率的关键[37]。较高的单体转化率意味着更理想的交联密度、机械性能、颜色稳定性和抗水解能力[38]。有研究表明，与CQ/胺基光引发剂相比，以荧光素TPO为光引发剂的光固化树脂水门汀拥有更好的聚合性能和颜色稳定性。而这种颜色稳定性对于超薄瓷贴面尤为重要，因为粘接完成后，瓷贴面的颜色会受到树脂水门汀等下方物质的影响[39]。

光固化树脂修复材料

在临床上，使用流动性好的光固化树脂修复材料进行间接修复体的粘接固位已成为一种趋势。树脂修复材料组成更均一，利于多余材料的去除。根据树脂修复材料的黏度不同，适当加热可以获得更好的流动性，利于临床操作。由于填料含量较高，树脂修复材料可以获得更强的机械性能，能够在较长时间内保持边缘完整性，增加耐磨性[40-42]。一般认为，这种树脂修复材料的光聚合过程可能会产生高浓度的自由基，形成有效的化学交联，从而提高聚合能力[37,43-44]。理想情况下，即使通过其他修复体对树脂修复材料进行固化，也能实现同质单体转化。临床医生还应注意，在牙体制备过程中，用树脂修复材料对牙体组织进行垫底等操作，可以降低间接修复体的厚度要求[43]。

透过CAD/CAM间接修复体的光固化

目前，市场上主要有3种CAD/CAM间接修复材料：CAD/CAM玻璃陶瓷（二硅酸锂、氧化锆增强型二硅酸锂、白榴石和长石质瓷）、CAD/CAM多晶陶瓷（氧化锆）和树脂基CAD/CAM材料（聚合物渗透陶瓷、纳米树脂陶瓷）。陶瓷是由离子键和/或共价键连接金属和非金属成分的结晶无机材料[45-46]。玻璃陶瓷是一种以玻璃相作为基体，陶瓷充当填料的材料。树脂基CAD/CAM材料是由聚合物基质和填料组成，填料可以是无机物（陶瓷、玻璃陶瓷或玻璃），也可以是有机物[45,47]。玻璃相决定了陶瓷的美学特性。玻璃相含量越高，陶瓷的透明性越高。玻璃相可以让光线透过，而填料则主要决定材料的机械强度，预防微裂纹的产生[46]。与树脂基CAD/CAM材料相比，陶瓷材料具有更优越的性质。材料的组成成分对于透光率有明显的影响。

由于材料中填料的形状和大小不同，它们与光固化灯波长的相互作用不同，因此材料对光的散射和吸收也不同[40,48]。如果陶瓷相与白榴石填料（1~5μm）或者氧化锆簇填料（200~400nm）形成致密网络，光的吸收和散射将会增加[40]。光固化灯的参数也决定了光能否到达修复体的足够深度。有研究表明，只有24%~44%的入射蓝光和9%~14%的紫光可以透过2mm厚的树脂基材料。这种衰减在4mm厚的样本上更明显，只有

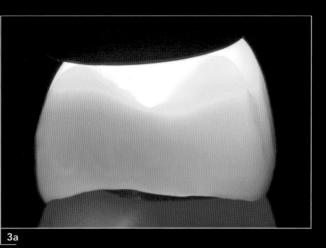

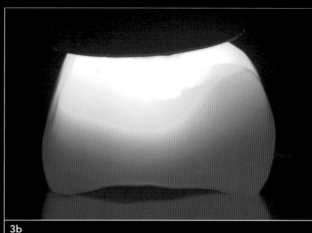

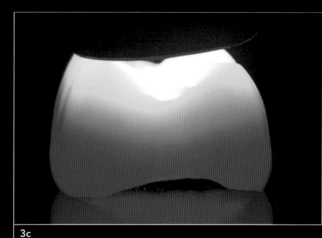

图3a～c 光在透过二硅酸锂玻璃陶瓷（e.max CAD，Ivoclar Vivadent）时会衰减。（a）0.5mm；（b）1.0mm；（c）1.5mm。光强随着材料厚度的增加而降低，固化深度显著降低。

9%～24%的蓝光和3%～9%的紫光能够穿透[4,49]。因此，对于厚度大于2mm或透光性差的间接修复体，使用含Norish Ⅰ型光引发剂的水门汀并不能完全固化[32,50]。牙医可以通过调整光固化时间来解决这个问题。然而，过长的光照时间会使局部温度过高，也会对牙髓产生刺激。因此，选择合适的光固化灯和含特定光引发剂的树脂水门汀非常重要[50-51]。

　　光强随着修复体厚度的增加而衰减（图3a～c）。

当透过1.5mm厚的CAD/CAM玻璃陶瓷固化时，光强会降低80%以上，透过3mm厚的玻璃陶瓷时，光强会降低95%以上。与二硅酸锂玻璃陶瓷相比，白榴石增强型玻璃陶瓷的光强下降较小，可能与白榴石增强型玻璃陶瓷的透光性更好有关[29,52]。这种光强变化也与晶体体积、晶粒尺寸和折射率密切相关。修复体中晶体含量越少，折射率越接近于基质，光散射就越小，树脂水门汀的聚合效果也会更佳[53]。

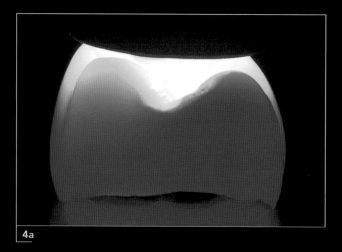

4a

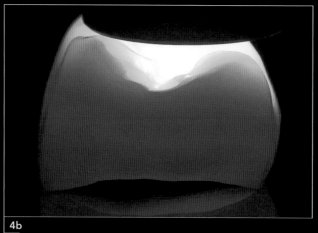

4b

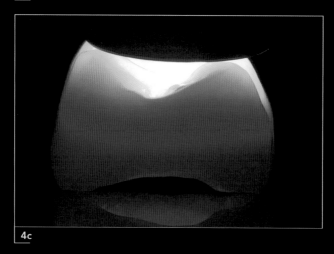

4c

图4a ~ c 在透过4％氧化钇稳定氧化锆（4Y-PSZ）CAD/CAM修复体（Katana STML, Kuraray）时，（a）0.5mm、（b）1.0mm和（c）1.5mm处的光衰减。注意，光强随着修复体厚度的增加而降低。

透过长石质瓷的光固化

由于长石质瓷透光性高，贴面通常由长石质瓷制作而成[37]。对于瓷贴面的粘接，光固化树脂水门汀因其颜色和稳定性较好，而优于双固化树脂水门汀。

水门汀的化学成分对于粘接修复体的美观效果有很大的影响，尤其是水门汀用于粘接超薄瓷贴面时。对于双固化树脂水门汀，颜色变化主要是由于胺的氧化引起的，后者是材料聚合引发体系的必要组成部分[54-55]。为防止水门汀中光引发剂CQ/胺未聚合或降解而引起的变色，无胺树脂水门汀被发展起来。无胺树脂水门汀含有Ivocerin和TPO作为光引发体系，不会降低粘接强度或转化率，似乎是比含CQ/胺树脂水门汀更好的选择。很遗憾，这类水门汀材料也会随着时间的推移产生颜色变化[56]。使用无胺树脂水门汀时，由于紫外光（TPO和Ivocerin激活所需）的散射和低穿透性，修复体的厚度不应超过2mm。

透过CAD/CAM多晶陶瓷（氧化锆）的光固化

氧化锆的透光性受添加剂的种类和用量的影响，例如氧化铝掺杂剂会降低其透明度。与玻璃陶瓷相比，氧化锆的透光性较差，但其透光性对材料厚度的变化不太敏感。也就是说，随着修复体厚度的增加，透光性只会有很小的下降。椅旁CAD/CAM氧化锆主要是钇离子掺杂的四方氧化锆多晶体（3Y-TZP）[56]。不同色调氧化锆的光反射不同，导致不同氧化锆的透光性存在显著差异[53]。由于透明性的提高和良好的机械性能，"高透"氧化锆可用来制作单层修复体，被视作二硅酸锂陶

瓷的替代品。"超透"氧化锆拥有更多的钇掺杂（5Y-PSZ），尽管机械强度有所降低，但透光性得到进一步提高[57]。

要实现氧化锆的粘接，需要树脂水门汀至少含有一个能与氧化锆发生化学结合的酸性基团（磷酸或羧酸）[58]。对于厚度大于1.5mm的浅色氧化锆，或厚度大于0.5mm的深色氧化锆，建议使用双固化树脂水门汀进行粘接（图4a～c）[7]。

固化时间

到目前为止，一个材料需要多少总光能量才能实现完全聚合尚未达成共识。对于不同厚度和颜色的间接粘接修复体，厂家也未提供具体的固化时间，因此，只能笼统建议增加固化时间，以补偿光透射率的降低，但这样做会产生过多热量，必须谨慎进行。实际上，过度光照并不能完全补偿光强的衰减，而且水门汀也达不到直接光照时获得的硬度[59]。临床上，当使用双固化树脂水门汀时，我们可以从咬合面和侧面进行光照，从而确保修复体的边缘封闭，进而保护树脂水门汀不受外部液体的损害，较深区域水门汀的转化率会随着时间的推移而增加[35]。

有文献报道，与树脂修复材料相比较，建议将厚度为0.5mm的陶瓷修复体的固化时间延长40%。对于厚度为1mm的陶瓷修复体，建议将固化时间延长1倍[60]。但是，不能一概而论，由于不同水门汀材料的特性不同，还需要针对具体使用的水门汀提出具体的建议[61]。

光照时间对水门汀机械性能的影响最大，其次是陶瓷类型和陶瓷厚度。光照20秒会比光照10秒产生更高的机械强度[48]。

为了使牙体修复获得成功，必须充分了解材料、光固化灯和水门汀的性能。使用来自同一厂商的这3类产品是最理想的。这将确保水门汀中光引发剂与光固化灯的波段相匹配（图5a、b）。

光导的均匀性和灯头的直径都很重要，需要根据光固化灯的特点来调整修复体表面所需的总光能量。光导的均匀性和灯头的直径并没有直接关系，临床上进行区域重叠光照是有必要的，特别是所使用的光固化灯灯头直径较小或光导不均匀时。

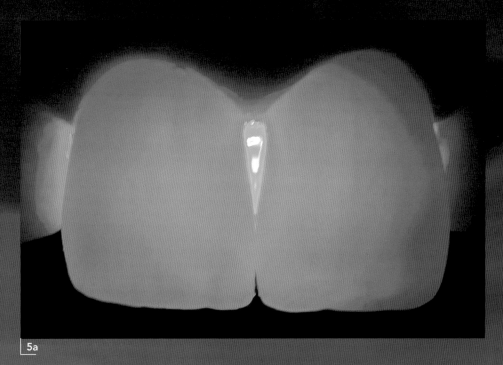

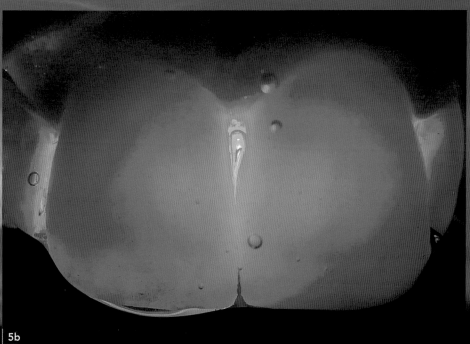

图5a、b　（a）修复体的每个表面都必须光固化至少20秒（例如骀面、颊面、舌面；近颊、近舌；远颊、远舌）；（b）修复体边缘涂布甘油凝胶以预防氧阻聚层的形成，再重复光固化。氧对自由基有很强的亲和力，表面形成对双键活性较低的过氧化物自由基后，会影响水门汀聚合。建议在修复体边缘涂布甘油凝胶，并对覆盖凝胶的每个表面进行光固化。

间接粘接修复的光固化临床指南

- 认真阅读修复材料和水门汀的使用说明书。
- 掌握所使用的光固化灯的性能和参数（光强、波长、光导和直径等）。
- 根据修复体选择合适的水门汀。
- 进行厚度大于2mm的牙体修复时，优先选择双固化树脂基材料。
- 使用无胺树脂水门汀时，要使用能同时发射蓝光和紫外光的光固化灯。
- 使用树脂水门汀时，全程做好隔湿。
- 使用防护屏障保护光固化灯时，做好院内感染控制。
- 用橙色滤光镜或遮光护目镜保护眼睛。
- 光固化灯灯头应尽可能靠近修复体表面。
- 修复体的每个表面光固化至少20秒（𬌗面、颊面、舌面；近颊、近舌；远颊、远舌）。
- 先从修复体的边缘开始固化，可以防止污染、提高边缘封闭，然后再固化其他区域。
- 对于色度较高（A3、A4、B3等）的修复体，要增加固化时间。
- 对于多次光固化，在每个固化周期之间稍作休息，以避免产热过多。
- 使用同时发射蓝光和紫外光的光固化灯时，在每个固化周期灯头要轻微旋转45°，以保证均匀聚合。
- 在最后一个固化周期后，用甘油凝胶涂布修复体边缘阻挡空气，以去除氧阻聚层。
- 保持光固化灯清洁，定期检查光输出参数，并进行适当的维护。

间接粘接修复的临床耐久性

水门汀固化对于不同的陶瓷间接修复体的长期耐久性仍缺乏临床研究。对瓷嵌体的临床研究表明，断裂是所有商用间接粘接系统失败的主要原因；使用双固化树脂水门汀粘接修复体，其断裂记录明显减少；所有破坏性的疲劳断裂通常发生在临床使用2~4.5年之间[62-63]。一项研究发现，13%的牙本质过敏症患者在粘接修复后症状迅速得到缓解，这可能是由于使用了牙本质粘接剂和玻璃离子。观察12年后，89%CAD/CAM嵌体中可见牙釉质裂纹。临床使用第2年可以检测到修复体崩瓷，最

常见发生于咬合的侧嵴处。如果调𬌗完成后没有进行适当的抛光，可能会出现微裂纹，进而导致断裂的发生[62-63]。

结论

如前所述，影响材料的光聚合质量和最终修复效果的因素有很多。牙医需要对所使用的修复材料、水门汀以及光固化灯的参数有足够的了解，才能获得间接粘接修复理想的理化性能、美学效果和长期稳定性。

参考文献

[1] Price RB, Rueggeberg FA, Labrie D, Felix CM. Irradiance uniformity and distribution from dental light curing units. J Esthet Restor Dent 2010;22:86–103.

[2] Rueggeberg FA. State-of-the-art: Dental photocuring--a review. Dent Mater 2011;27:39–52.

[3] Knezevic A, Zeljezic D, Kopjar N, Tarle Z. Cytotoxicity of composite materials polymerized with LED curing units. Oper Dent 2008;33:23–30.

[4] Salgado VE, Rego GF, Schneider LF, Moraes RR, Cavalcante LM. Does translucency influence cure efficiency and color stability of resin-based composites? Dent Mater 2018;34:957–966.

[5] Ilie N, Luca BI. Efficacy of modern light curing units in polymerizing peripheral zones in simulated large bulk-fill resin composite fillings. Oper Dent 2018;43:416–425.

[6] Price RB, Shortall AC, Palin WM. Contemporary issues in light curing. Oper Dent 2014;39:4–14.

[7] Price BT, Labrie D, Rueggeberg FA, Sullivan B, Kostylev I, Fahey J. Correlation between the beam profile from a curing light and the micro-hardness of four resins. Dent Mater 2014;30:1345–1357.

[8] AlQahtani MQ, Michaud PL, Sullivan B, Labrie D, AlShaafi MM, Price RB. Effect of high irradiance on depth of cure of a conventional and bulk fill resin-based composite. Oper Dent 2015;40:662–672.

[9] Palin WM, Senyilmaz DP, Marquis PM, Shortall AC. Cure width potential for MOD resin composite molar restorations. Dent Mater 2008;24:1083–1094.

[10] Bucuta S, Ilie N. Light transmittance and micro-mechanical properties of bulk fill vs. conventional resin based composites. Clin Oral Investig 2014;18:1991–2000.

[11] Price RB, Ferracane JL, Shortall AC. Light-curing units: A review of what we need to know. J Dent Res 2015;94:1179–1186.

[12] Michaud PL, Price RB, Labrie D, Rueggeberg FA, Sullivan B. Localised irradiance distribution found in dental light curing units. J Dent 2014;42:129–139.

[13] Rueggeberg FA. State-of-the-art: Dental photocuring--a review. Dent Mater 2011;27:39–52.

[14] Price RBT. Light curing in dentistry. Dent Clin North Am 2017;61:751–778.

[15] Rueggeberg FA, Caughman WF, Curtis JW Jr. Effect of light intensity and exposure duration on cure of resin composite. Oper Dent 1994;19:26–32.

[16] Price RB, Labrie D, Rueggeberg FA, Felix CM. Irradiance differences in the violet (405 nm) and blue (460 nm) spectral ranges among dental light-curing units. J Esthet Restor Dent 2010;22:363–377.

[17] AlShaafi MM. Factors affecting polymerization of resin-based composites: A literature review. Saudi Dent J 2017;29:48–58.

[18] Kesrak P, Leevailoj C. Surface hardness of resin cement polymerized under different ceramic materials. Int J Dent 2012;2012;317509.

[19] Watts DC, Cash AJ. Analysis of optical transmission by 400-500 nm visible light into aesthetic dental biomaterials. J Dent 1994;22:112–117.

[20] Fried D, Glena RE, Featherstone JD, Seka W. Nature of light scattering in dental enamel and dentin at visible and near-infrared wavelengths. Appl Opt 1995;34:1278–1285.

[21] Arikawa H, Kanie T, Fujii K, Ban S, Takahashi H. Light-attenuating effect of dentin on the polymerization of light-activated restorative resins. Dent Mater J 2004;23:467–473.

[22] Sartori N, Knezevic A, Peruchi LD, Phark JH, Duarte S Jr. Effects of light attenuation through dental tissues on cure depth of composite resins. Acta Stomatol Croat 2019;53:95–105.

[23] Uusitalo E, Varrela J, Lassila L, Vallittu PK. Transmission of curing light through moist, air-dried, and EDTA treated dentine and enamel. Biomed Res Int 2016;2016;5713962.

[24] Yap AU, Wong NY, Siow KS. Composite cure and shrinkage associated with high intensity curing light. Oper Dent 2003;28:357–364.

[25] Ilie N, Bucuta S, Draenert M. Bulk-filled resin-based composites: An in vitro assessment of their mechanical performance. Oper Dent 2013;38:618–625.

[26] Yu B, Lee YK. Influence of color parameters of resin composites on their translucency. Dent Mater 2008;24:1236–1242.

[27] Hyun HK, Christoferson CK, Pfeifer CS, Felix C, Ferracane JL. Effect of shade, opacity and layer thickness on light transmission through a nano-hybrid dental composite during curing. J Esthet Rest Dent 2017;29:362–367.

[28] Palin WM, Leprince JG, Hadis MA. Shining a light on high volume photocurable materials. Dent Mater 2018;34:695–710.

[29] Flury S, Lussi A, Hickel R, Ilie N. Light curing through glass ceramics with a second- and third-generation LED curing unit: Effect of curing mode on the degree of conversion of dual-curing resin cements. Clin Oral Invest 2013;17:2127–2137.

[30] Ilie N. Transmitted irradiance through ceramics: Effect on the mechanical properties of a luting resin cement. Clin Oral Invest 2017;21:1183–1190.

[31] Arikawa H, Takahashi H, Kanie T, Ban S. Effect of various visible light photoinitiators on the polymerization and color of light-activated resins. Dent Mater J 2009;28:454–460.

[32] Ilie N, Stawarczyk B. Quantification of the amount of light passing through zirconia. The effect of material shade, thickness and curing conditions. J Prosthodont Res 2019;63:232–238.

[33] Ilie N, Simon A. Effect of curing mode on the micro-mechanical properties of dual-cured self-adhesive resin cements. Clin Oral Investig 2012;16:505–512.

[34] Asmussen E, Peutzfeldt A. Bonding of dual-curing resin cements to dentin. J Adhes Dent 2006;8:299–304.

[35] Lührs AK, Pongprueksa P, De Munck J, Geurtsen W, Van Meerbeek B. Curing mode affects bond strength of adhesively luted composite CAD/CAM restorations to dentin. Dent Mater 2014;30:281–291.

[36] Caprak YO, Turkoglu P, Akgungor G. Does the translucency of novel monolithic CAD/CAM materials affect resin cement polymerization with different curing modes? J Prosthodont 2019;28:e572–e579.

[37] Hardy CMF, Bebelman S, Leloup G, Hadis MA, Palin WM, Leprice JG. Investigating the limits of resin-based luting composite photopolymerization through various thicknesses of indirect restorative materials. Dent Mater 2018;39:1278–1288.

[38] Albuquerque PP, Moreira AD, Moraes RR, Cavalcante LM, Schneider LF. Color stability conversion, water sorption and solubility of dental composites formulated with different photoinitiator systems. J Dent 2013;41(suppl 3):e67–e72.

[39] Dede DÖ, Sahin O, Özdemir OS, Yilmaz B, Celik E, Köroğlu A. Influence of the color of composite resin foundation and luting cement on the final color of lithium disilicate ceramic systems. J Prosthet Dent 2017;117:138–143.

[40] Lise DP, Van Ende A, De Munck J, et al. Light irradiance through novel CAD/CAM block materials and degree of conversion of composite cements. Dent Mater 2018;34:296–305.

[41] D'Arcangelo C, De Angelis F, Vadini M, D'Amario M. Clinical evaluation on porcelain laminate veneers bonded with light-cured composite: Results up to 7 years. Clin Oral Investig 2012;16:1071–1079.

[42] D'Arcangelo C, Zrow M, De Angelis F, et al. Five year restrospective clinical study of indirect composite restorations luted with a light-cured composite in posterior teeth. Clin Oral Investig 2014;18:615–624.

[43] Gregor L, Bouillaguet S, Onisor I, Ardu S, Krejci I, Rocca GT. Microhardness of light- and dual-polymerizable luting resins polymerized through 7.5 mm thick endocrowns. J Prosthet Dent 2014;112:942–948.

[44] Krämer N, Lohbauer U, Frankenberger R. Adhesive luting of indirect restorations. Am J Dent 2000;13:60D–76D.

[45] Ruse ND, Sadoun MJ. Resin-composite block for dental CAD/CAM applications. J Dent Res 2014:93(Spec No):1232–1234.

[46] Lambert H, Durand JC, Jacquot B, Fages M. Dental biomaterials for chairside CAD/CAM: State of the art. J Adv Prosthodont 2017;9: 486–495.

[47] Ferracane JL. Resin composite--state of the art. Dent Mater 2011;27:29–38.

[48] Illie N. Transmitted irradiance through ceramics: Effect on the mechanical properties of a luting resin cement. Clin Oral Investig 2017;21:1183–1190.

[49] Ilie N. Impact of light transmittance mode on polymerization kinetics in bulk-fill resin-based composites. J Dent 2017;63:51–59.

[50] Güth JF, Kauling AEC, Ueda K, Florian B, Stimmelmayr M. Transmission of light in the visible spectrum (400-700 nm) and blue spectrum (360-540 nm) through CAD/CAM polymers. Clin Oral Invest 2016;20:2501–2506.

[51] Neuman MG, Schmitt CC, Ferriera GC, Correa IC. The initiating radical yields and the efficiency of polymerization for various dental photoinitiators excited by different light curing units. Dent Mater 2006;22:576–584.

[52] Koch A, Kroeger M, Hartung M, et al. Influence of ceramic translucency on curing efficacy of different light curing units. J Adhes Dent 2007;9:449–462.

[53] Heffernan MJ, Aguilino SA, Diaz-Arnold AM, Haselton DR, Stanford CM, Vargas MA. Relative translucency of six all-ceramic systems.

Part I: Core materials. J Prosthet Dent 2002;88:4–9.

[54] Lu H, Powers JM. Color stability of resin cements after accelerated aging. Am J Dent 2004;17:354–358.

[55] Oztürk E, Hickel R, Bolay S, Ilie N. Micromechanical properties of veneer luting resins after curing through ceramics. Clin Oral Invest 2012;16:139–146.

[56] Carrabba M, Keeling AJ, Aziz A, et al. Translucent zirconia in the ceramic scenario for monolithic restorations: A flexural strength and translucency comparison test. J Dent 2017;60:70–76.

[57] Mao L, Kaizer MR, Zahao M, Guo B, Song YF, Zhang Y. Graded ultra-translucent zirconia (5Y-PSZ) for strength and functionalities. J Dent Res 2018;97:1222–1228.

[58] Ilie N, Stawarczyk B. Quantificaion of the amount of blue light passing through monolithic zirconia with respect to thickness and polymerization conditions. J Prosthet Dent 2015;113:114–121.

[59] Bueno ALN, Arrais CA, Jorge AC, Reis AF, Amaral CM. Light-activation through indirect ceramic restorations: Does the overexposure compensate for the attenuation in light intensity during resin cement polymerization? J Appl Oral Sci 2011;19:22–27.

[60] Ilie N, Hickel R. Correlation between ceramics translucency and polymerization efficiency through ceramics. Dent Mater 2008; 24:908–914.

[61] Musanje L, Darvell BW. Polymerization of resin composite restorative materials: Exposure reciprocity. Dent Mater 2003;19:531–541.

[62] Frankenberger R, Taschner M, Garcia-Godoy F, Petschelt A, Krämer N. Leucite-reinforced glass ceramic inlays and onlays after 12 years. J Adhes Dent 2008;10:393–398.

[63] Krämer N, Taschner M, Lohbauer U, Petschelt A, Frankenberger R. Totally bonded ceramic inlays and onlays after eight years. J Adhes Dent 2008;10:307–314.

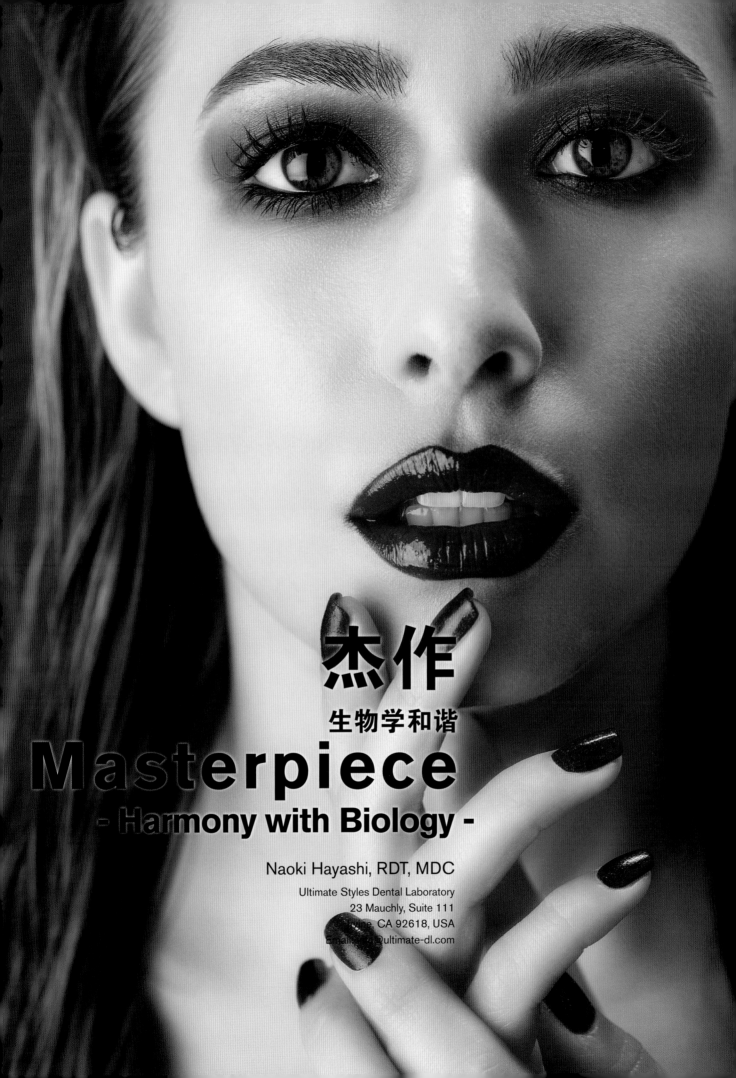

杰作

生物学和谐

Masterpiece

- Harmony with Biology -

Naoki Hayashi, RDT, MDC

Ultimate Styles Dental Laboratory
23 Mauchly, Suite 111
Irvine, CA 92618, USA
Email: naoki@ultimate-dl.com

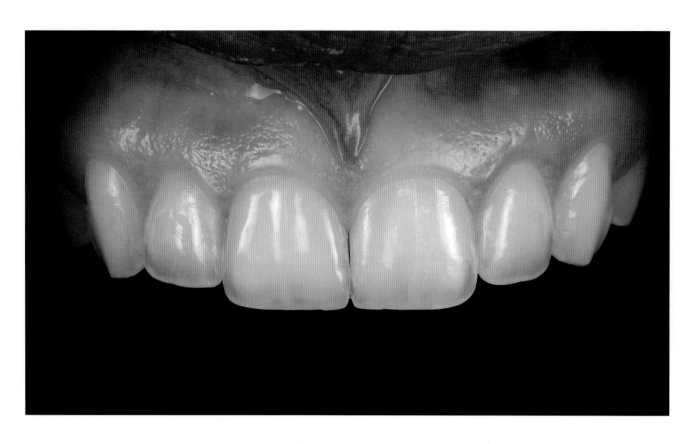

:: 病例1 　　单颗中切牙瓷贴面

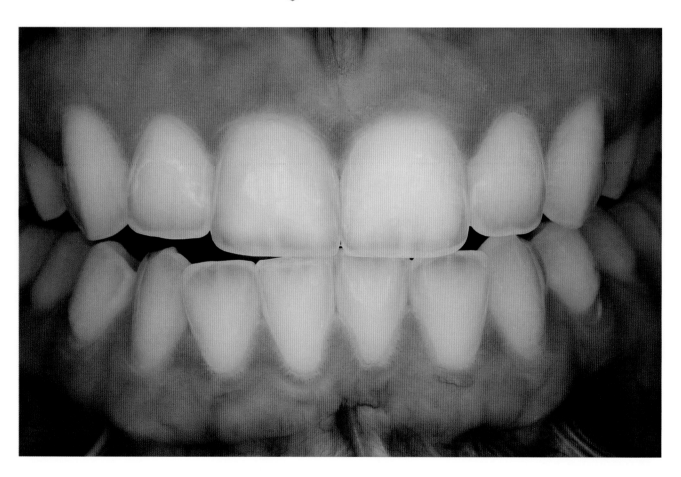

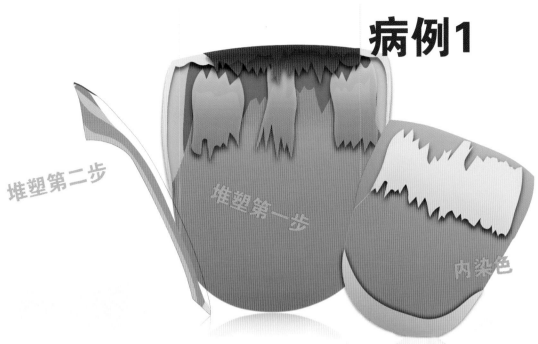

病例1

堆塑第二步

堆塑第一步

内染色

瓷层堆塑

堆塑第一步

- NW 0.5B
- E1
- LT Super Luster
- LT Coral
- LT Super Luster (90%) + LT Royal Blue (10%)
- Incisal Aureola (30%) + Creamy Enamel (70%)

内染色

- Bright (Dilution) (75%) + Mamelon Orange 2 (5%) + White (20%)
- A+

堆塑第二步

- OB White (75%) + White (25%)
- NW 0.5B
- E1
- LT Super Luster
- Incisal Aureola (30%) + Creamy Enamel (70%)
- LT Coral
- T Clear (50%) + LT0 (50%)
- TX

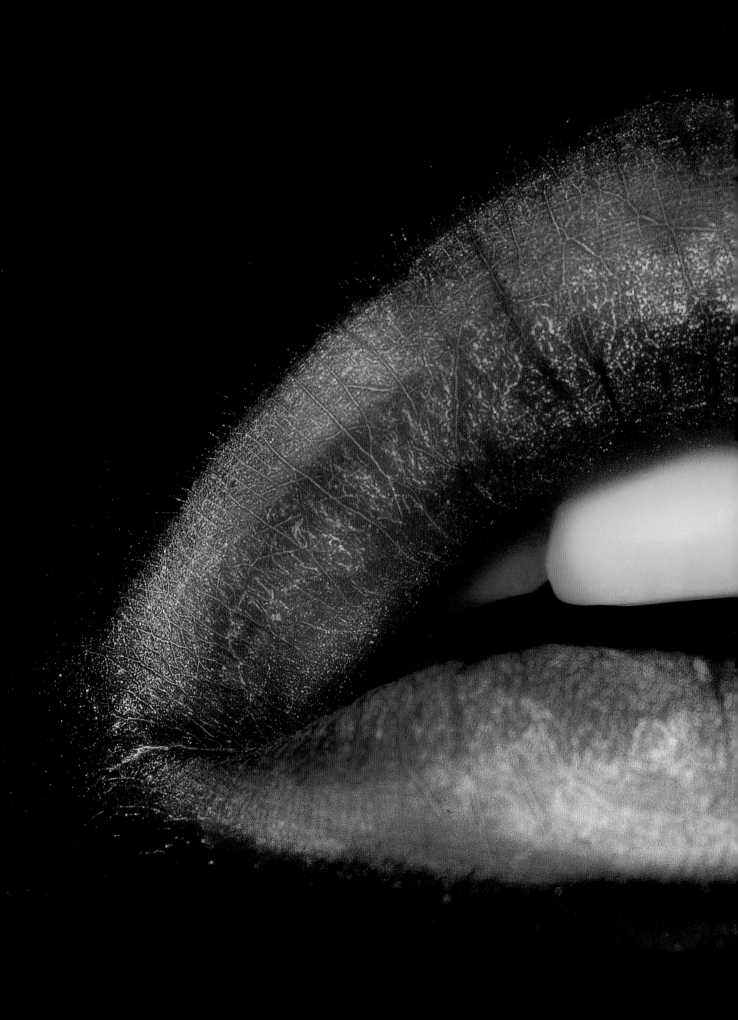

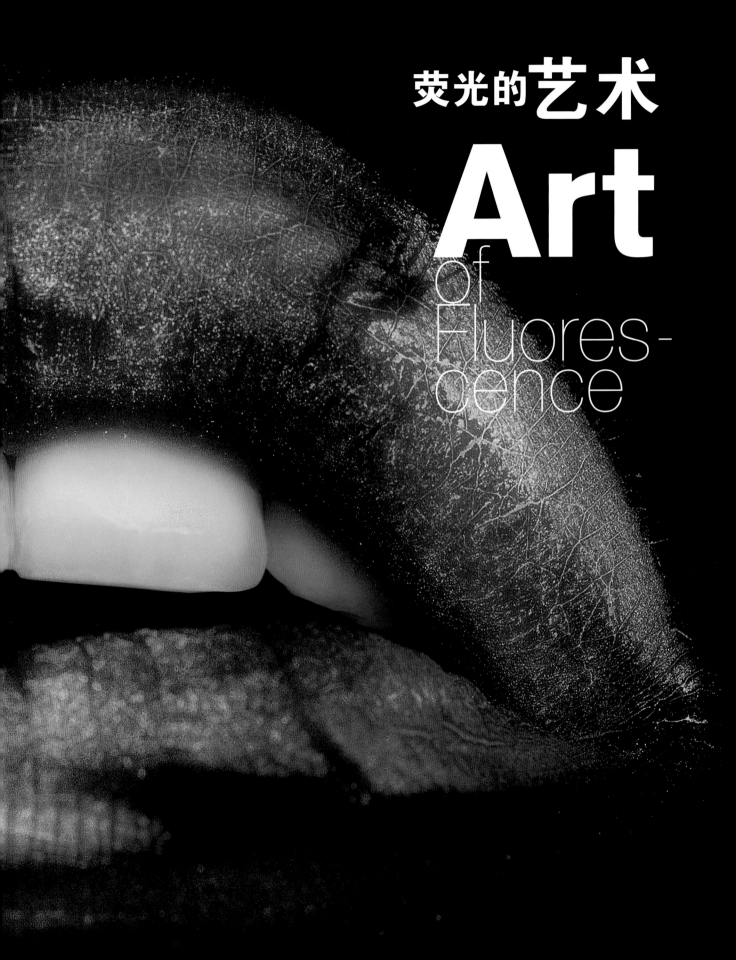

荧光的**艺术**

Art
of
Fluores-
cence

Hello!

微笑新生
new
smile

Noritake EX–3
中切牙
长石质瓷贴面

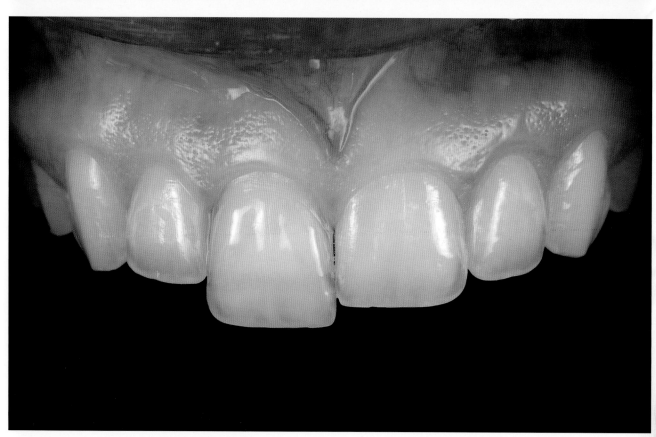

与Michael J. Welcome医生共同完成。

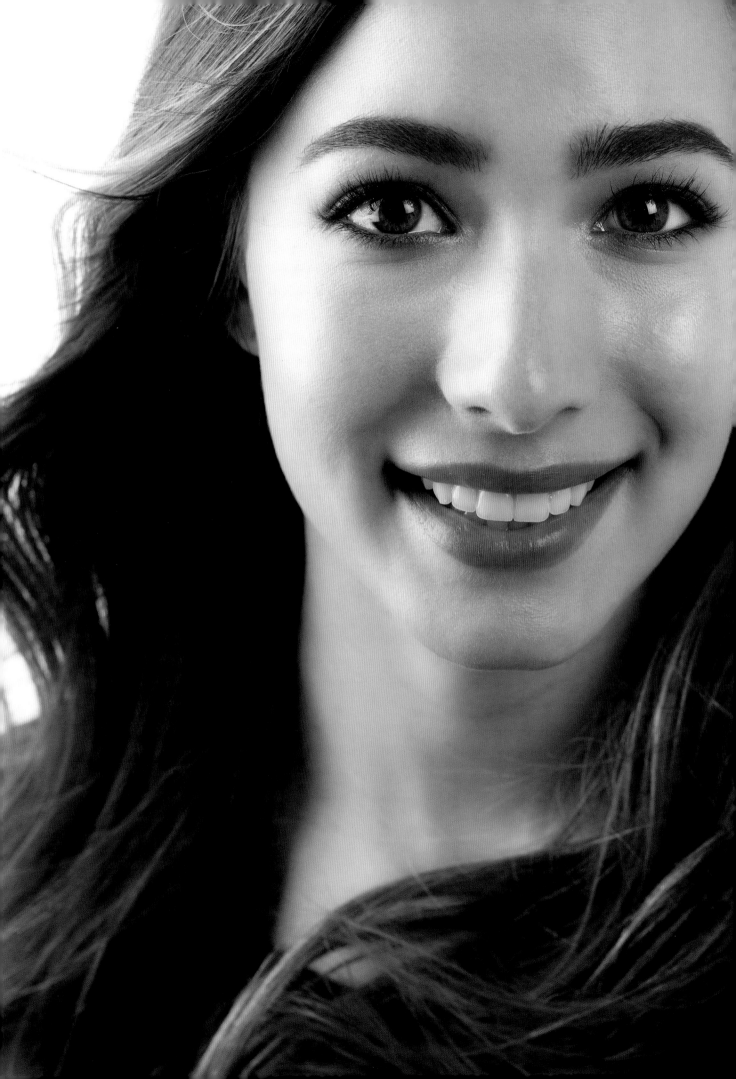

病例2 联合

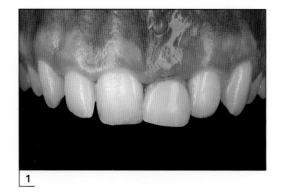

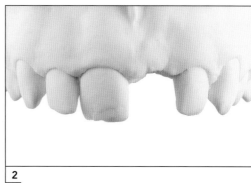

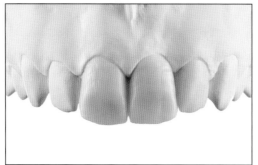

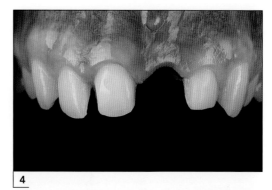

1& 2. 术前检查。

3. 诊断蜡型。

4. 临时修复体进行牙龈塑
   形。

5. 氧化锆全瓷基台。

6. 安装全瓷基台。

7. 在21全瓷基台上进行
   饰瓷堆塑，复制邻牙
   11备牙后的唇侧形
   态。

8. 种植体支持的全瓷冠和
   瓷贴面。

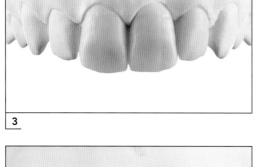

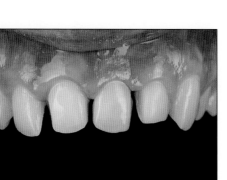

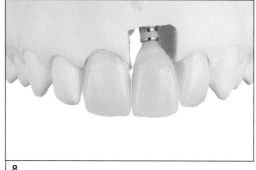

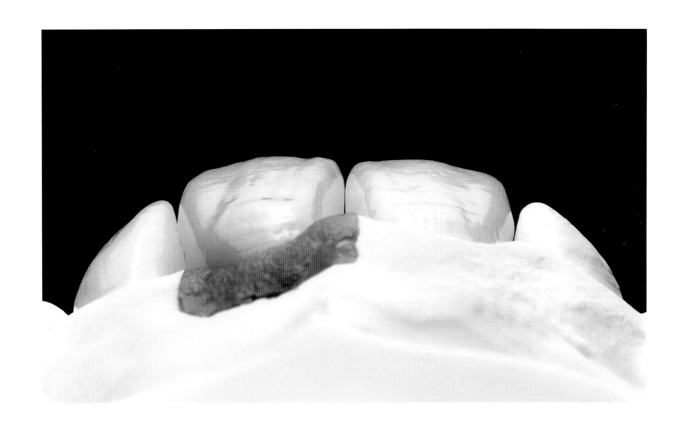

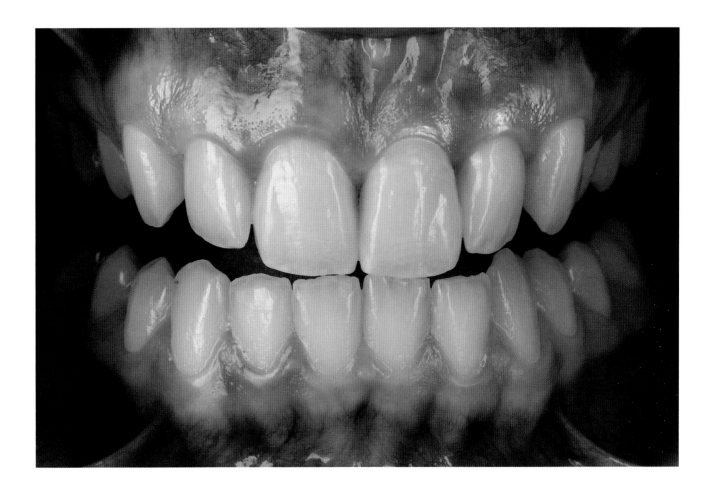

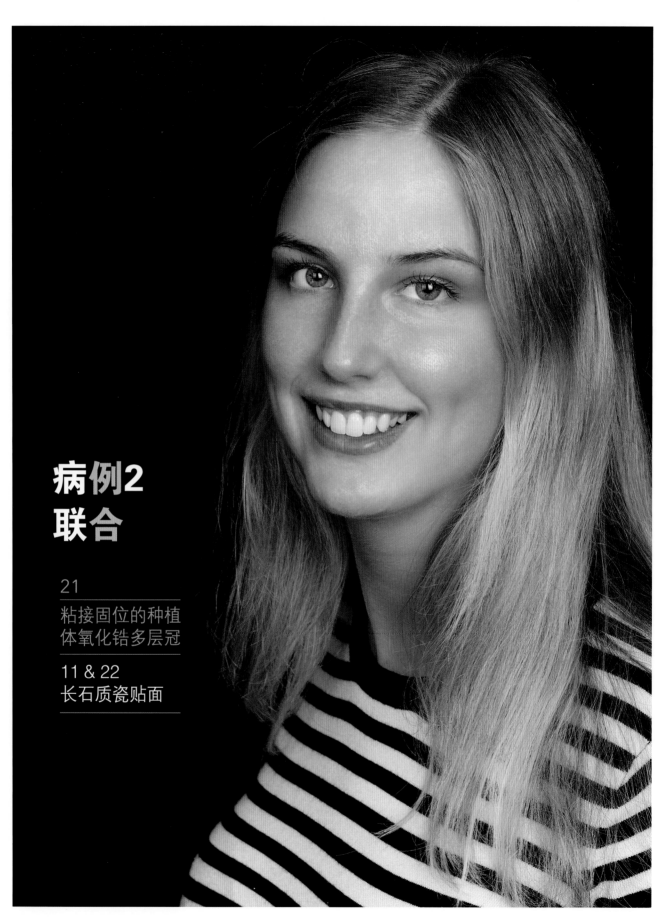

病例2
联合

21
粘接固位的种植
体氧化锆多层冠

11 & 22
长石质瓷贴面

与Marco Gresnigt医生共同完成。

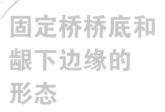

初诊

Pontic   bottom

固定桥桥底和
龈下边缘的
形态

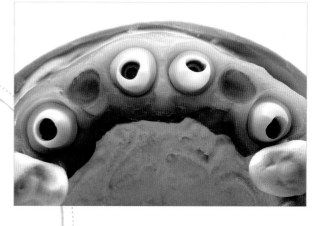

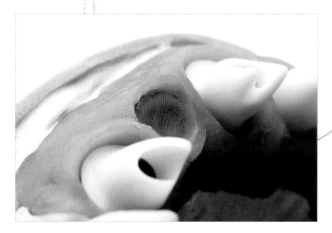

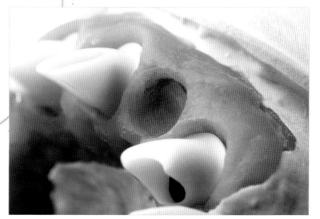

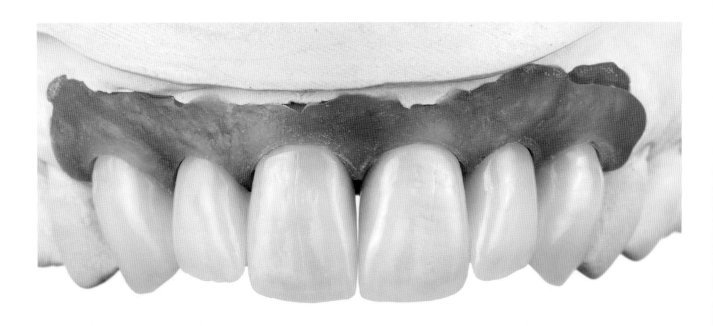

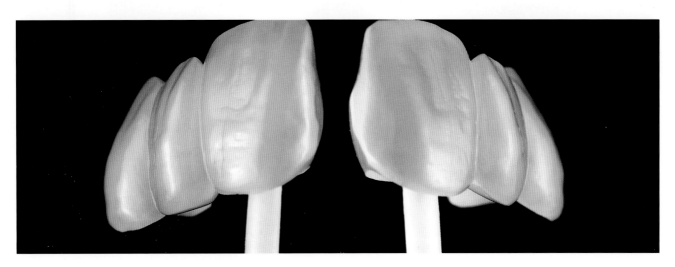

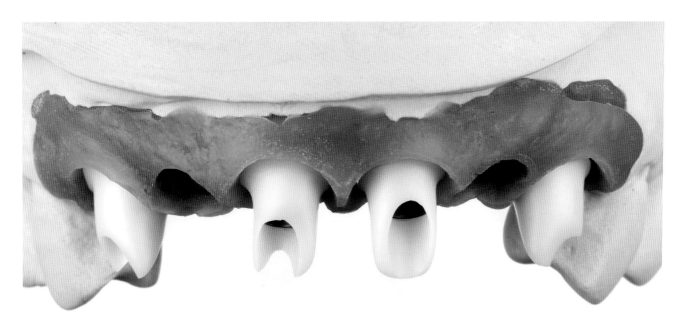

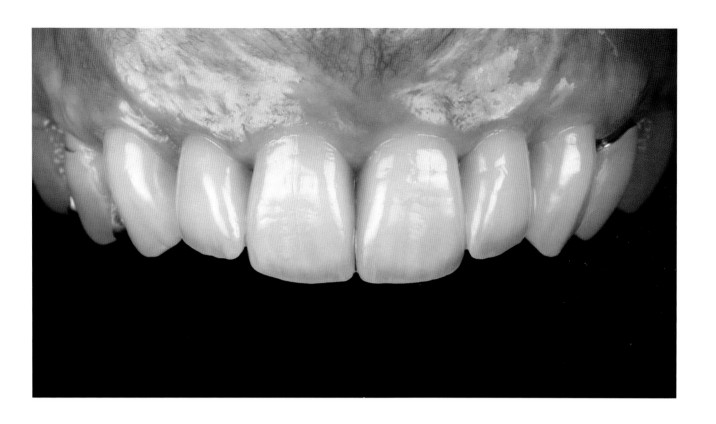

病例3 3个月 随 访

"美学桥体"组织承载区形态和定制龈下美学轮廓

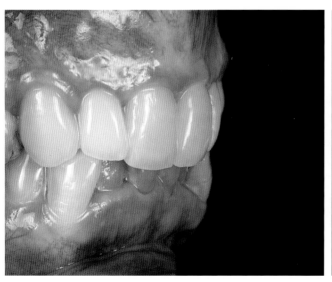

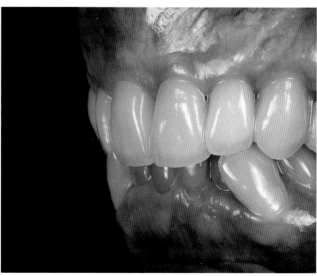

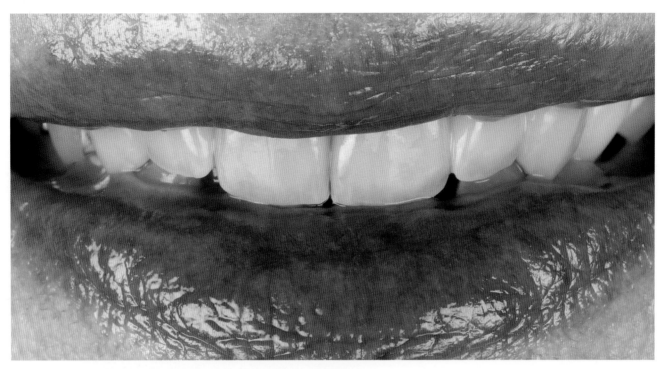

与Bach Le医生、George Chakmakjian医生共同完成。

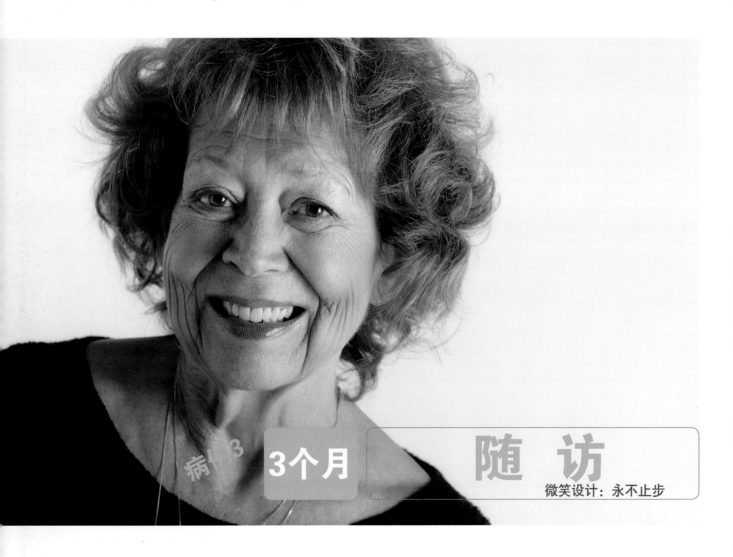

3个月　　随　访

微笑设计：永不止步

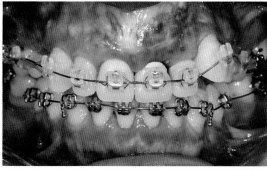

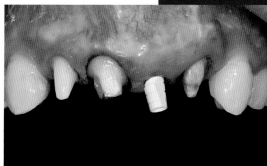

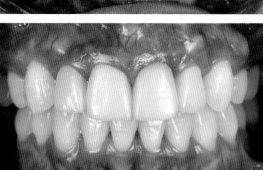

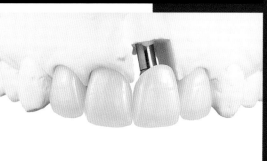

Katana多层氧化锆冠，Kuraray Noritake

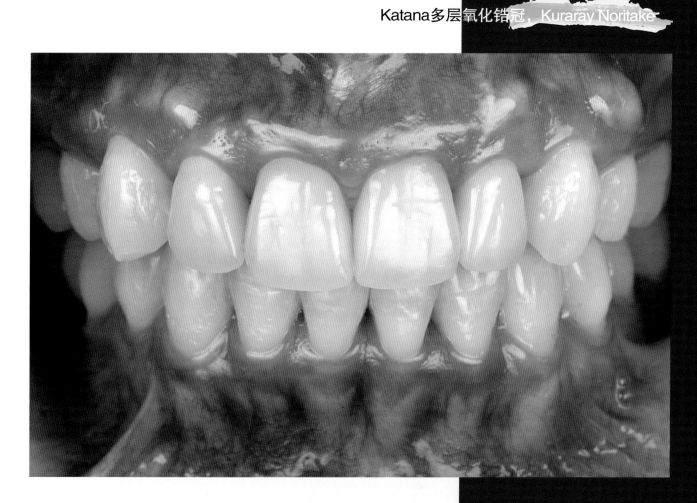

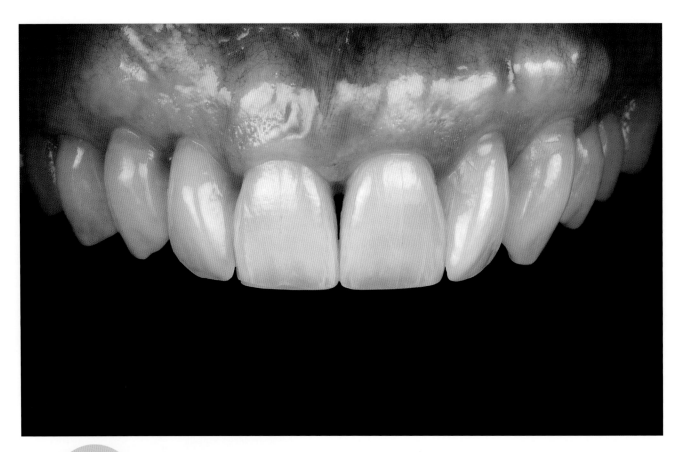

 重现自然美
形态 | 颜色 | 结构

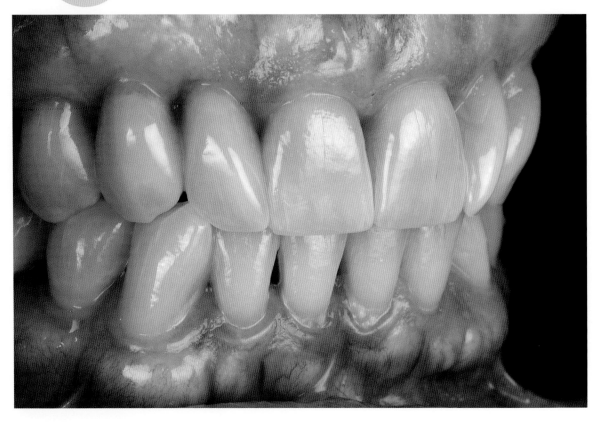

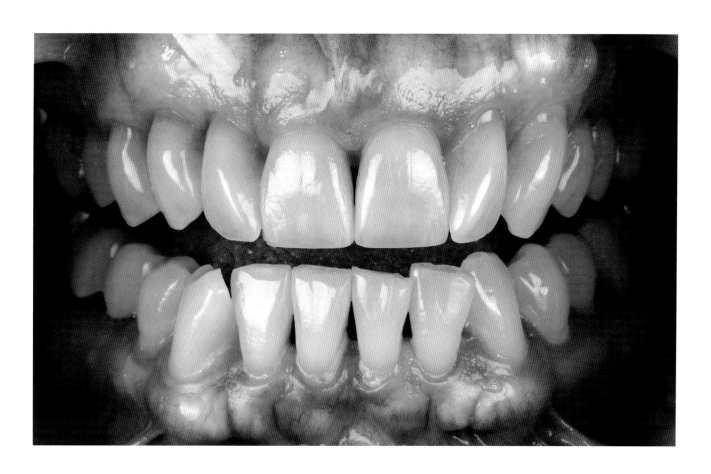

– 病例 ⑤ –

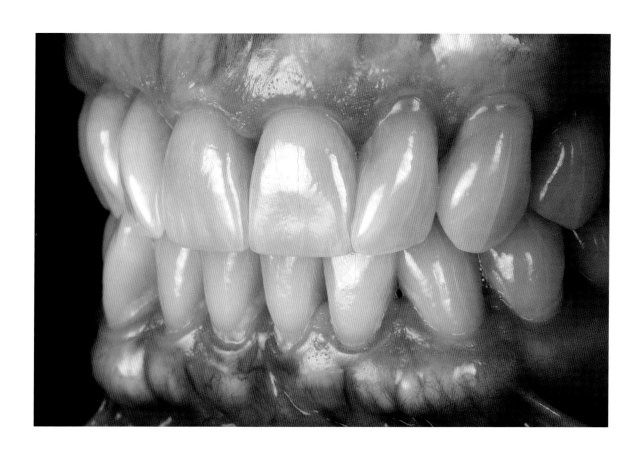

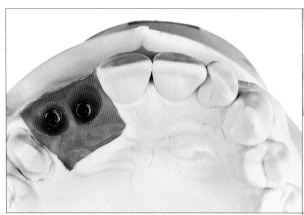

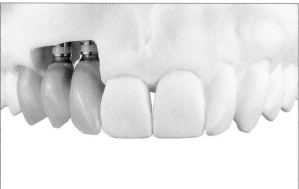

对称 SYMMETRICAL
仿生 MIMICKING
自然 NATURE

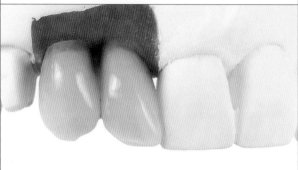

– 病例 5 –

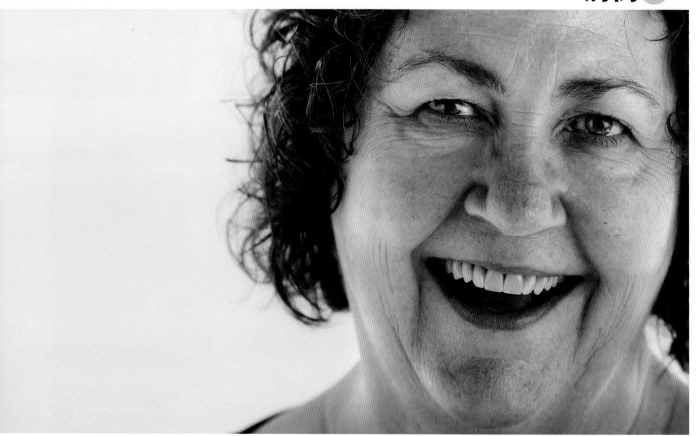

与Gianmarco O'Brien医生共同完成。

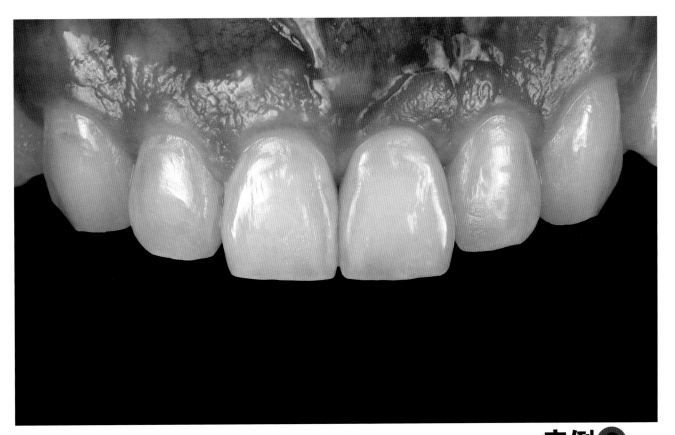

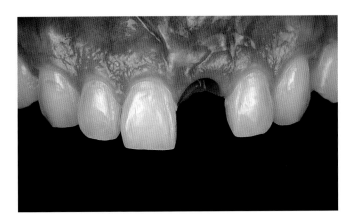

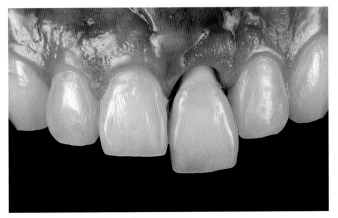

与Wayne Wu医生共同完成。

- 病例**6** -

21Nobel种植体
角度螺丝通道基台一体冠（ASC）
Katana多层氧化锆冠，Kuraray Noritake

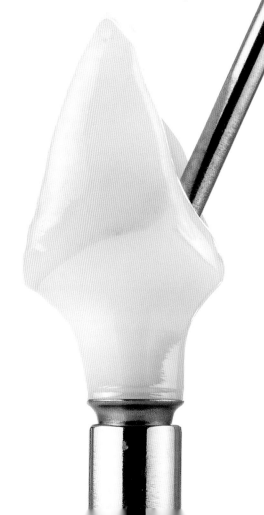

NATURE

2020

深刻认识自然，促进技术进步

在杰作栏目中，我选择了6个上颌前牙美学病例，从简单的单冠修复，到复杂的种植、牙冠和贴面的联合修复。尽管这些病例种类繁多，但它们有着共同的特点，那就是修复体与自然元素（包括天然牙、牙龈和骨组织）的和谐统一。

近年来，数字化已成为牙科界的主流趋势，我注意到很多演讲和论文都在强调数字化技术在牙科中的应用。毫无疑问，数字化技术与牙科的整合是大势所趋，我也从中受益匪浅。现在，是时候采取进一步的行动了，尤其应该关注数字化技术在修复体制作中的合理应用。

一些牙科工作室仅通过数字化技术来管理牙科诊疗的全过程。然而，牙医本质上是在人与人之间的沟通和互动上开展临床工作的，不应该只依靠数字化。我认为，"人性化"至关重要。任何时候都不应该忘记，我们治疗的患者，就是来自大自然的生物。

作为一名日本人，我发现"自然"这个词在1603年前的日本是不存在的。直到1868年前后，日语中的"Shizen"一词才被认为是英语"nature"的翻译，在日本开始得到广泛使用。换言之，在那之前，自然在日本人的生活中已经无处不在，只不过没有意识到把这个概念提炼成新词来重新认识。这样的情况在其他文化中也存在，毕竟人类与自然共存已久。

自然环境的差异造就了不同的生活方式和现存文化的多样性。

环境是严寒还是酷暑，是依山还是傍水，这些因素都直接影响着当地居民的生活和文化。因此，很难将自然和技术的概念分开。尽管数字化技术给牙科制造过程带来了方便和快捷，但我仍感到担忧，如果仅仅通过这种方式制造修复体，我们或许失去了太多，比如感知美好和追求幸福的能力。

完善的牙科治疗离不开人的参与。为了制造出高质量的修复体，技师的技能、知识和经验必不可少。"经验"这个词传递了很多东西，失败就是其中的重要内容。数字化技术也许能让我们更快捷、更准确地制备修复体，但不断试错和攻克难题的过程，可以赋予技师数字化技术无法提供的"人性化"感知能力。依靠经验，一个经历过失败的技师可以制作出更加丰富和多元化的修复体。

大道至简听起来很容易，实行起来却很难，因为需要去掉很多烦琐冗杂的东西。真正重要的是要做到明确标准，心中有数。现在已经到了2020年，随着科技的不断进步，我认为现代牙科必须找到一种方法，让"人性化"和"数字化"和谐统一。我们不应该偏向于任何一方，而应该整合两方面的优势，把牙科学与自然结合起来。只有这样，我们才能够将修复体制作水平提升至更高层次，从而为患者带来更大的满意度和幸福感。

——Naoki Hayashi

NEW FROM QUINTESSENCE

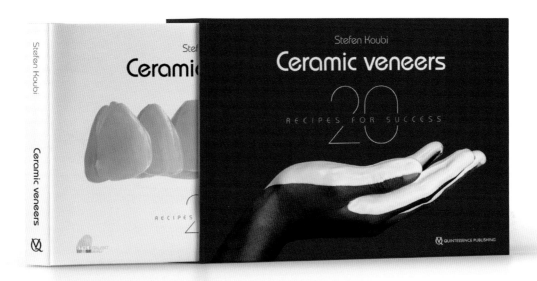

Stefen Koubi

This book was written to help the esthetic dentist in treating unesthetic alignment, color, shape, or form of the teeth—in other words, enhancing the smile while enforcing function and occlusion by implementing veneers as a versatile restoration tool. The atypical format and original style of this book feature hundreds of pristine photographs, many full-page, to guide the reader through each carefully chosen "recipe," focusing on both cosmetic dentistry and reconstruction of worn dentitions. Augmented reality is also incorporated with videos downloaded via the book app.

708 pp; 1,200+ illus; © 2020; ISBN 978-2-36615-055-1 (BF015); **US $258**

Contents

Ingredients and Principles • Malocclusion • Design Failure • Black Triangles and Diastemas • Single and Multiple Dyschromia • Extra-White Veneers • Missing Lateral Incisors • Periodontal Recessions, Orthodontics, Mixed Restorations, and Implants • Digital Workflow • Approaches with Varying Degrees of Prep

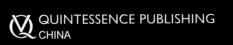
QUINTESSENCE PUBLISHING
CHINA

订购热线：024-23284372
187-4004-0971

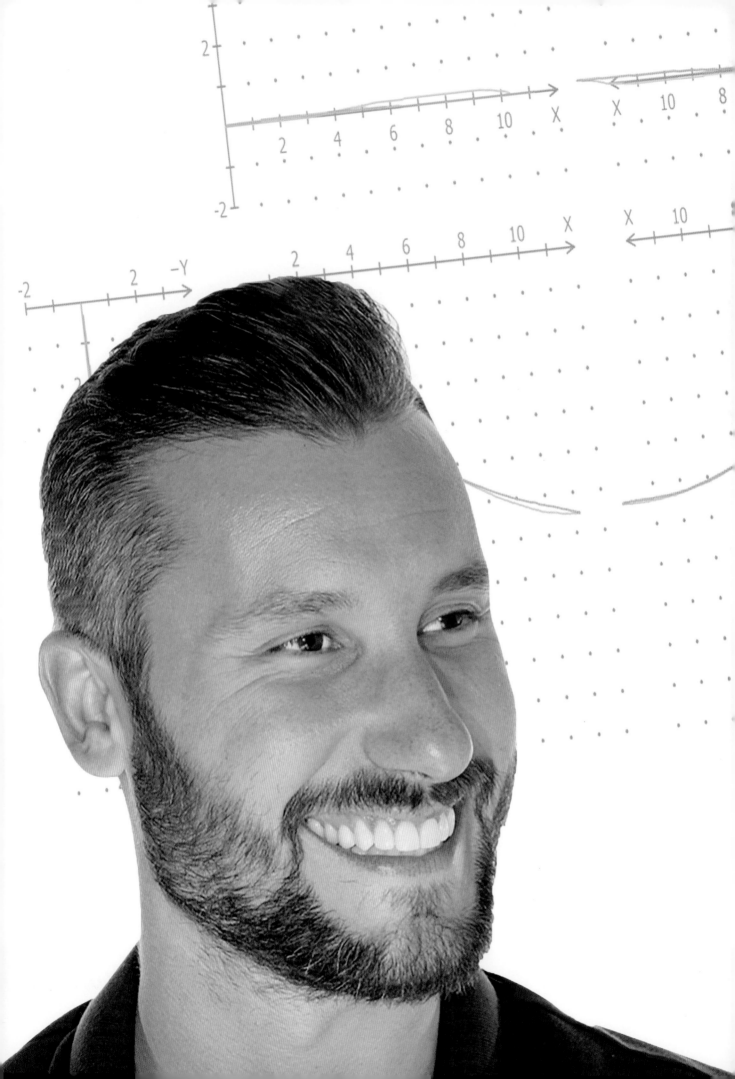

全口咬合重建的支柱：一种微创、低成本的修复治疗策略

The Pillars of Full-Mouth Rehabilitation: A Minimally Invasive, Low-Cost Approach to Prosthetic Treatment

Mario Alessio Allegri, DDS[1]
Cristian Marchini, DT[2]
Allegra Comba, DDS, PhD[3]

对于全口咬合重建，传统的固定修复被认为是一种可靠和持久的治疗方式[1]。然而，在组织创伤、治疗时间和患者费用上仍不够理想。随着粘接技术的不断发展和进步，牙医在治疗过程中可以保存更多健康牙体组织[2-3]。尽管间接粘接全瓷修复体有良好的生物学功能，但这种治疗方式对于大多数患者而言依然过于昂贵。此外，椅旁操作时间过长也是许多患者接受该治疗方式的主要障碍。

在这种情况下，树脂材料由于其可接受的机械强度、良好的美学特性和相对低廉的价格受到了患者的广泛欢迎。树脂材料既可以用于直接修复，也可以用于间接修复。有学者采用直接修复的方式进行磨耗牙列的重建治疗，获得了理想的美学和仿生效果[4-5]。然而，在全口重建治疗中，复合树脂的咬合长期稳定性一直受到质疑[6]。为患者提供稳定和功能性的咬合是重中之重，同时还要关注牙周健康、美学效果、面部比例和谐、颞下颌关节（TMJ）和患者的总体满意度。虽然牙医要尽量满足患者的期望，但在生物学功能和治疗质量方面不应该妥协。因此，需要建立新的治疗策略来实现咬合重建目标，并提供灵活和模块化的诊疗计划，以尽可能适应患者繁忙的生活节奏，降低总体治疗费用。

基于静态和动态负荷的相关理念，将修复策略与不同的修复材料相结合，可以满足全口重建的治疗要求。其中，尖牙、第一前磨牙和第一磨牙分别被认为是引导侧方运动、息止颌位、咬合和关节稳定的重要牙齿[7]。这些牙齿应该被视为全口重建的

[1]Private Practice, Verona, Italy.
[2]Dental Technician, Verona, Italy.
[3]Postdoctoral Researcher, University of Bologna, Bologna, Italy.

Correspondence to: Dr Mario Alessio Allegri, Vicolo San Faustino 2, 37129 Verona, Italy. Email: marioallegri1973@libero.it

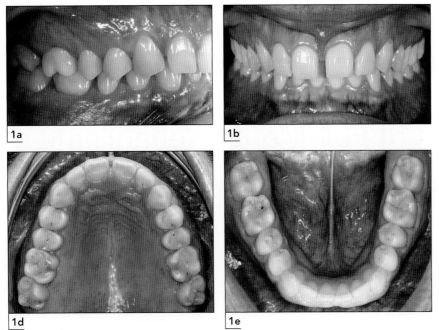

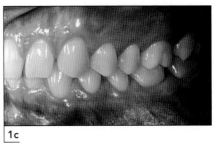

图1a～e 患者主诉牙齿敏感、颌面部肌肉疼痛、前牙腭侧磨耗。后牙可见深部牙本质暴露。

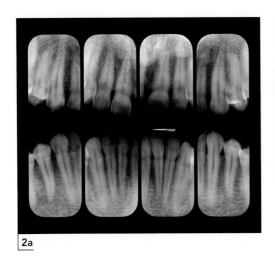

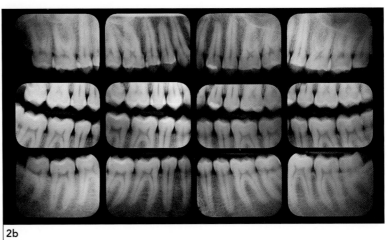

图2a、b 术前全口影像学检查。

图3 夜间咬合分析膜片（Brux Checker）显示，缺乏静态咬合支持，在咬合运动过程中前后牙均存在严重的咬合干扰。

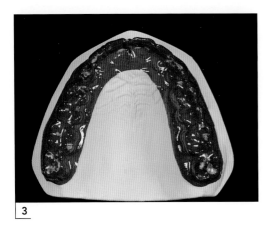

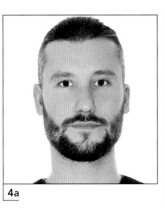
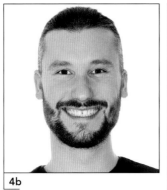
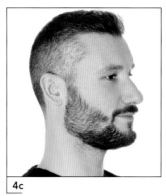
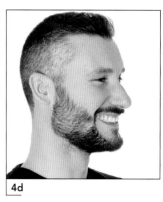

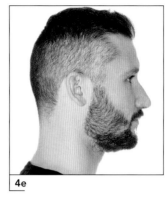
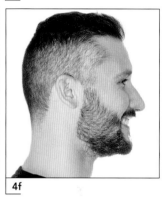

图4a~f　息止颌位和大笑时的口外检查。

图5a、b　微笑与大笑时的唇齿局部特写。

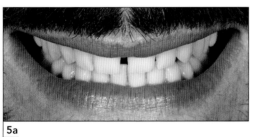
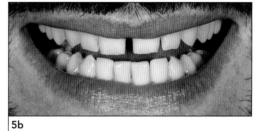

支柱，因为它们代表了咀嚼功能相关的静态和动态负荷的阻力单位。因此，有必要针对不同的牙齿采用不同的方法。在下面的病例中，对于上述支柱牙齿我们采用了高强度、耐久的间接修复体，其余牙齿则采用了较便宜的低强度树脂直接修复。

病例报告

患者，男，35岁。主诉牙齿敏感、颌面部肌肉疼痛，以及前牙腭侧磨耗[8-9]。无既往史。临床检查显示，后牙牙合面中重度磨耗，尖牙的腭侧、中切牙和侧切牙也有中重度磨耗，以及深层牙本质暴露（图1a~e）。X线片显示存在邻面龋，现有充填材料需更换（图2a、b）。结合牙齿表面分析、Brux Checker（Scheu Dental）[10]评估和牙齿磨耗因素的问诊信息（酸性饮食、胃食管反流症等），诊断为夜磨牙和化学侵蚀导致的牙齿磨耗（图3）。进行全口X线片拍摄、牙周情况分析、研究模型制作和完整的口内外摄影（图4和图5）。

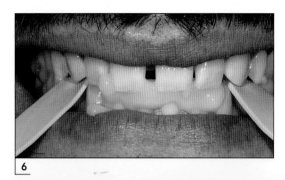

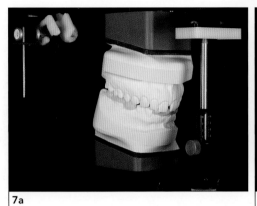
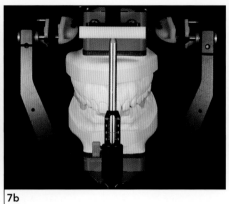
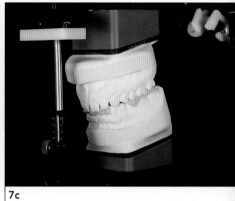

图6 使用自固化树脂记录息止颌位。使用厚度为1.5mm的Flex Tabs升高垂直距离。

图7a～c 石膏模型通过面弓和记录神经肌肉位置的殆间树脂安装在殆架上。

治疗目标

经患者同意，确定了以下治疗目标：龋齿治疗和替换不合适的旧充填物；全口重建，将磨牙症对牙齿、肌肉和关节的不利影响降至最低；修复牙体缺损，微创牙体预备，并尽量控制费用。

治疗阶段

阶段1：建立治疗性位置——矢状面和垂直面颌间关系

记录无肌张力（即神经肌肉松弛）时下颌的静息位置。为了补偿丢失的牙体组织，增加的咬合垂直距离（VDO）[11-12]用多组校准的咬合调整片进行测试，然后通过触诊肌肉和关节结构进行验证。选择厚度为1.5mm的柔性间隙调整片（Flex Tabs，Kerr）（图6）。用自固化树脂制作3个咬合记录，其中2个在后牙区、1个在前牙区，以记录矢状面和垂直面的颌间关系，上殆架（图7a～c）。

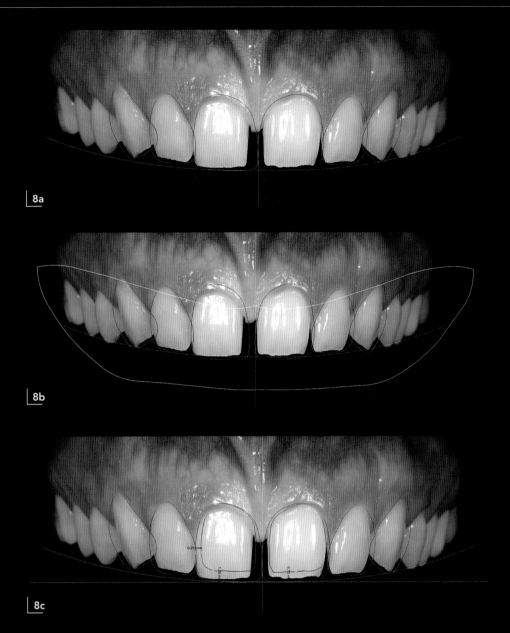

8a

8b

8c

图8a～c　美学效果的数字化预览。向患者提供了两种解决方案：（a）方案一：完全关闭上颌中切牙之间的间隙。方案二：（b）部分关闭该间隙；（c）利用牵引力和侵入性治疗，将右上颌中切牙移至理想位置。

阶段2：数字化微笑设计

　　使用数字化微笑设计软件对美学效果进行预览。向患者提供了两种选择：完全关闭上颌中切牙之间的间隙或仅部分关闭该间隙。

　　数字化方案显示，为了最大限度地保存健康牙体组织，需要进行微正畸治疗。使用牵引力和侵入性治疗结合的方式，将右上颌中切牙移至理想位置（图8a～c），将是美学与功能兼具的修复方案。

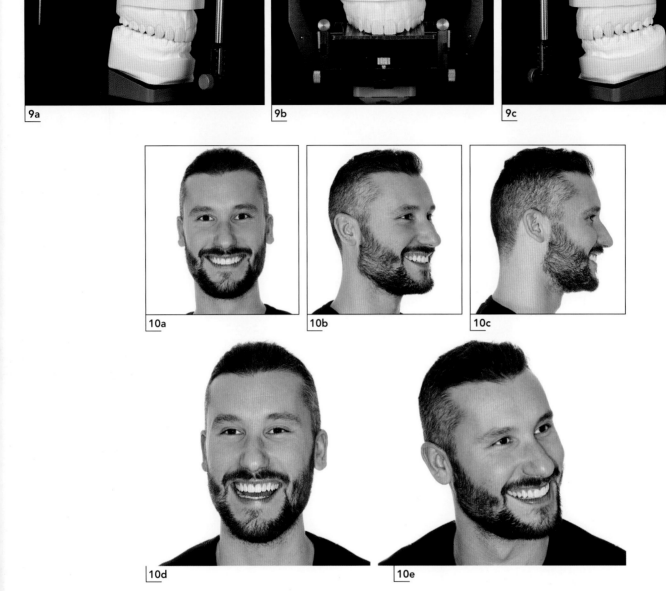

图9a～c　根据虚拟微笑设计制作的诊断蜡型。

图10a～e　复合树脂诊断饰面验证了诊断蜡型的美学效果。患者要求在上颌中切牙之间保留一个小间隙。

阶段3：验证美学效果

使用诊断饰面对数字化微笑设计获得的诊断蜡型进行美学验证（图9a～c）。这一步采用了高硬度的硅橡胶导板和自固化复合树脂。为了满足患者的期望，我们对牙齿的形状和比例进行了微调，特别是中切牙之间保留了一个小间隙。然后用一整套照片和语音测试完成临床评估（图10a～e）。

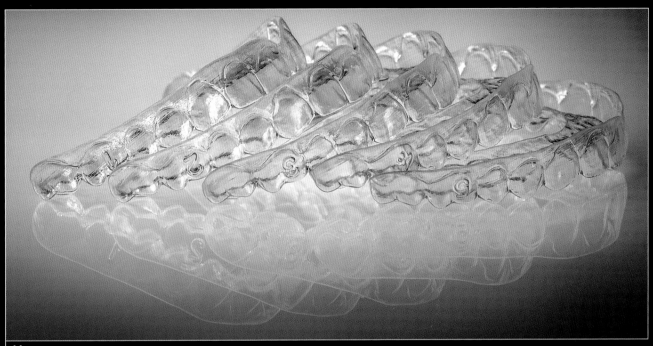

11

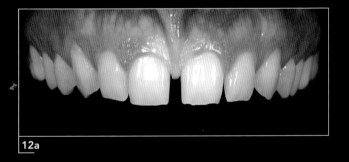

12a

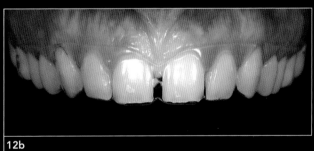

12b

图11 根据美学设计方案（图8c），首先采用数字化技术制备矫治器使右上颌中切牙向近中和根方移动。

图12a～c 上颌前牙的术前状态，口内佩戴第一副矫治器（共5副），并根据美学蜡型移动右上颌中切牙获得的最终效果。

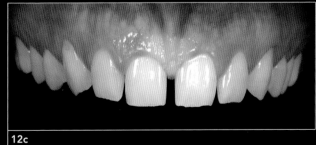

12c

阶段4：右上颌中切牙的微正畸

利用数字化技术规划右上颌中切牙的正畸移动，并在5周内连续使用5副矫治器完成（图11和图12）。

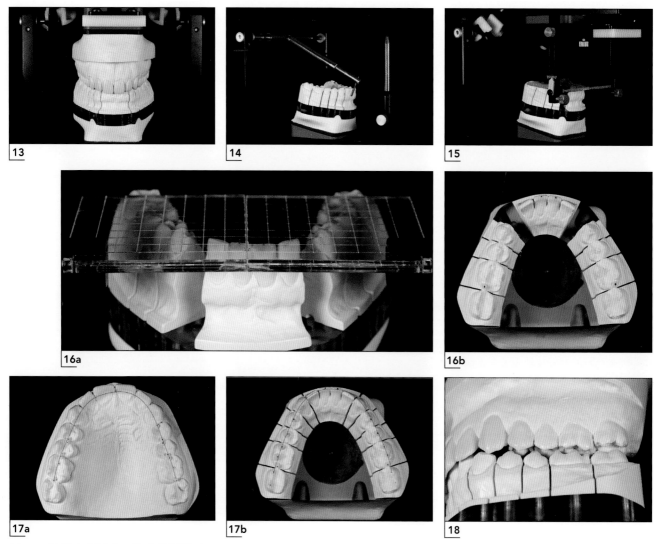

图13　根据患者要求，修改美学蜡型。

图14　用Stuart平面检查下颌切牙轴向。

图15　通过专用设备设置咬合面。设置相对于眶轴平面倾斜5°的咬合平面。

图16a、b　下颌𬌗平面的局部特写：其标志点是中切牙的切缘和第一磨牙的远中尖[7]。

图17a、b　下颌主动运动时产生的与之相匹配的上颌正中关系。

图18　下颌支持尖与上颌的静态关系。

阶段5：完成诊断蜡型

以功能为导向制作上颌前牙腭侧、前磨牙和磨牙的咬合面蜡型后，最后制作唇颊侧蜡型（图13～图30）。模型安装在一个全可调𬌗架上，并根据髁突运动轨迹图像进行设置（图20）。确定前伸运动弧线，右侧和左侧髁突矢状面倾斜度（SCI）值分别为41°和39°。

应用Slavicek I 型蜡型[7]进行功能性咬合设计。从下颌切牙边缘相对于下唇动态的位置评估开始，建立了咬合平面（下颌中切牙的切缘到下颌第一磨牙远中尖）。

在静止和微笑状态下的切缘暴露量，以及对下颌中切牙理想倾斜度的分析（通过与Stuart平面的比

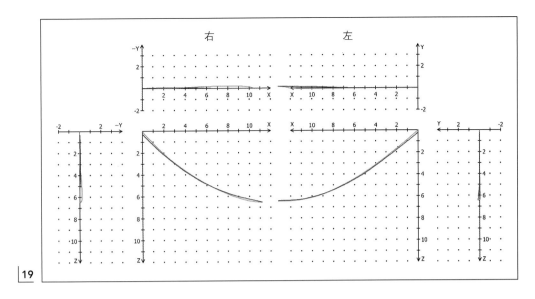

图19 下颌前伸运动弧线，左右两侧髁突矢状面倾斜度（SCI）值分别为41°和39°。

图20 根据髁突运动轨迹图像设置𬗟架参数。

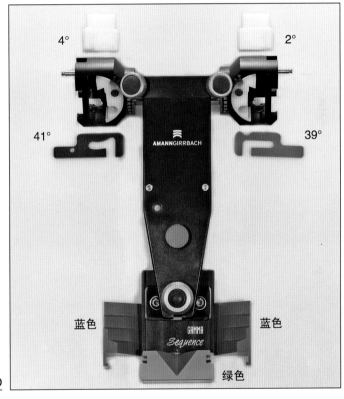

较得到）是正确的（图14）。所以，要想保持下颌切牙的切缘位置不变，就需要增加上颌前牙腭侧蜡型来关闭VDO增高产生的前牙间隙。

基于以下公式计算出相对于眶轴平面5°的咬合平面倾斜度（OPI）（图15）=矢状面髁突倾斜度（SCI）−咬合分离角度（DOA）−牙尖斜度

（CI）。DOA代表患者在矢状面运动的自由度，较高的DOA值提示较低的咬合干扰风险。DOA通常为8°~12°。然而，磨牙症患者需要更大的DOA值，通常选择10°~12°。牙尖斜度（CI）与咀嚼效率密切相关，值越高表示咀嚼力越强。此病例中，计划使用30°的CI以提供良好的咀嚼功能；据

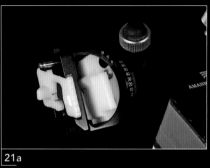

21a

21b

21c

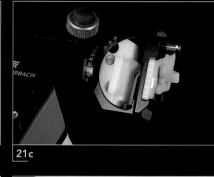

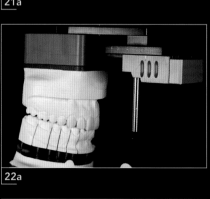

22a

22b

22c

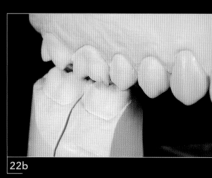

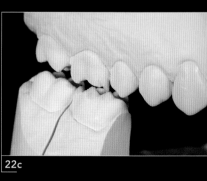

23

24

25

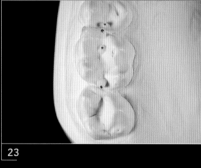

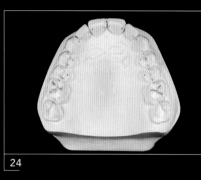

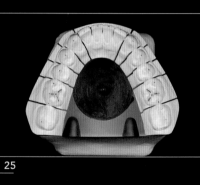

26a

26b

27

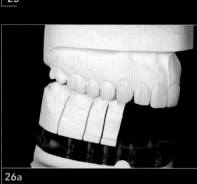

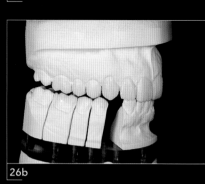

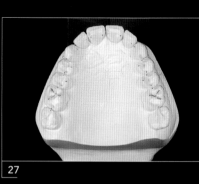

图21a ~ c　𬌗架左右侧髁关节及切导盘参数。

图22a ~ c　从上颌第一磨牙的功能引导路径开始，建立序列引导系统。

图23　上颌第一磨牙引导的咬合面观。

图24　上颌第一磨牙、上颌第一前磨牙和第二前磨牙的功能引导路径蜡型。引导系统确保前牙可以咬合分离。

图25　下颌的咬合面观。完成前磨牙和磨牙的支持尖。

图26a、b　序列引导在𬌗架侧方运动过程中，产生牙弓间最小且有效的间隙。

图27　根据𬌗架设置，在上颌尖牙和中切牙建立前伸引导路径蜡型。

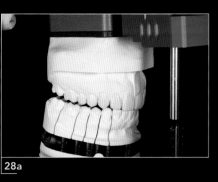
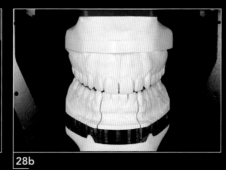
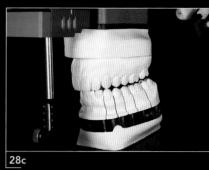
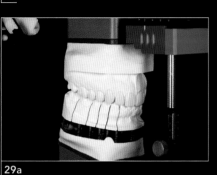
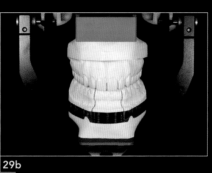
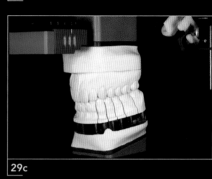
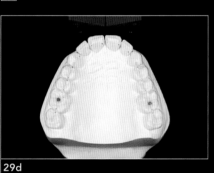
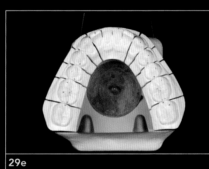
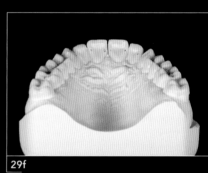
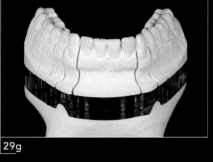
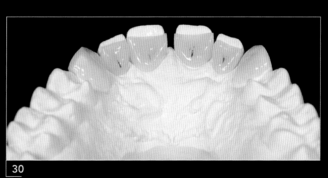

图28a ~ c　完成尖牙蜡型后，左右侧侧方运动和前伸运动。

图29a ~ g　最终蜡型。可见上颌牙弓的功能斜面从磨牙到尖牙是逐渐倾斜的，补偿曲线（Spee和Wilson）也是一样。

图30　根据上前牙腭侧蜡型制作无预备树脂贴面。

此建立颊舌尖及个性化Spee曲线。牙科技师制作蜡型，建立与SCI协调的尖牙引导的序列引导系统，形成少量而有效的咬合分离，尽量减少功能运动时的咬合干扰。调改引导系统，确保尖牙发生磨耗后，后牙可以逐渐稳定地参与到引导过程。

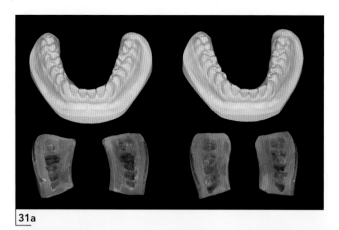
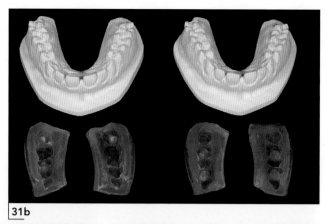

31a

31b

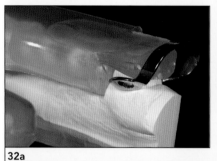
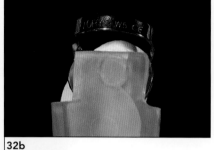
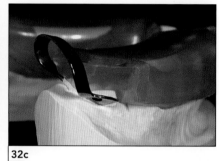

32a

32b

32c

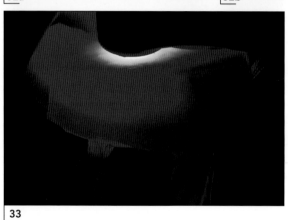

33

图31a、b 用透明硅橡胶和透明托盘制作刚性个性化导板。每个象限取两组导板：第一组用来复制第一前磨牙和第一磨牙的诊断蜡型（此时第二前磨牙和第二磨牙殆面制作了树脂咬合止点）；第二组正好相反。

图32a～c 修改个性化托盘，以避免夹子干扰橡皮障的就位。

图33 透过导板对预热的复合树脂进行光固化。注：特氟龙可保护邻接牙齿。

阶段6：功能的临床评估——复制与粘贴的方法

将诊断蜡型获得的咬合关系复制到患者口腔，后牙区由复合树脂直接修复，上前牙用无预备腭侧贴面[13-15]。后牙区使用了改良的导板技术。用透明硅橡胶和改良的透明托盘获得刚性个性化导板。每个象限制作两组导板（图31a、b）。首先，在上下颌石膏模型上都复制了第一磨牙和第一前磨牙的蜡型，保留第二前磨牙和第二磨牙。用光固化树脂在

第二前磨牙和第二磨牙的未调改殆面上制作两个咬合止点，以提高成型技术的精度和可重复性。

然后从诊断蜡型中制作第二组导板，第一前磨牙和第一磨牙上设置了树脂咬合止点。个性化的硅橡胶导板依次用于预热的中度透明复合树脂堆塑后牙区新的咬合面（图32～图37）。完成该治疗步骤后，对咀嚼肌和关节结构进行了评估，并使用Brux Checker从动态角度测试了新咬合关系的临床效果（图38和图39）。

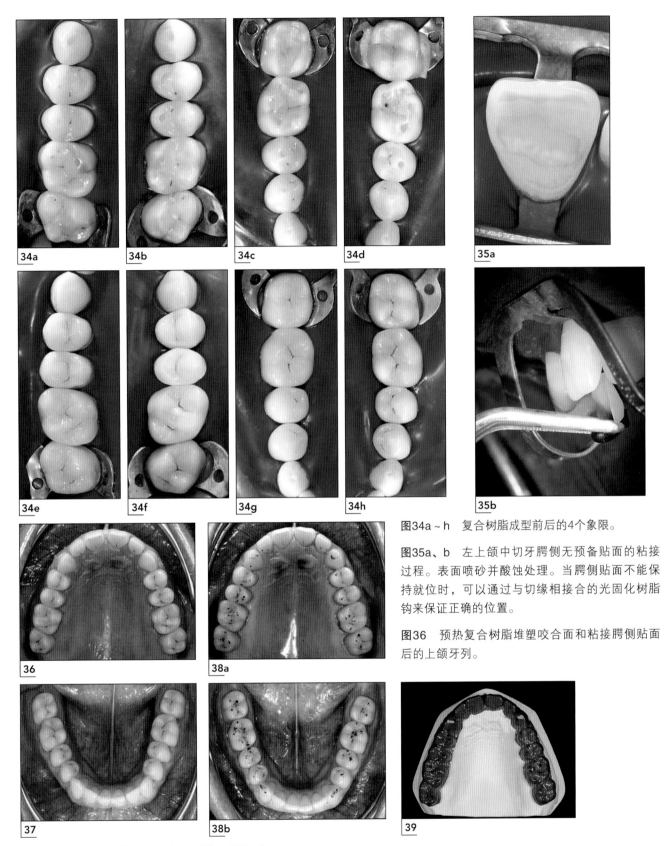

图34a～h　复合树脂成型前后的4个象限。

图35a、b　左上颌中切牙腭侧无预备贴面的粘接过程。表面喷砂并酸蚀处理。当腭侧贴面不能保持就位时，可以通过与切缘相接合的光固化树脂钩来保证正确的位置。

图36　预热复合树脂堆塑咬合面和粘接腭侧贴面后的上颌牙列。

图37　预热复合树脂堆塑咬合面后的下颌牙列。

图38a、b　用21um厚的咬合纸验证静态和动态侧方咬合运动。

图39　夜间咬合分析膜片（Brux Checker）显示正确的咬合支持（蓝色显示最大牙尖交错位咬合印记）和有效的尖牙引导。

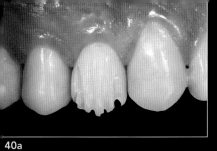

40a

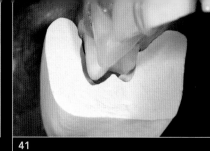

40b

41

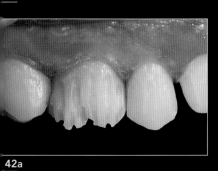

42a

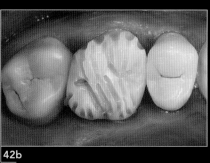

42b

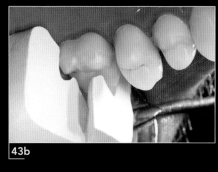

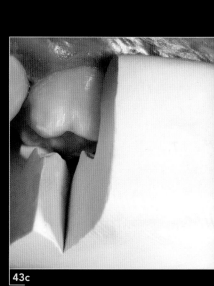

43a

43b

43c

图40a、b　制备0.8mm的定深沟，以控制深度和右上颌第一前磨牙的牙体预备量。

图41　利用蜡型制作硅橡胶导板，仔细检查牙体预备量。

图42a、b　制备0.8mm的定深沟，以控制深度和右上颌第一磨牙的牙体预备量。

图43a～c　利用蜡型制作硅橡胶导板，仔细检查右上颌第一磨牙的牙体预备量。将第一磨牙的硅橡胶导板切开，以提供牙尖及近、远中窝和斜嵴的精确参考，这对于后退控制是至关重要的。（感谢Riccardo Stefani博士的贡献）

阶段7：上颌第一前磨牙和第一磨牙的全瓷修复

完成上颌第一前磨牙和第一磨牙的牙体预备。用定深车针进行可预测的牙体预备，控制间接修复本的厚度以及最小的组织侵犯。

用合适的硅橡胶导板确认牙体预备量（图

40～图44）。使用一步法双混合技术制取硅橡胶印模（图45）。安装模型，通过复制蜡型获得覆盖𬌗面和颊侧的热压铸造二硅酸锂修复体。检查修复体，以确保边缘密合、咬合合适及颜色协调（图46～图48）。在橡皮障隔离下完成多步骤的粘接流程（图49和图50）。清洁牙齿表面并用氧化铝颗粒轻柔喷砂。

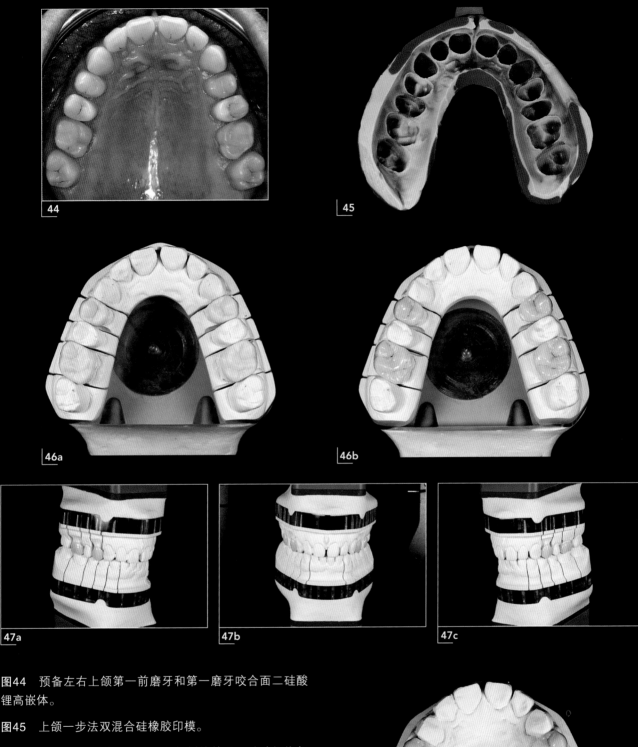

图44　预备左右上颌第一前磨牙和第一磨牙咬合面二硅酸锂高嵌体。

图45　上颌一步法双混合硅橡胶印模。

图46a、b　用于制作覆盖𬌗面和颊侧的单层二硅酸锂修复体的模型。蜡型制作、热压铸造及染色。

图47a～c　二硅酸锂间接修复体上𬌗架，检查静态和动态咬合。

图48　用于评估邻面接触及修复体试戴的模型。

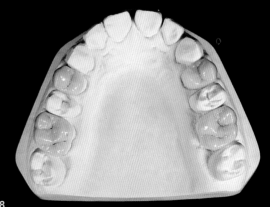

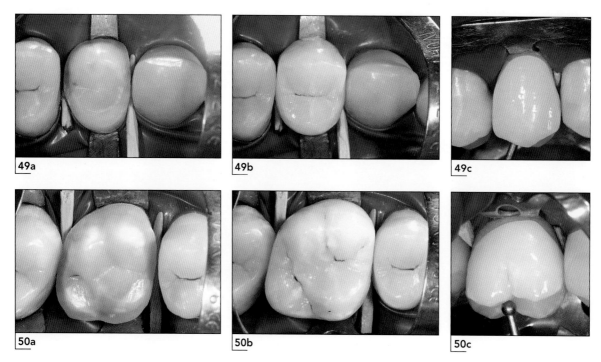

图49a ~ c　粘接前在橡皮障隔离下评估右上颌第一前磨牙修复体的适合性。

图50a ~ c　粘接前在橡皮障隔离下评估右上颌第一磨牙修复体的适合性。

牙齿表面使用三步法酸蚀–冲洗粘接系统，其中含2%的葡萄糖酸氯己定溶液作为牙面预处理剂，将粘接剂均匀涂布和轻吹后，用第二代LED灯固化40秒。修复体内表面使用9.7%的氢氟酸酸蚀10秒，涂布硅烷偶联剂（在80℃下热处理4分钟）和粘接剂。使用预热的高黏度光固化复合树脂来粘接高嵌体。在固化、精修及抛光程序后，进行精细的咬合调整。

阶段8：下颌尖牙、第一前磨牙和第一磨牙的全瓷修复

下颌第一前磨牙和第一磨牙采用二硅酸锂高嵌体进行修复（图51）。用定深车针进行可预测的牙体预备，控制间接修复体的厚度以及最小的组织侵犯。再次用硅橡胶导板确认牙体预备量。使用一步法双混合技术制取硅橡胶印模（图52）。安装模型，通过复制蜡型获得覆盖𬌗面和颊侧的热压铸造二硅酸锂修复体。用铂箔技术（platinum foil technique）在尖牙上制作长石质瓷贴面，以提高引导效率（图53和图54）。

检查全部修复体，以确保边缘密合、咬合合适及颜色协调（图55 ~ 图57）。根据前面所述方案，在橡皮障隔离下完成多步骤的粘接流程（图49和图50）。用9.7%氢氟酸对尖牙长石质瓷贴面进行较长时间的酸蚀（60秒）。使用预热的高黏度光固化复合树脂来粘接高嵌体，而低黏度透明树脂水门汀粘接尖牙瓷贴面。精修及抛光程序后，进行精细的咬合调整。

图51　预备左右下颌第一前磨牙和第一磨牙覆盖𬌗面和颊侧的二硅酸锂高嵌体。

图52　下颌一步法双混合硅橡胶印模。

图53a、b　用于制作左右下颌第一前磨牙和第一磨牙的单层二硅酸锂高嵌体的模型。蜡型制作、热压铸造及染色。在尖牙制作2颗长石质瓷贴面，以提高引导效率。

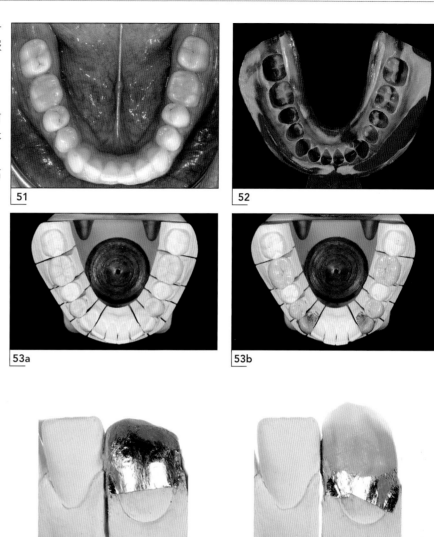

51

52

53a

53b

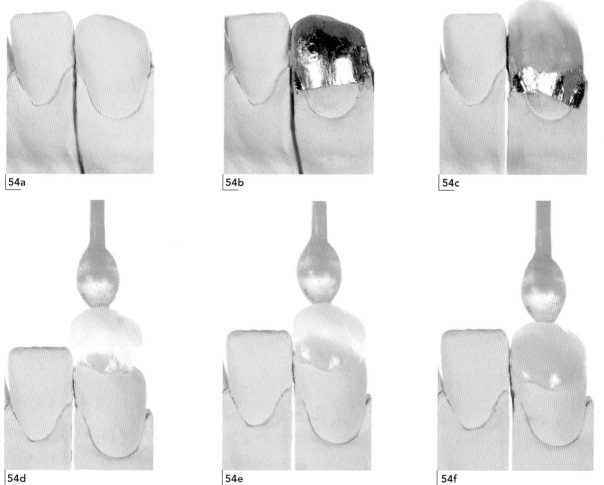

54a

54b

54c

54d

54e

54f

图54a~f　用铂箔技术制作左右下颌尖牙长石质瓷贴面。

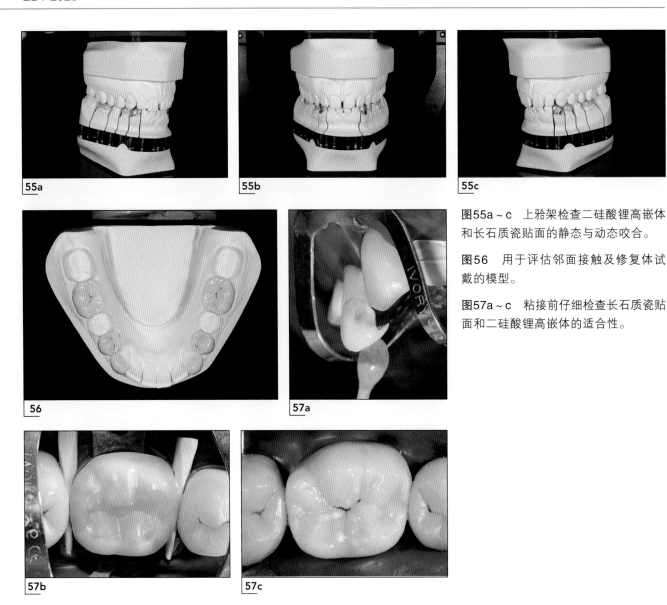

55a   55b   55c

56   57a

57b   57c

图55a～c　上𬌗架检查二硅酸锂高嵌体和长石质瓷贴面的静态与动态咬合。

图56　用于评估邻面接触及修复体试戴的模型。

图57a～c　粘接前仔细检查长石质瓷贴面和二硅酸锂高嵌体的适合性。

阶段9：前牙的贴面预备

在诊断饰面引导下完成上颌6颗前牙的贴面预备（图58）。用定深车针制备牙体引导沟，获得理想的间接修复空间，需特别注意将组织侵犯降至最低。在咬合和邻接处预备对接边缘，用细颗粒倒角车针预备出颈部终止线。使用硅橡胶导板评估牙体预备量，一步法双混合技术制取硅橡胶印模（图59）。安装模型，热压铸造尖牙的二硅酸锂瓷贴面。计划为侧切牙和中切牙制作分层复合树脂贴面（图60）。

检查全部修复体，以确保边缘密合、咬合合适及颜色协调（图61～图63）。根据前面所述二硅酸锂多步骤粘接方案，在橡皮障隔离下完成粘接流程（图64a、b）。用氧化铝粉末喷砂复合树脂贴面，并用磷酸深度清洁内表面，然后再涂布硅烷偶联剂和粘接剂。6颗贴面均采用低黏度透明树脂水门汀进行粘接。完成粘接步骤后，进行精细的咬合调整。

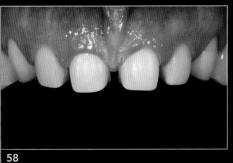
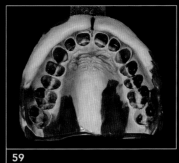
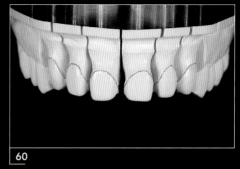

58   59   60

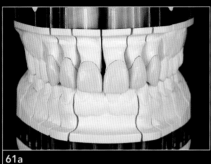
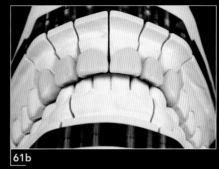

61a   61b

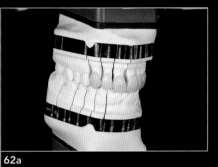
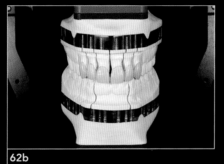
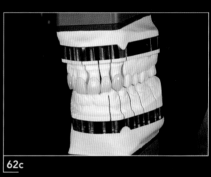

62a   62b   62c

图58 完成上颌前牙的最终预备。颈部浅凹肩台，咬合和邻面对接设计。

图59 上颌一步法双混合硅橡胶印模。

图60 用于制作左右上颌尖牙二硅酸锂单层贴面的模型。为中切牙和侧切牙设计了牙体预备较少的微创复合树脂贴面。

图61a、b 上前牙间接修复体的蜡型再现了美学与功能。咬合面观显示了预期修复体与对颌牙列之间的覆盖关系。

图62a～g 𬌗架中检查二硅酸锂（上颌尖牙）和复合树脂（上颌中切牙和侧切牙）贴面的静态与动态咬合。

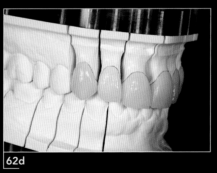
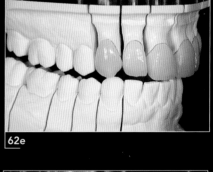

62d   62e

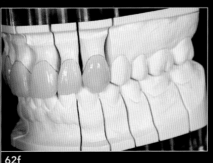
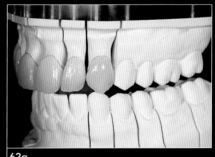

62f   62g

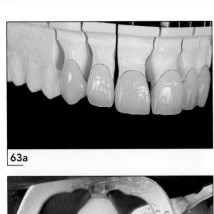

63a

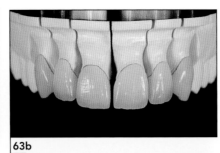

63b

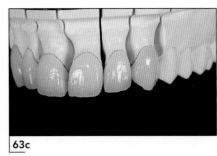

63c

图63a ~ c　准备粘接的上前牙间接修
复体。

图64a、b　粘接前，在橡皮障隔离下
评估左上颌中切牙的适合性。

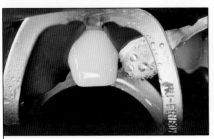

64a

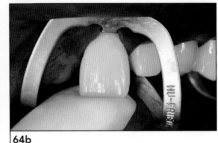

64b

阶段10：再次评估咬合与随访

治疗结束后，拍摄全口X线片、牙周检查和完成照片记录。制作最终模型，并使用Brux Checker对患者进行咬合评估，证实重建了理想的咬合功能。患者肌肉触诊阴性，并对咀嚼效能和美观效果十分满意（图65~图69）。

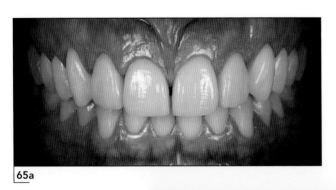

65a

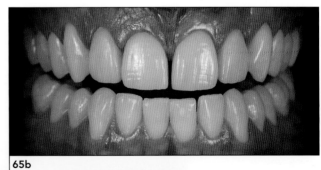

65b

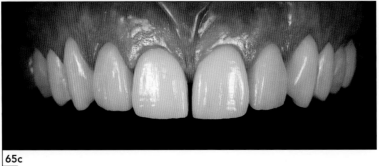

65c

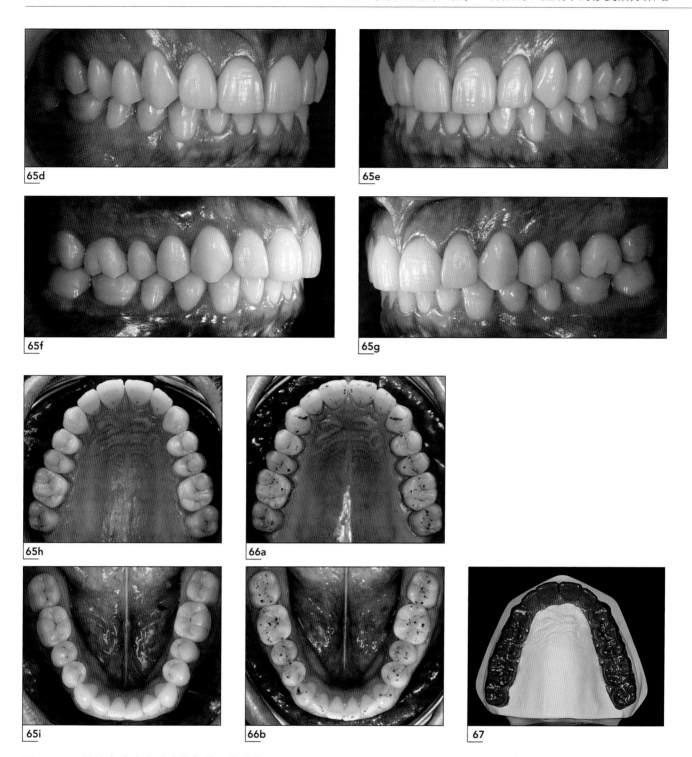

图65a ~ i　最终完成咬合重建修复的口内照片。

图66a、b　用21um厚的咬合纸验证静态和动态侧方咬合运动（蓝色表示静态接触，红色表示侧方运动）。

图67　Brux Checker显示理想的咬合支持（蓝色显示最大牙尖交错位咬合印记）和有效的尖牙引导。

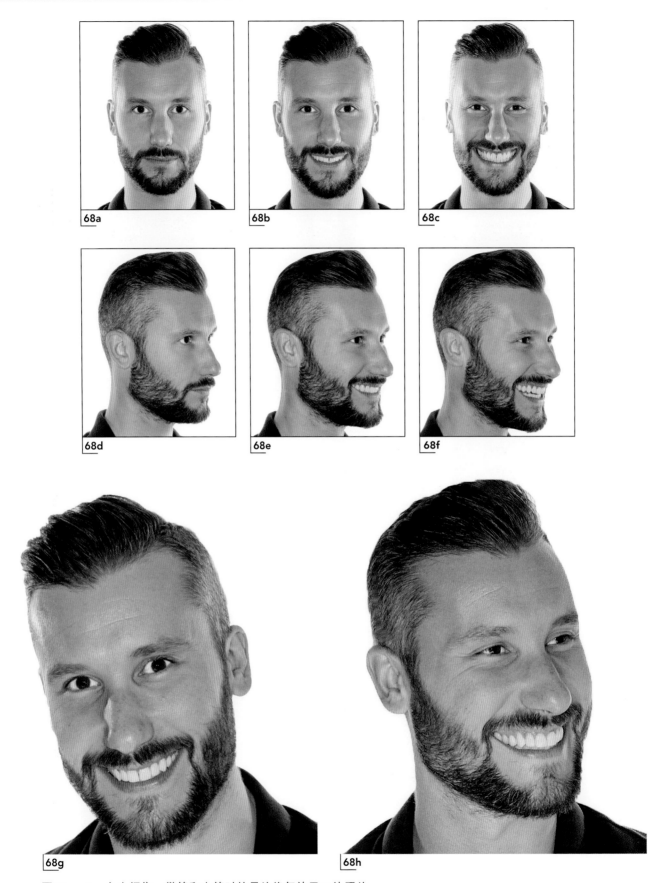

图68a ~ h　息止颌位、微笑和大笑时的最终修复效果口外照片。

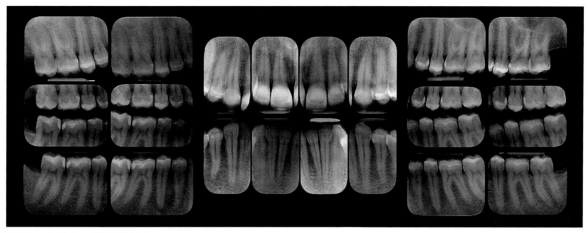

图69 术后全口影像学检查。

讨论

咬合重建具有多种治疗目标：实现功能咬合，促进牙周健康，改善面部和谐，保证颞下颌关节健康，维持美学和功能的长期稳定性，满足患者的需求和期望。

支柱选择的基本原理

尽管传统的咬合重建修复方法面临诸多问题，但在制订正确的诊断和治疗方案时，仍然能满足上述所有要求。基于粘接技术的贴面、嵌体和高嵌体全口修复，因其能够更大限度地保存健康牙体组织而日益流行[2-3]。但是，患者的高额治疗费用仍然是一个限制。目前已有很多基于直接法和间接法广泛应用复合树脂的保守方案[4-5]。尽管如此，复合树脂的长期咬合稳定性在全口重建中仍备受质疑[6]。磨耗和酸蚀是引起咬合面损耗的主要原因。多数情况下，这两种方式具有协同效应。

与生物腐蚀相比，快速、非均匀磨耗与缺乏力

的控制更为密切相关。因此，精心设计的个性化咬合平面能够通过改变力的传导界面（例如咬合倾斜平面、引导倾斜度、牙尖斜度和咬合分离角度）进而消除磨牙症的不良影响；这应该比修复材料的选择更为重要[16-18]。此外，对主要承担静态和动态负荷的牙齿采用高强度、耐久的间接修复策略，可以进一步提高长期稳定性。这一方法就需要确定修复的支柱，例如尖牙、第一前磨牙和第一磨牙。这些牙齿在咬合中扮演了重要角色。

从功能角度来看，我们可以将口腔分为3个区域：前牙区、前磨牙区和磨牙区[7]。前牙区的主要功能是美观、发音、前伸控制和侧方引导。值得一提的是，"控制"与"引导"之间存在差异。基于回避模式，通过高度协调的神经肌肉系统，可实现所有与前伸相关的口腔功能。因此，除了向系统提供本体感觉/微调反馈的偶尔和轻微的接触外，牙齿之间没有接触。因此所谓"前牙引导"的概念，更恰当的说法，应该是"前牙控制"。适当的切牙形状设计可能比所使用的材料和技术更重要。

"引导"一词对尖牙来说更为恰当。尖牙在上

颌牙弓萌出时，功能面比前磨牙和磨牙更陡峭。尖牙在牙弓中的位置、牙冠形态和功能面倾斜度，使其成为理想的侧向引导牙（即在侧方运动时，用来与其他牙齿分离咬合）。患者磨牙时，下颌运动会产生高度动态接触和负荷，这可能会对天然牙和修复体造成损伤[19]。无论哪个学派提出的咬合概念，尖牙在功能负荷管理中都具有重要的作用。尖牙在前牙中的独特地位，加上其强有力的机械支撑，需要可靠的修复方法和高强度的材料。

前磨牙区代表前牙弓和支持牙之间的过渡区[7]。前磨牙同时具有侧方控制和支撑功能。在个体发育过程中，前磨牙无论在混合牙列期间，还是在咬合稳定后的较长一段时间内，都具有这一双重功能。甚至在正常发育的咬合中，当尖牙磨耗时，我们也经常借助"牙尖交错"的前磨牙来参与侧方控制。

如此一来，不同学派的"尖牙引导"与"组牙功能"之争似乎就迎刃而解了[7,20]。

需要特别注意上颌和下颌第一前磨牙的形态特征。下颌第一前磨牙是上述双重角色的例外，因为它没有表现出适合牙尖交错的形态，因此在功能上应该属于下颌前牙组。从解剖学的角度来看，颊尖更粗壮，舌尖则不明显，形态类似于尖牙。Slavicek认为，下颌第一前磨牙在前伸运动中对减轻上颌前牙弓的压力有重要作用[7]。咬合面有一个远中斜面，而近中面相对平坦，代表釉质嵴的前缘，沿颊舌向延伸，并与颊尖和未发育完全的舌尖相连。下颌第一前磨牙通常只有一个牙根。

上颌第一前磨牙有两个大小相近的牙尖——颊尖和腭尖。腭尖稍大，但其高度和倾斜度不太明显。一般有两个牙根，分别位于颊侧和腭侧；根分

叉水平的牙根冠状面形态类似肾脏近中凹。上下颌第一前磨牙之间的咬合关系不允许牙尖交错。但上颌腭尖近中、下颌前磨牙的颊舌向釉质嵴的相互位置对恒牙列的后退有最大的限制。从治疗的角度来看，这为下颌的重新定位提供了重要指导。

第二前磨牙之间的咬合关系比较简单。牙尖交错𬌗时，上颌腭尖对着下颌远中窝，主要起到支撑作用。第一前磨牙是前磨牙区最重要的牙齿，它们之间的关系比较复杂，在侧方引导与后退控制方面具有重要作用。其中，也包括对磨牙的咬合支持。在理想的咬合关系中，上下颌尖牙和第一前磨牙是引导、限制和感觉的独立功能单位。因此，第一前磨牙比第二前磨牙更需要进行负荷和耐磨修复，以维持长期稳定的功能。

后牙区包括第一磨牙、第二磨牙、第三磨牙，形成所谓的"支撑区"。这些牙齿的咬合力是沿着轴向传导的。由于第三磨牙萌出路径的多变，后牙区主要通过上颌第一磨牙、第二磨牙与对颌牙形成尖窝关系发挥支持功能。为了从功能的角度认识后牙区的重要性，需要对上下颌第一磨牙的解剖特点进行研究。下颌第一磨牙解剖形态虽有变化，但通常有两个颊尖、两个舌尖和较小的远中尖。远中颊尖形态最明显，被认为是该牙的核心尖。两个舌尖均长而尖锐。这3个牙尖汇聚在一起，形成一个明显的"中央"窝。下颌第一磨牙为双根牙，即近中根和远中根，主要承担咬合力。上颌第一磨牙有4个牙尖，颊侧和舌侧各有2个。其中近中舌尖最明显，一般是牙列中最大的牙尖，也被认为是核心尖。该牙通常有3个牙根，其中腭根最发达，2个颊根分别位于近中和远中；其在牙槽骨中倾斜指向颧突。个体

发育中，在混合牙列的早期，第一磨牙参与侧方引导和后退控制。即使在恒牙列中，也可以在一定的生理条件下保持侧方引导作用。

当上下颌磨牙之间有适当的咬合关系时，牙齿的形态将完全适合执行4个主要功能：侧方引导、后退控制、咀嚼食物，以及保护脆弱组织（例如面颊和舌头）。所以，当这些牙齿需要长期稳定的修复效果时，应选择最可靠的高强度修复材料。战略性选择基牙与最终治疗方案的确定相对应，从而确保了治疗结果的长期稳定性，并控制了患者的总费用。

体内验证功能治疗的基本原理

在上述病例中，我们特别关注临时修复阶段。为了将蜡型复制到患者口腔中，我们选择了复合树脂直接修复后牙。采用改良的导板技术制作了复合树脂临时修复体。虽然对于在全口重建中使用复合树脂直接修复作为最终治疗方案没有明确的共识，但许多病例报告已证实这种方法具有良好的中长期效果[5,21]。采用复合树脂进行长期的临时修复，静态和动态方面（体内蜡型验证）均可采用微创方法进行评估。正确地处理VDO[7,11-12,22]并使用无预备技术[9]，可以最大限度地保护健康牙体组织，有助于治疗的可逆调整。

本文提出的改良导板技术能较好地再现牙齿的解剖细节和自然轮廓。更重要的是，这使得临床医生更容易实施解剖学功能导向的间接修复牙体预备[23]。大量研究表明，该方法不仅能保证精确的牙体预备、缩短椅旁操作时间，还能有效地控制间接

修复体的厚度，从而保证修复体的机械强度和水门汀的固化。此外，从技术/程序的角度来看，仅接受直接树脂修复的牙齿在固化过程中具有良好的C因素，由于预热而有较高的转化率，并且具有适合支持的功能形态。因此，所获得的稳定而有效的复合树脂修复可以使该治疗阶段满足每一位患者的期望和需求。

另外，与其他临时性修复方法相比，预热、塑形的直接修复树脂在维护过程中不需要特别的护理，也不容易发生继发性龋或不良牙周反应[24-25]。传统的丙烯酸临时冠需要定期修整和更换临时粘接剂；在某些情况下，短期内可能需要边缘重塑或重新修复。由诊断饰面制作的临时修复体也是一种选择，但由于折断或对牙周组织的不良反应，它们的寿命较短。所以预热塑形的直接修复体可以灵活调整治疗计划，以满足患者的经济需求和个人时间安排，并使临床医生能够在最终治疗开始之前，确保根管治疗或外科手术后的愈合稳定。也就是说，全牙复合树脂临时修复为患者提供了持续、渐进的治疗。

长期随访和维护

咬合和功能面的磨耗可以通过设计咬合形态得到控制，咬合形态是负荷传递的主要界面。可接受的咬合形态应能够防止天然牙和患牙的过度磨损与应力集中，这可能会危及颌面其他组织[7,22]。由于复合树脂和瓷的力学及化学性能不同，复合树脂修复体的耐久性相对较差。但在磨耗方面，还有一些重要的因素需要考虑。

第一，不管临床表现如何，磨牙症是造成磨损和咬合面磨耗的唯一原因；材料的类型在引导系统中是排第二位的。第二，第二前磨牙和第二磨牙的磨耗只有在引导系统变平后才具有临床意义。如果用全瓷材料修复尖牙和第一前磨牙，并使用尖牙为主的序列引导系统，这种情况预计不会很快发生。如果出现，第二前磨牙和第一磨牙被设计为一个整体，参与到基于矢状面髁突倾斜度（SCI）的侧方运动中，并通过髁突运动轨迹图像进行记录。第三，如果复合树脂修复体的咬合面有任何不良影响，可轻易修补或用瓷材料间接修复。

对于上下颌切牙，如果设计得当，其功能应局限于控制本体感觉，而不应过度咬合接触[7]。前牙区有可能因为美学问题需要再次处理。在本病例中，对患者进行了复合树脂贴面间接修复，但是树脂贴面直接修复也能达到同样的效果。前牙区复合树脂修复材料的老化需要对其进行处理[6]。该微创治疗方法使临床医生可以根据患者的需要和期望，从树脂修补到瓷贴面修复，选择不同的治疗策略。

结论

牙齿磨耗、旧修复体的失败和咬合治疗都要求牙医进行复杂的咬合重建。除具有挑战性的技术细节外，患者目前比较关注治疗费用和可满足每一位患者需求的个性化方案。对于VDO与3D颌间关系，在正确采集数据和诊断后，必须确定一个稳定的治疗位置，以满足其功能与美学要求；这可以通过广泛应用复合树脂或硅橡胶导板辅助下的直接或间接修复技术来实现。该方法使得功能重建可以通过Brux Checker设备、定期随访，以及肌肉和关节触诊来进行评估。

很多学者支持将复合树脂材料用于全口重建，但是这一观点在文献中仍然存在争议，特别是对于磨牙症患者。就全口瓷修复而言，基牙的选择方法可避免昂贵的治疗费用，并允许更灵活地预约椅旁操作，同时保证了长期的咬合和牙周稳定、对颞下颌关节的护理以及美学效果。高强度间接修复的基牙选择应该以特定牙齿在口腔中的功能相关分级评估为指导，并考虑这些牙齿所承受的静态和动态负荷，这对于化解文献中关于复合树脂全口修复的质疑是必要的。如上文所述，选择尖牙、第一前磨牙及第一磨牙是最合适的。

基于这些支柱牙齿的全口修复，以及技术和材料选择上的差异化治疗，是一个可行的解决方案，可以满足传统全口重建的所有要求，减少治疗费用，使预约安排多样化，并可根据患者的需要进一步治疗。

参考文献

[1] Sailer I, Makarov NA, Thoma DS, Zwahlen M, Pjetursson BE. All-ceramic or metal-ceramic tooth-supported fixed dental prostheses (FDPs)? A systematic review of the survival and complication rates. Part I: Single crowns (SCs). Dent Mater 2015;31:603–623.

[2] Edelhoff D, Sorensen JA. Tooth structure removal associated with various preparation designs for posterior teeth. Int J Periodontics Restorative Dent 2002;22:241–249.

[3] Edelhoff D, Sorensen JA. Tooth structure removal associated with various preparation designs for anterior teeth. J Prosthet Dent 2002;87:503–509.

[4] Ammannato R, Ferraris F, Marchesi G. "Index Technique" in worn dentition: A new and conservative approach. Int J Esthet Dent 2015;10:68–99.

[5] Attin T, Filli T, Imfeld C, Schmidlin PR. Composite vertical bite reconstructions in eroded dentitions after 5.5 years: A case series. J Oral Rehabil 2012;39:73–79.

[6] Bartlett D. A personal perspective and update on erosive tooth wear—10 years on: Part 2—Restorative management. Br Dent J 2016;221:167–171.

[7] Slavicek R. The Masticatory Organ. Klosterneuburg, Austria: GAMMA Medizinisch-wissenschaftliche Fortbildungs, 2002.

[8] Dixon B, Sharif MO, Ahmed F, Smith AB, Seymour D, Brunton PA. Evaluation of the basic erosive wear examination (BEWE) for use in general dental practice. Br Dent J 2012;213(e3):E4.

[9] Loomans B, Opdam N, Attin T, et al. Severe tooth wear: European consensus statement on management guidelines. J Adhes Dent 2017;19:111–119.

[10] Onodera K, Kawagoe T, Sasaguri K, Protacio-Quismundo C, Sato S. The use of a Brux Checker in the evaluation of different grinding patterns during sleep bruxism. Cranio 2006;24:292–299.

[11] Abduo J, Lyons K. Clinical considerations for increasing occlusal vertical dimension: A review. Aust Dent J 2012;57:2–10.

[12] Calamita M, Coachman C, Sesma N, Kois J. Occlusal vertical dimension: Treatment planning decision and management considerations. Int J Esthet Dent 2019;14:166–181.

[13] Vailati F, Belser UC. Full-mouth adhesive rehabilitation of a severely eroded dentition: The three-step technique. Part 1. Eur J Esthet Dent 2008;3:30–44.

[14] Vailati F, Belser UC. Full-mouth adhesive rehabilitation of a severely eroded dentition: The three-step technique. Part 2. Eur J Esthet Dent 2008;3:128–146.

[15] Vailati F, Belser UC. Full-mouth adhesive rehabilitation of a severely eroded dentition: The three-step technique. Part 3. Eur J Esthet Dent 2008;3:236–257.

[16] Torbjörner A, Fransson B. Biomechanical aspects of prosthetic treatment of structurally compromised teeth. Int J Prosthodont 2004;17:135–141.

[17] Torbjörner A, Fransson B. A literature review on the prosthetic treatment of structurally compromised teeth. Int J Prosthodont 2004;17:369–376.

[18] Tsutsui M, Tsutsui T. Comprehensive Dentistry. London: Quintessence, 2008.

[19] Lobbezoo F, Ahlberg J, Glaros AG, et al. Bruxism defined and graded: An international consensus. J Oral Rehabil 2013;40:2–4.

[20] Planas P. Rehabilitación Neuro-oclusal (RNO). Barcelona: Masson-Salvat, 1994.

[21] Mesko ME, Sarkis-Onofre R, Cenci MS, Opdam NJ, Loomans B, Pereira-Cenci T. Rehabilitation of severely worn teeth: A systematic review. J Dent 2016;48:9–15.

[22] Bassetti N. The Vertical Dimension in Prosthesis and Orthognathodontics: Integration Between Function and Aesthetics. Milan: Edra, 2019.

[23] Magne P, Belser UC. Novel porcelain laminate preparation approach driven by a diagnostic mock-up. J Esthet Restor Dent 2004;16:7–16.

[24] Baldissara P, Comin G, Martone F, Scotti R. Comparative study of the marginal microleakage of six cements in fixed provisional crowns. J Prosthet Dent 1998;80:417–422.

[25] Hazelton LR, Nicholls JI, Brudvik JS, Daly CH. Influence of reinforcement design on the loss of marginal seal of provisional fixed partial dentures. Int J Prosthodont 1995;8:572–579.

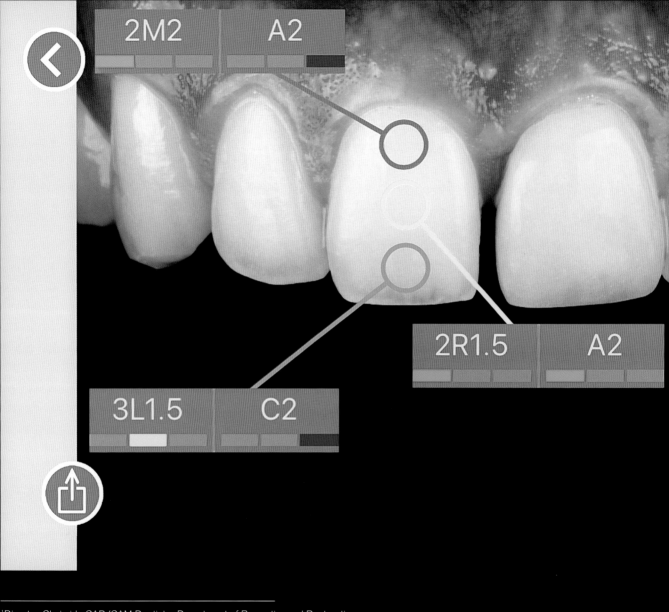

[1]Director, Chairside CAD/CAM Dentistry, Department of Preventive and Restorative Sciences, University of Pennsylvania School of Dental Medicine, Philadelphia, Pennsylvania, USA.

[2]Clinical Professor of Restorative Dentistry, Department of Preventive and Restorative Sciences, University of Pennsylvania School of Dental Medicine,

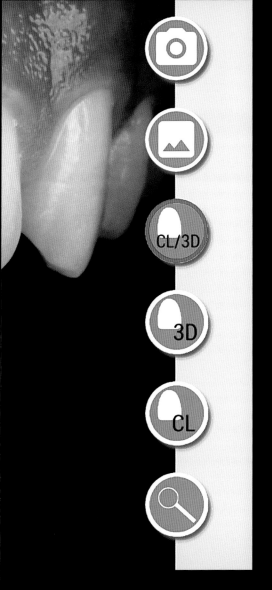

贴面和全冠的数字化比色

Veneer and Crown Shade Matching: A Digital Approach

Julián Conejo, DDS, MSc[1]
Leslie Stone-Hirsh, DMD, MSc[2]
Sooryung Ann, CDT[3]
Michael Bergler, CDT, MDT[4]
Markus B. Blatz, DMD, PhD[5]

中切牙间接瓷修复体的比色一直是牙医和技师面临的重大挑战[1]。借助移动设备上的最新牙科移动应用程序（APP）等数字化方法可以简化治疗程序，使比色更加准确，也有利于与患者沟通交流。新的CAD/CAM软件技术与先进的设计理念相结合，能够使牙医和技师成功地解决各类临床难题，比如上颌中切牙不同类型间接修复体的比色和外观匹配[2]。

本文介绍了椅旁CAD/CAM修复的临床操作和加工细节，发展了一种可以对贴面和全冠进行比色及半透明度预测的技术。这种技术有利于制作出更加自然美观的单个多层瓷修复体和压铸陶瓷贴面。

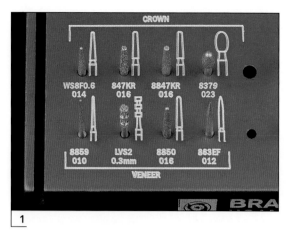
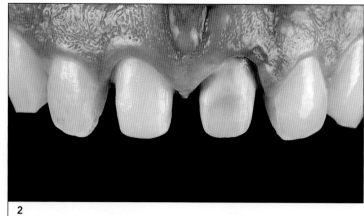

图1 Markus Blatz博士和Julián Conejo博士的CAD/CAM牙体预备车针系统。（#K0394，Brasseler）

图2 上颌中切牙牙体预备后的口内照片。

移动应用程序（APP）

移动应用程序，通常被称为APP，是运行在智能手机或平板电脑等移动设备上的应用软件。APP已经成为我们日常生活的一部分，有效信息的获取和日常任务的完成都离不开它。APP在临床和义齿加工中的应用可以大大简化工作流程，非常便于牙医、技师和患者之间的沟通。

数字化微笑设计（DSD）是一种在移动设备上进行治疗计划的制订和患者教育的先进应用程序，主要基于术前口内扫描STL文件、口内口外照片、面部扫描及视频数据来进行相关分析[3]。当使用间接瓷修复体修复上颌中切牙时，比色和医患沟通显得尤为重要。

VITA MobileAssist这款应用程序可以控制一个小型的牙科分光光度计（Easy Shade V，VITA Zahnfabrik），对口内照片进行分析，大大简化了比色过程，利于医患沟通。准确的比色和有效的沟通可以减少患者复诊次数与修复体返工概率[4]。

牙体预备

采用同一类型的间接瓷修复体修复双侧上颌中切牙，再通过相同的牙体预备量和对称的边缘线，可以明显提高美学修复效果[5]。

上颌中切牙CAD/CAM全冠的牙体预备特征如下：

· 基牙颈部要预备成对称的圆肩台。

· 从邻面到切缘的过渡要平滑，避免出现锐角和倒凹。

· 双侧中切牙要有相同的牙体预备设计和预备量。

具有特定尺寸和形状的细金刚砂车针是椅旁CAD/CAM修复实现理想牙体预备的必需品（例如Markus Blatz博士和Julián Conejo博士的CAD/CAM车针系统#K0394，Brasseler；图1和图2）。理想的牙体预备可以简化数字化设计过程，提供更好的设计方案（图3a、b），尤其对于根管治疗完成后

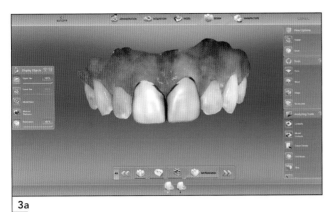

3a

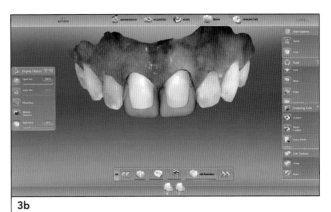

3b

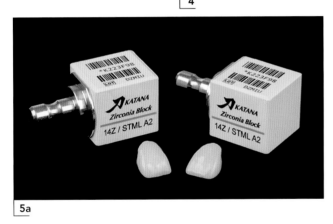

4

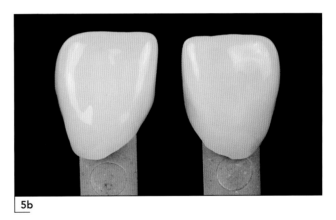

5a

5b

图3a、b CAD/CAM修复体的设计。

图4 切削预览。

图5a、b 烧结后的复合色层氧化锆冠。

的牙齿，可以不用过分担心其解剖结构[6]。

　　基牙在牙体预备后出现明显色差时，单层结构修复体的设计方案应在唇侧提供至少1.0mm的厚度，以遮盖基牙颜色，并避免最终修复体的不美观[7]。在这种情况下，高透明度复合色层氧化锆（如Katana STML，Kuraray Noritake）提供了可行性的椅旁数字化加工模式。预烧结氧化锆瓷块

（图4）在4轴铣床（如MCXL，Dentsply Sirona）中切削成型，然后在小型炉（如Speed Fire，Dentsply Sirona）中快速烧结。以这种方式进行单层结构氧化锆冠的椅旁加工仅需约30分钟（图5a、b）[8]。修复体试戴后，使用合适的水门汀材料进行粘接（图6a、b），最终获得了近似天然牙的外形和颜色（图7a、b）。

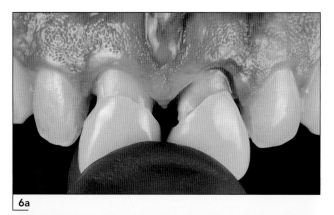

6a

6b

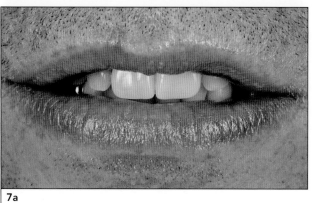

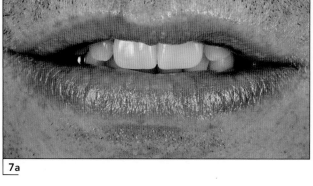

7a

7b

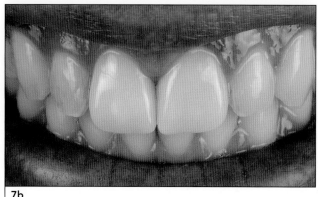

图6a、b 修复体的试戴和粘接。

图7a、b 术后口外照片。

病例报告

　　患者，男，23岁。左上颌中切牙有一烤瓷熔附氧化锆冠，双侧上颌中切牙之间有间隙。拍摄患者正面、侧面和前方12点钟方向的口外微笑照片以及口内照片（图8和图9）。将这些照片和术前口内扫描STL文件上传到平板电脑（iPad Pro，Apple）中的DSD应用程序。

　　对上颌口内扫描数据进行校准，并与口外照片定位匹配。计算双侧上颌中切牙的宽/长比，以获取理想的修复空间（图10a~c）。在应用程序上设计上颌中切牙修复后的2D微笑照片，用于向患者解释治疗内容和可能取得的美学效果（图11a、b）。利用APP（VITA MobileAssist）和分光光度计（VITA Easyshade V）跟患者和技师进行比色信息的交流（图12）。

　　在2D设计得到认可后，可在DSD应用程序上按照牙齿和微笑库数据设计3D数字模型。基于数字模型3D打印出树脂模型，制取硅橡胶印模用作备牙导板。

　　右上颌中切牙按照备牙导板进行瓷贴面的牙体预备，根管治疗过的左上颌中切牙按照全冠进行牙体预备（图13）。分别制取数字化印模和传统印模。

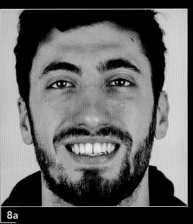

8a

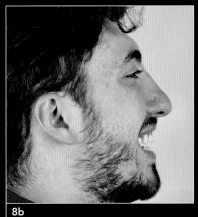

8b

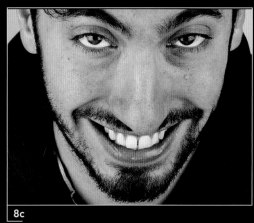

8c

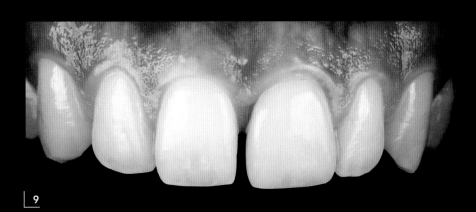

9

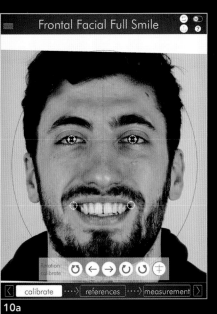

10a

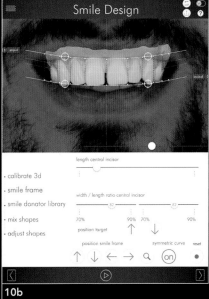

10b

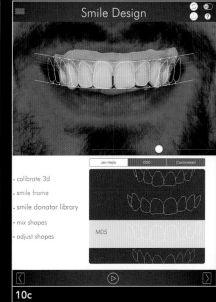

10c

图8a~c　术前口外照片。

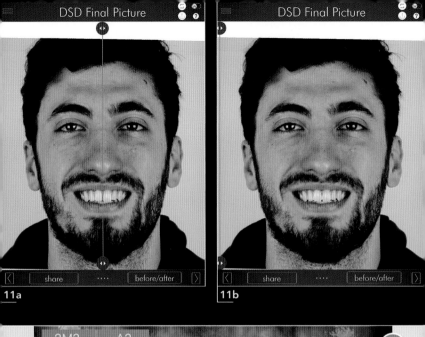

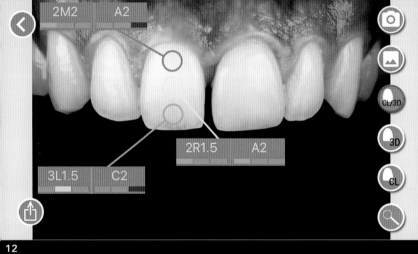

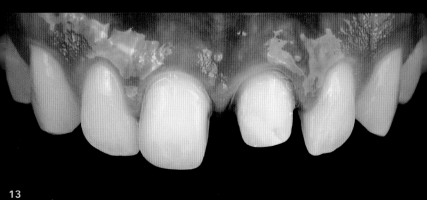

图11a、b 可视化的预期2D微笑照片。

图12 通过蓝牙将分光光度计上获得的比色信息上传至MobileAssist应用程序。

图13 右上颌中切牙贴面、左上颌中切牙全冠的牙体预备。

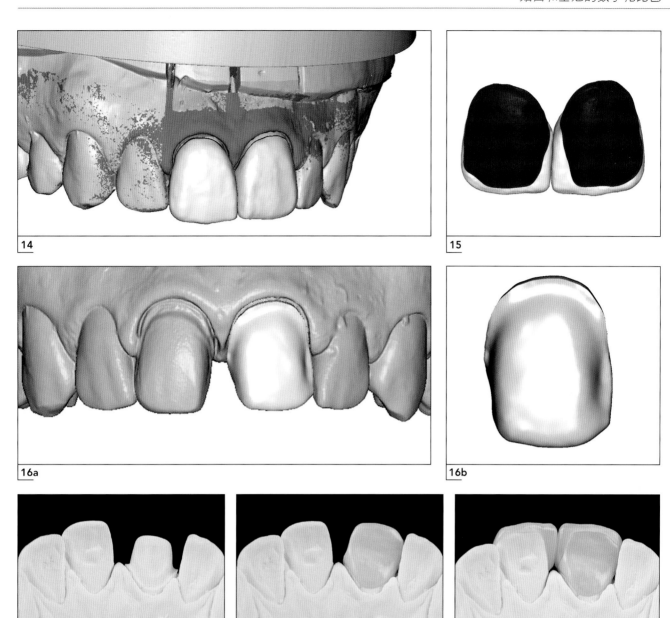

图14　全轮廓数字化修复体设计。

图15　将左上颌中切牙数据切削翻转，设计两个对称的贴面。

图16a、b　左上颌中切牙的全冠底冠设计。

图17a～c　底冠由复合色层氧化锆瓷块制成，贴面由多层长石质瓷切削而成。

设计两个对称的单层结构修复体（图14），将左上颌中切牙切削翻转，设计两个对称的贴面（图15）。然后为左上颌中切牙设计底冠（图16a、b），其最终形态与对侧中切牙贴面预备后的形态一致[9]。两个贴面采用多层长石质瓷切削而成（VITA TriLuxe forte，VITA Zahnfabrik），比色A2；底冠采用复合色层氧化锆瓷块（Katana ML，Kuraray Noritake）制成（图17a～c）[10]。该瓷块要选择颜色最接近对侧牙体预备后的基牙颜色，从而达到最理想的前牙美学效果。

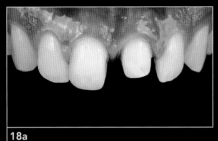
18a
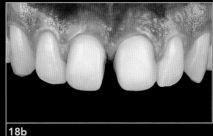
18b
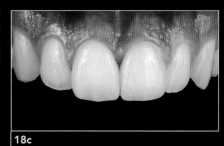
18c

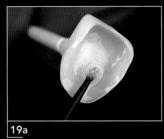
19a
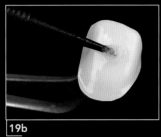
19b
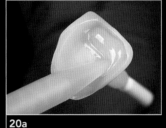
20a
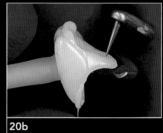
20b

图18a～c 修复体试戴后的口内照片。

图19a、b 氧化锆底冠喷砂，瓷贴面内表面氢氟酸处理，然后将含有硅烷与MDP单体的底胶涂抹贴面和氧化锆底冠的表面。

图20a、b 在口外将贴面与底冠粘接，可以简化粘接步骤，去除多余粘接剂，抛光边缘。同种色度的水门汀粘接对侧贴面。

在试戴和美学评估后（图18a～c），长石质瓷贴面用5%氢氟酸酸蚀60秒，然后超声清洗。按照APC理念[11-13]，氧化锆底冠用直径50μm的氧化铝颗粒喷砂10秒。用含有硅烷和MDP单体的底胶（Clearfil Ceramic Primer Plus，Kuraray Noritake）涂抹贴面和底冠的粘接面（图19a、b）[11]。氧化锆底冠和贴面在口外使用自粘接水门汀系统（Panavia V5 Clear，Kuraray Noritake）粘接（图20a、b），这种口外粘接可以简化口内的粘接步骤，去除多余粘接剂后，抛光修复体边缘[12]。对修复体和牙齿表面进行相应的预处理后，右上颌中切牙的瓷贴面和左侧中切牙的双层冠使用同样的水门汀进行粘接（图21和图22）[13]。

结论

在美学区进行贴面和牙冠的协调匹配修复是临床上的一大挑战，尤其当基牙出现染色时。本文报道的方法在这方面做出了尝试，让两颗中切牙的修复体最大限度地协调一致。将底冠制作成贴面修复前牙体预备的形态，然后制作两个对称设计的瓷贴面。两个贴面拥有完全相同的材料、比色、外形、厚度和半透明性。

全数字化方法包括从修复体设计到椅旁制作完成的全过程，这对于在具有挑战性的临床情况下实现美学和功能目标非常有帮助。移动微笑设计等新型工具的使用可以进一步简化治疗过程，改善医生与患者、技师之间的沟通，从而达到满意的修复效果。

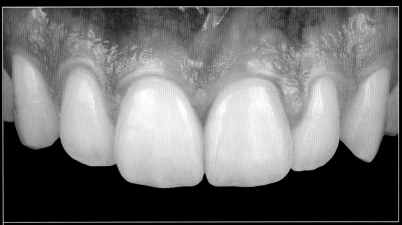

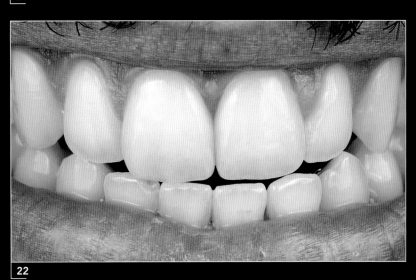

图21　修复完成4周后的口内照片。

图22　修复完成后的口外照片。

参考文献

[1] Chiche GJ, Pinault A. Esthetics of Anterior Fixed Prosthodontics. Chicago: Quintessence, 1994.

[2] Blatz MB, Chiche G, Bahat O, Roblee R, Coachman C, Heymann HO. Evolution of Aesthetic Dentistry. J Dent Res 2019;98:1294–1304.

[3] Coachman C, Calamita MA, Sesma N. Dynamic documentation of the smile and the 2D/3D digital smile design process. Int J Periodontics Restorative Dent 2017;37:183–193.

[4] Igiel C, Lehmann KM, Ghinea R, et al. Reliability of visual and instrumental color matching. J Esthet Restor Dent 2017;29:303–308.

[5] Goodacre CJ, Campagni WV, Aquilino SA. Tooth preparations for complete crowns: An art form based on scientific principles. J Prosthet Dent 2001;85:363–376.

[6] Baba NZ, Goodacre CJ, Daher T. Restoration of endodontically treated teeth: The seven keys to success. Gen Dent 2009;57:596–603; quiz 604-5, 595, 679.

[7] Lee Y-K, Yu B, Lee S-H, Cho M-S, Lee C-Y, Lim H-N. Shade compatibility of esthetic restorative materials—A review. Dent Mater 2010;26:1119–1126.

[8] Blatz MB, Conejo J. The current state of chairside digital dentistry and materials. Dent Clin North Am 2019;63:175–197.

[9] Gamborena I, Sasaki Y, Blatz MB. Novel approach for predictably matching a veneer to an implant crown. Quintessence Dent Technol 2019;42:6–14.

[10] Tezulas E, Yildiz C, Kucuk C, Kahramanoglu E. Current status of zirconia-based all-ceramic restorations fabricated by the digital veneering technique: A comprehensive review. Int J Comput Dent 2019;22:217–230.

[11] Blatz MB, Alvarez M, Sawyer K, Brindis M. How to bond zirconia: The APC Concept. Compend Contin Educ Dent 2016;37:611–617.

[12] Blatz MB, Conejo J. Cementation and bonding of zirconia restorations. Compend Contin Educ Dent 2018;39(suppl 4):9–13.

[13] Blatz MB, Vonderheide M, Conejo J. The effect of resin bonding on long-term success of high-strength ceramics. J Dent Res 2018;97:132–139.

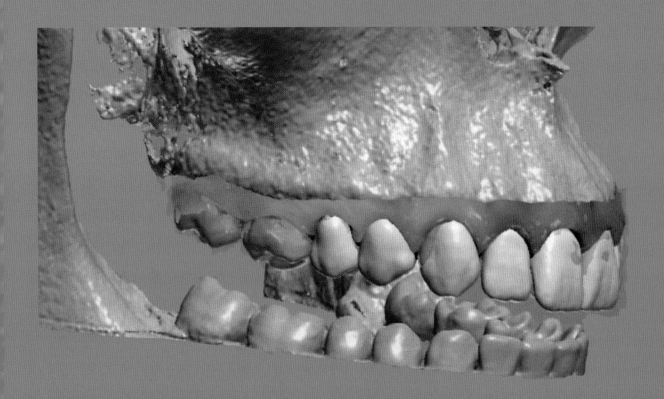

Paulo Kano, DDS, CDT[1]
Priscila Thiemi Saito Campos, DDS[1]
Emerson Lacerda da Silva, MDT[2]
Rafael da Silva Ferro, MDT[2]
Sillas Duarte, Jr, DDS, MS, PhD[3]

[1]Private Practice, São Paulo, Brazil.
[2]Dental Technician, São Paulo, Brazil.
[3]Rex Ingraham Chair in Restorative Dentistry; Chair, Division of Restorative Sciences; Director, Advanced Program in Operative & Adhesive Dentistry, Herman Ostrow School of Dentistry, University of Southern California, Los Angeles, California, USA.

Correspondence to: Dr Paulo Kano, Rua das Pitombeiras, 126, São Paulo, SP, Brazil, 04321-160. Email: ipkano@gmail.com

1953年，Chernyshevsky提出："艺术的首要目的是再现自然和生命，这一点适用于所有艺术作品[1]。"再现自然是一项艰巨的任务，需要多年的训练、努力地工作、学习和奉献的精神。他还指出，由于自然的错综复杂和认知的偏差，人类无法完全模仿自然。现实的交互性会导致艺术的设计和执行出现有意或无意的缺陷。例如著名艺术家毕加索、达利、达·芬奇和米开朗琪罗对自然就有不同的解读。

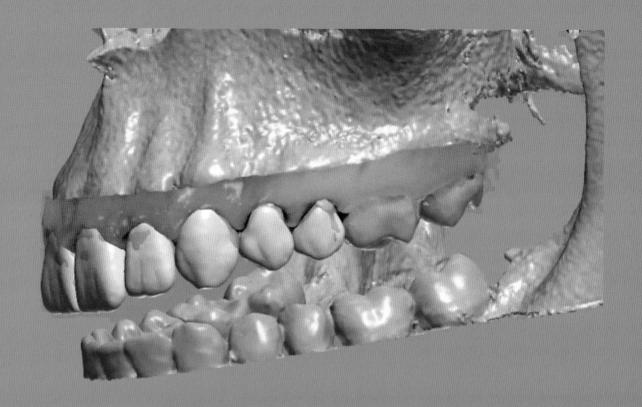

克隆库：CAD/CAM技术再现天然牙齿3D结构

The CIlones Library: Three-Dimensional Replication of Natural Dentition with CAD/CAM Restorations

在牙科中，牙齿形态和细节的复制能够产生结构、功能和美学都比较理想的修复体。然而，牙齿形态的再现总是受制于医生与技师的个人经验和理解。只有那些毕生致力于牙齿修复的大师，才能够精确再现牙齿形态、完美重建口腔功能。

为了复制剩余牙体组织的精细结构，计算机辅助设计/计算机辅助制造（CAD/CAM）技术被引入牙科[2-5]。然而，至少有一个步骤仍离不开牙医的个人技能经验和传统牙科模型。

近年来，科学技术进步飞快，现在我们已经可以使用CAD/CAM技术的克隆过程来制作牙齿的数字化模型。"克隆"一词源于古希腊语，指的是从一根嫩枝上培育出新植物的过程。利用数字化技术产生多份拷贝可称为数字化克隆。数字化克隆是一种新兴技术，它使用深度学习算法来创建人眼难以分辨的超现实物体。

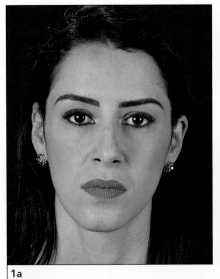

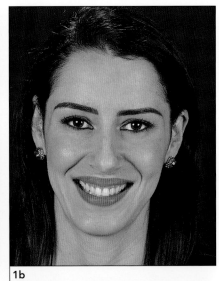

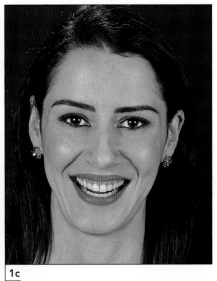

图1a ~ c　患者初诊口外照片。（a）息止颌位；（b）微笑照片；（c）大笑照片。

图2　术前口内照片。

数字化克隆

　　创建牙列数字化克隆的第一步是获得天然牙列的高精度3D扫描数据。在高倍镜下仔细观察每颗牙齿的3D细节，以确保精确采集所有牙齿的微观形态。其中，光作用于牙釉质表面时产生的两个关键要素需要被考虑：次表面光散射和表面光反射。因此，我们研究了在不同的光照条件下光与牙齿表面的相互作用。首先进行大量实验，以确保牙齿的形态、纹理及光散射都与天然牙列相似。接下来，我们开发了特殊的算法，以便在设计阶段对数字化克隆重建3D标注。这种新算法可防止设计过程中的形态扭曲，有利于牙齿形态的精确呈现。因此，在数字化设计完成后，可直接制作修复体，无须额外调整。例如修复完成后只需抛光就可以获得与天然牙齿类似的原始微观形态，为临床修复医生节省了时间和精力。我们将这项数字技术命名为"克隆库"。

　　下面的病例描述了以数字化技术为指导，通过使用克隆库来获得可靠和可预测治疗结果的全流程。

分层数字化治疗计划

　　为了准备数字化治疗计划，我们在患者息止颌位、微笑和大笑时进行了口外摄影（图1a ~ c），还拍摄了口内照片（图2）。在患者牙尖交错位时，进行上下颌牙弓的口内扫描（Trios，3Shape），然

图3 口内照片导入设计软件中。

图4 仔细勾勒出嘴唇的轮廓，将牙齿从微笑照片中分离出来。

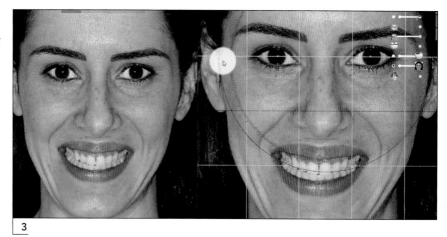

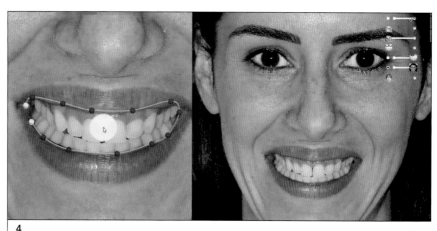

后进行面部扫描，拍摄CBCT影像。

至此，将会产生下列格式的数字文件，包括：JPEG（照片）、STL（口内扫描数据）和DICOM（CBCT数据）。然后将所有文件导入牙科设计软件（Dental System，3Shape），从而产生分层信息。

面部照片和口内扫描的校准

首先，将患者的大笑照片（JPEG）和上颌口内扫描数据（STL文件）导入设计软件（Dental System，3Shape）。

复制JPEG文件，通过旋转和对齐调整图像，使中线和矢状面一致，粉平面与横断面重合（图3）。为了正确对齐口外照片，可以参考中线、瞳孔连线和前牙切缘曲线等参考标志。仔细勾勒出嘴唇的轮廓，将牙齿从微笑照中分离出来（图4）。

接下来，为了整合2D和3D图像，分别在JPEG和STL文件中创建4个参考点，一般使用上颌侧切牙和尖牙的切缘作为参考点（图5a～c）。增加患者口外照片透明度，便于可视化操作。将口内扫描图像重叠于患者的口外照片上（图6）。在上颌中切牙、第一前磨牙和第一磨牙的颈部添加新的参考点（图7a、b）。这样，口内扫描图像和患者的微笑照片就实现了数字化对齐（图8a、b）。

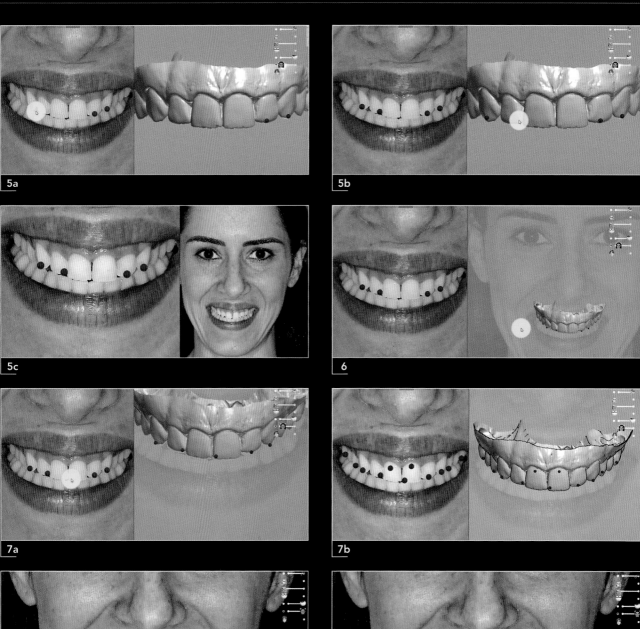

图5a～c　2D、3D图像的整合。分别在JPEG和STL文件中上颌侧切牙和尖牙的切缘创建4个参考点。

图6　借助参考点，将口内扫描图像与患者的口外微笑照片拟合。

图7a、b　在上颌中切牙、第一前磨牙和第一磨牙的颈部设置新的参考点。

图8a、b　口内扫描图像和患者微笑照片的数字化拟合。

图9 将CBCT数据导入设计软件，开始DICOM文件和STL文件的整合。

图10 为了准确对齐，在两个文件中同时确定参考点：（a）右上颌尖牙的切缘；（b）右上颌中切牙的近中切角；（c）左上颌尖牙的切缘。（d）根据参考点对齐。

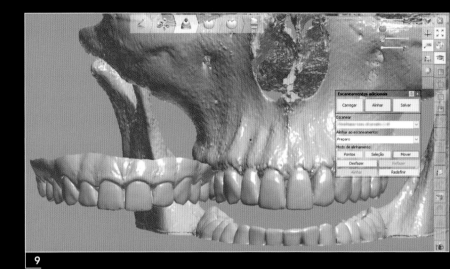
9

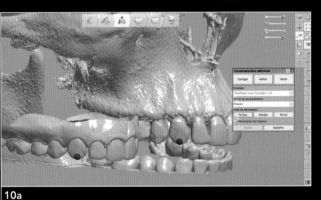
10a

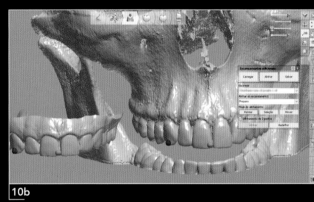
10b

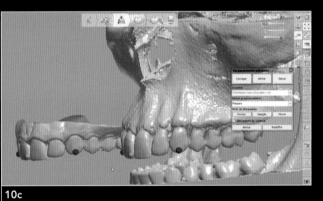
10c

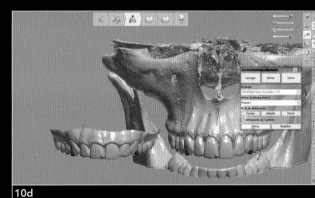
10d

DICOM和STL文件的拟合

首先使用转换软件（InVesalius）将DICOM文件（CBCT数据）转换为STL文件。然后，将上颌口内扫描数据和CBCT转换后的STL文件导入设计软件中（Dental System，3Shape）（图9）。

在两个文件中分别设置参考点。参考点设置在右上颌尖牙的切缘（图10a）、右上颌中切牙的近中切角（图10b）和左上颌尖牙的切缘（图10c）。必须尽可能精确地设置参考点，以确保文件对齐（图10d）。以参考点为基准，软件能够将CBCT和口内扫描图像对齐整合到单一图像中（图11）。这张图片可以展示患者的骨组织和牙龈组织结构。我们建议调整CBCT图像的透明度，从而确保文件的精确对齐（图12a~c）。

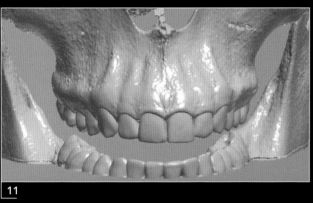

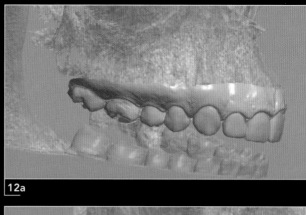

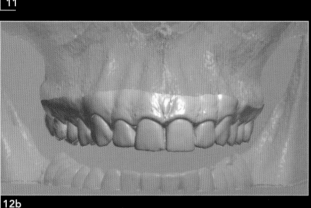

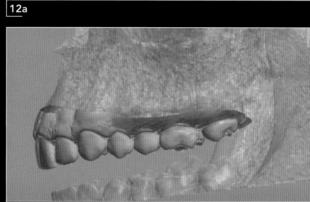

图11 整合CBCT数据和口内扫描数据，进行数字化美学设计。

图12a～c 不同方向的CBCT数据和口内扫描数据整合后的图像（调高了CBCT图像的透明度）。

天然形态的整合：克隆库

选择牙齿克隆库，并将其应用于叠加图像中。克隆库由10个具备完美形态（宽/长比，表面纹理）和咬合关系的天然牙齿模型组成。这种算法可以在不产生扭曲变形的情况下重新定位或对齐牙齿。因此，通过数字化克隆替代了数字雕刻，修复团队可以重现天然牙列的特征，从而获得良好的美学效果。这一特点代表了数字化咬合重建的将来趋势。

选择合适的牙齿形态（图13a），把每颗牙齿放在患者的一侧牙弓上。对右上颌牙齿（中切牙至第二前磨牙）的近远中宽度、长度、旋转度和颊舌向角度进行调整。一旦牙齿的外观、形态和排列确定，将牙齿图像镜像翻转至对侧牙弓（图13b）。

镜像是数字化设计中最重要的工具之一，因为它可以实现对患者双侧牙弓的复制和重现。然后，对咬合进行数字验证。

将数字牙列整合到面部照片中，牙齿形态可进一步微调以便于更好地匹配患者微笑和面容（图14a、b）。然后重新评估患者的中线（图14c），并在设计中添加黄金比例网格。

数字化设计的修复体和CBCT数据一起整合到患者的微笑照片中。整合CBCT数据可以可视化观察数字化修复体和骨组织之间的关系（图15a、b），从而为临床医生开展各类牙周手术提供有利指导。

最后，全面评估数字化修复设计方案，以确保最终修复体能够达到理想的美学效果（图15c）。

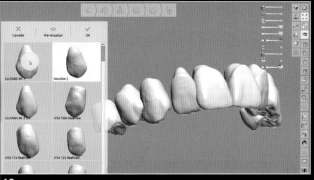

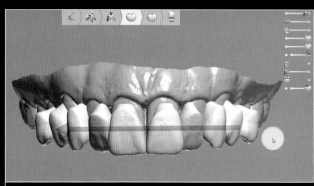

13a

13b

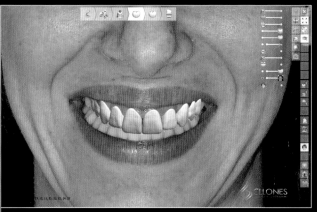

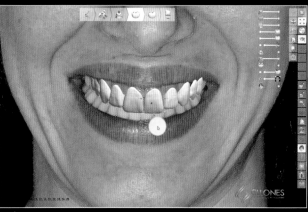

14a

14b

图13a、b 从克隆库中选择合适的牙齿形态，并进行数字化设计和镜像翻转。

图14a～c 设计修复体形态，调整并适应患者的微笑和面部，使用黄金比例评估患者中线。

图15a、b 整合口内扫描数据和CBCT数据，展示修复体的数字化美学设计。

图15c 修复体美学设计的最终评估。

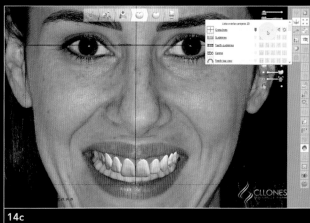

14c

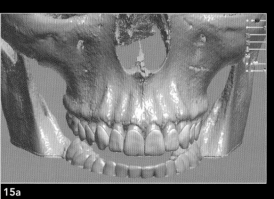

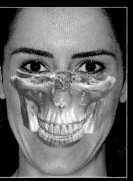

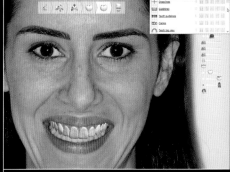

15a

15b

15c

图16　数据转化产生3D打印模型。

图17　3D打印的诊断修复体。

图18　3D打印诊断修复体试戴后的患者微笑照片。

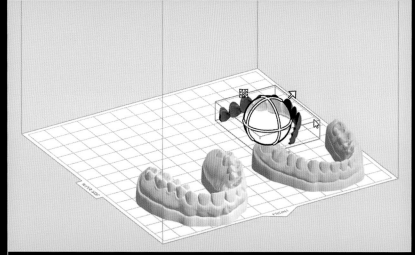

16

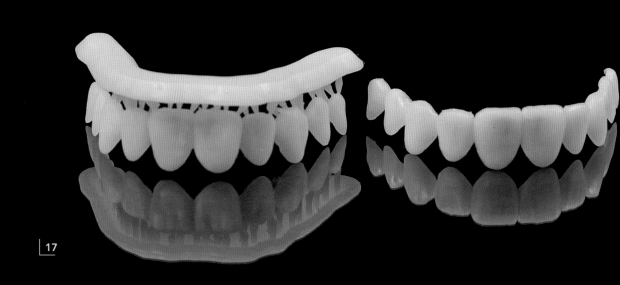

17

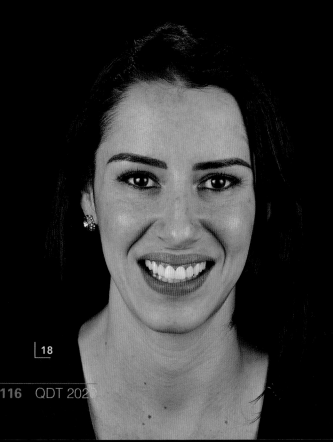

18

3D打印诊断修复体和美学分析

在完成数字化微笑设计后，最终设计被转移到建模软件中（图16），创建上下颌牙弓的3D打印模型（Formlabs 2）。此外，还制作了一个3D打印诊断修复体，便于在患者的牙齿上进行美学评估，并作为牙周手术的导板（图17）。3D打印诊断修复体覆盖在现有牙齿表面，可以提示牙周手术的必要性。患者能够看到预期的最终修复效果（图18）。在患者知情同意下，我们进行即刻冠延长手术。

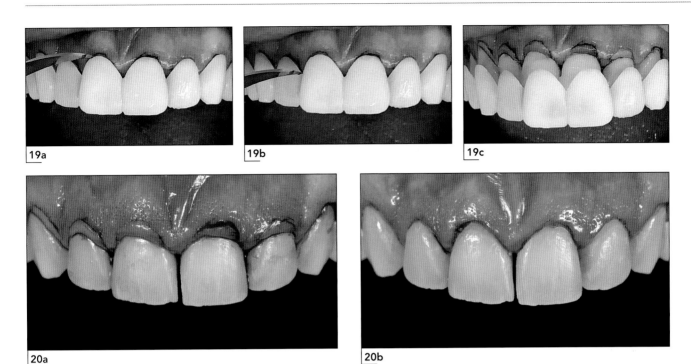

图19a～c　牙龈切除术，根据3D打印诊断修复体确定新的牙龈顶点和牙龈轮廓。

图20a、b　牙龈切除术前后的口内照片。

电刀行不翻瓣冠延长术

为了获得预期的牙龈轮廓，数字化设计的手术导板显得很有必要。电子设备（The Wand，Milestone Scientific）辅助下对患者手术区域进行局部麻醉，评估龈沟深度、牙槽骨高度及釉牙骨质界（CEJ）。

3D打印手术导板内部涂一薄层流动树脂，光固化将其固位于基牙上。这样可以确保牙周手术时导板的稳定性。

牙龈切除术使用#12手术刀进行，切口位于待修复牙齿的唇侧，按照3D打印手术导板走行，形成新的牙龈顶点和牙龈轮廓（图19a～c）。然后移除手术导板，完成龈沟切口，进而移除多余牙龈组织

（图20a、b）。再次评估龈沟深度、牙槽骨高度及CEJ。

在冠延长术中不需要翻瓣，行截骨术和骨成形术以形成新的生物学宽度。在压电设备（CVDentus，CVD Vale）辅助下，使用特殊设计的超声电刀（TR1-PK，VR1-LPK，VR1-RPK，CVD Vale）行截骨术（图21a～c）。这种电刀由化学气相沉积产生超细的圆形类金刚石碳材料制成，表面光滑，分布均匀。在大量生理盐水冲洗下，将电刀沿牙龈轮廓的近远中方向移动，切削并重新修复牙槽骨，全程不翻瓣，也不接触CEJ。

将牙周探针插入切口进行测量，确保牙槽嵴与CEJ之间的距离为3.0mm。通过切口行根面修整，切口无须缝合。使用二极管高功率红外激光（Thera

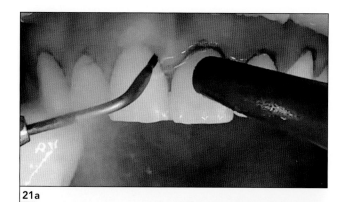

21a

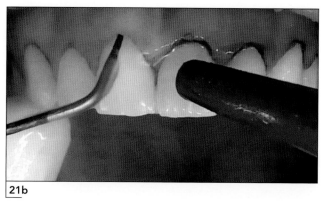

21b

图21a~c 在压电设备辅助下，使用特殊设计的超声电刀行截骨术。

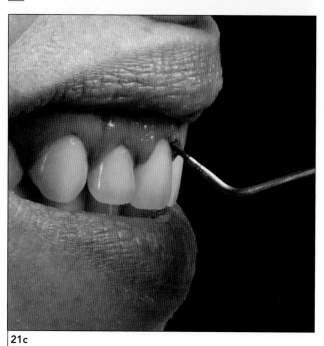

21c

Lase Surgery，DMC）仔细修整牙龈轮廓。根据作者的临床经验，不翻瓣的冠延长术能够获得良好的术后恢复，愈合时间更快，几乎没有疼痛。有研究表明，不翻瓣比翻瓣更适合冠延长术[6-8]。

不翻瓣冠延长术后，立即进行口内扫描，为贴面的预备制作备牙导板。

嘱患者使用葡萄糖酸氯己定（0.12%）漱口水2周，口内手术部位则使用棉签蘸取0.12%葡萄糖酸氯己定涂擦，从而保持口腔卫生。

牙体预备

不翻瓣冠延长术后1天，即可开展从右上颌第二前磨牙到左上颌第二前磨牙的微创瓷贴面牙体预备。口内扫描仪采集基牙数据并生成STL文件（图22）。

将上述STL文件导入设计软件中（Dental Systems，3Shape）中，并与现有文件对齐。使用克隆库产生的修复体数字化设计可转化为基于基牙的新STL文件（图23a~c）。再次评估最终修复体（图24和图25），然后进行切削加工制作。

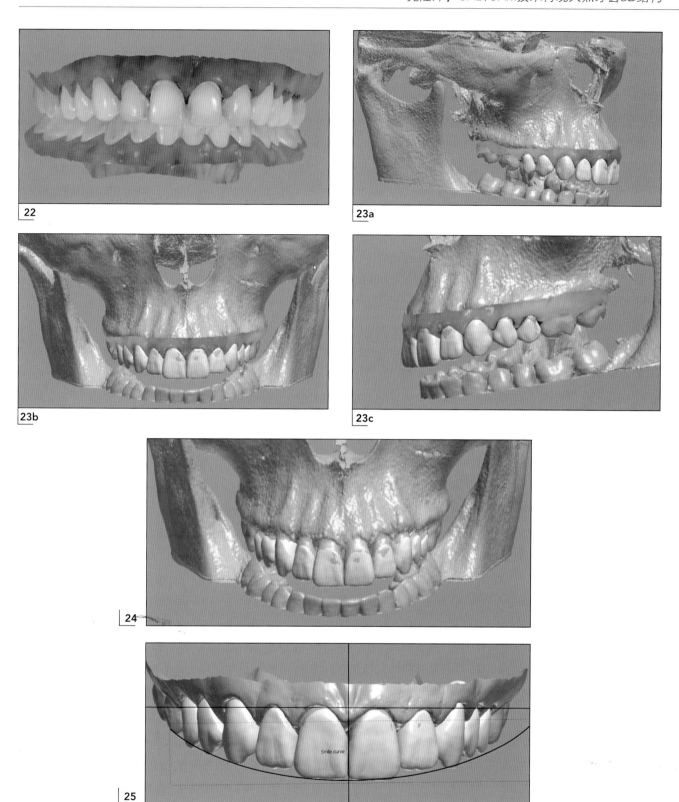

图22 不翻瓣冠延长术后1天，进行微创瓷贴面牙体预备后的口内扫描。

图23a ~ c 使用克隆库进行修复体的数字化美学设计，并将其转化为新的STL文件。

图24 最终修复体的数字化设计。

图25 加工前最终修复体的评估。

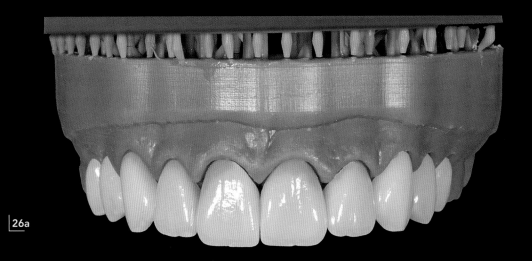

|26a

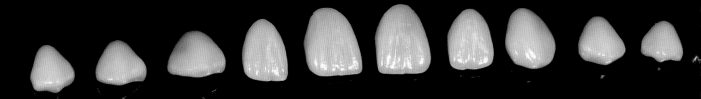

|26b

图26a、b　运用克隆库设计制作的最终修复体（已完成切削、染色、上釉和抛光的二硅酸锂陶瓷修复体）。

切削加工高透二硅酸锂玻璃陶瓷修复体（CAD HT，IPS e.max，Ivoclar Vivadent），比色A1。移除铸道，用橡胶轮抛光修复体，采用3种不同的烧制周期对修复体进行染色：（1）在切端染蓝色做出半透明效果；（2）龈端染红色，同时切端做出乳晕效果；（3）最后在贴面的整个外表面染一层稀释的白色。所有的烧制都在800℃下进行。在第三个烧制周期之后，用山羊毛刷和抛光膏仔细抛光修复体（图26a、b）。

粘接

术后3天，在患者口内试戴二硅酸锂陶瓷修复体，跟患者进行粘接前的最终确定。患者对修复体颜色、形态均满意，开始修复体的粘接固位。

修复体的内表面使用5.5%氢氟酸酸蚀20秒，水冲洗。用35%磷酸处理以去除表面碎屑，然后进行硅烷化处理（Monobond Plus，Ivoclar Vivadent）[9]。用35%磷酸对基牙表面酸蚀30秒，冲洗后，使用通用型粘接系统（Adhese Universal，Ivoclar Vivadent）和光固化树脂水门汀（Variolink Esthetic LC，Ivoclar Vivadent）粘接修复体。

检查咬合，患者对修复体的最终美学效果（图

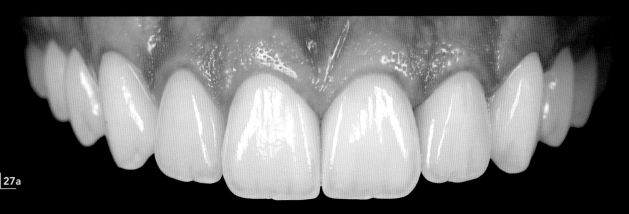

27a

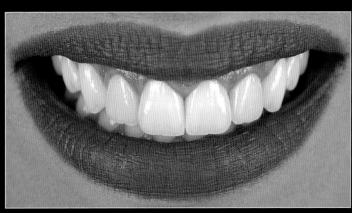

27b

图27a 修复完成后的口内照片。

图27b 修复完成后的微笑照片。

结论

　　牙科专业人士对牙齿形态的解释可能会导致审美错位，从而对美学修复产生负面影响。因此，消除这种晦涩的解释对于获得可靠的临床修复效果至关重要。这可以通过使用CAD/CAM技术对牙齿进行数字化克隆来实现。借助于设计软件，使用多种数字化文件，可以从多个维度提高对临床病例的理解。这种3D研究代表了临床方案制订和执行的新基准，旨在为临床医生、牙科技师和患者提供可预测、更精确、更可靠的美学修复。

参考文献

[1] Chernyshevsky NG. Selected Philosophical Essays. Moscow: Foreign Languages, 1953:364–377, 379.

[2] Kano P, Xavier C, Ferencz JL, Van Dooren E, Silva NRFA. The anatomical shell technique: An approach to improve the esthetic predictability of CAD/CAM restorations. Quintessence Dent Technol 2013;36:27–37.

[3] Kano P, Baratieri LN, Decúrcio R, et al. The anatomical shell technique: Mimicking nature. Quintessence Dent Technol 2014;37:94–112.

[4] Kano P, Baratieri LN, Andretti F, Saito P, Lacerda E, Duarte S Jr. CAD/CAM: A whole new world of precision and excellence. Quintessence Dent Technol 2015;38:127–144.

[5] Cofar F, Gaillard C, Popp I, Hue C. Skyn concept: A digital workflow for full-mouth rehabilitation. Quintessence Dent Technol 2016;39:47–56.

[6] Dayoub ST, Yousef MA. Aesthetic crown lengthening with flapless piezoelectric surgery in comparison with traditional open flap approach. J Clin Diagnostic Res 2019;13:ZC24–ZC28.

[7] Ribeiro FV, Hirata DY, Reis AF, et al. Open-flap versus flapless aesthetic crown lengthening: 12-month clinical outcomes of a randomized controlled clinical trial. J Periodontol 2014;85:536–544.

[8] Sclar AG. Guidelines for flapless surgery. J Oral Maxillofac Surg 2007;65(7, suppl):s20–s32.

[9] Phark JH, Sartori N, Duarte S Jr. Bonding to silica-based glass ceramics: A review of current techniques and novel self-etching ceramic primers. Quintessence Dent Technol 2016;39:26–36.

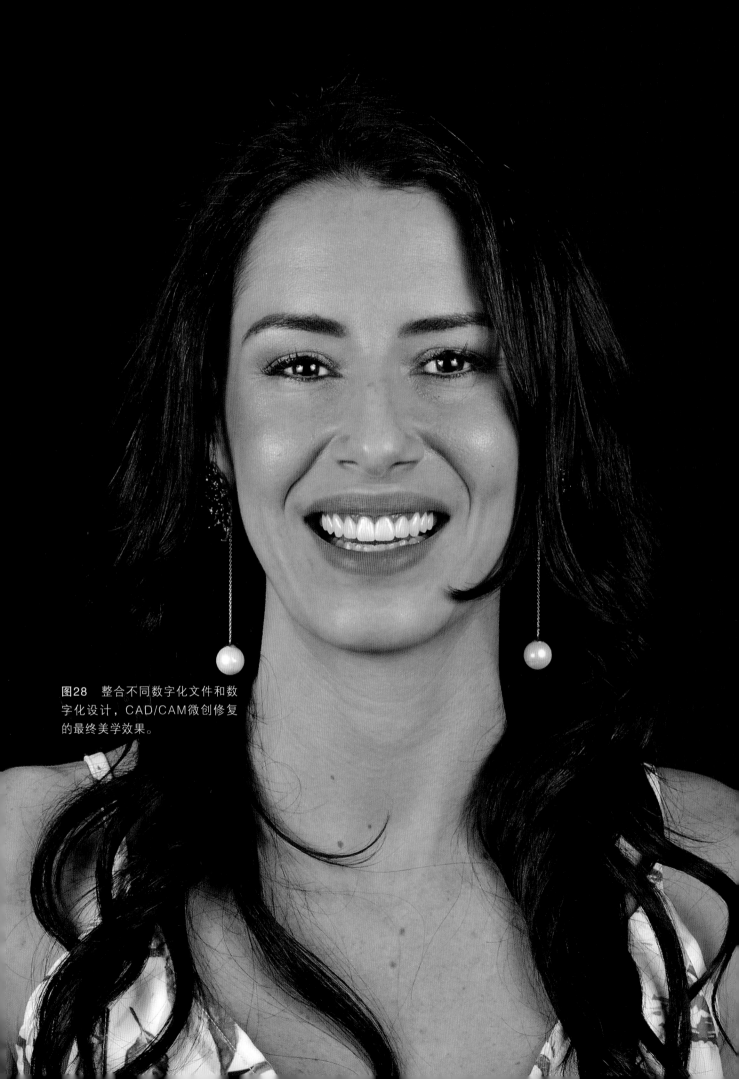

图28　整合不同数字化文件和数字化设计，CAD/CAM微创修复的最终美学效果。

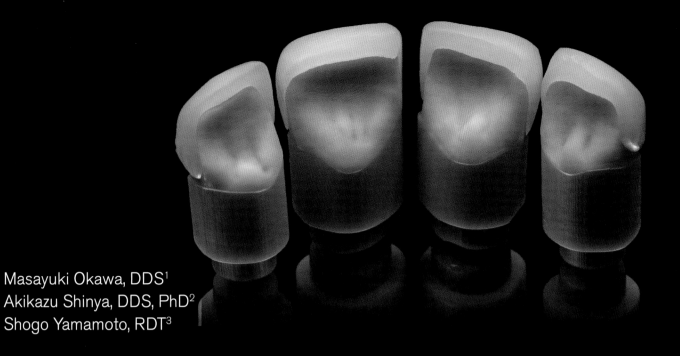

Masayuki Okawa, DDS[1]
Akikazu Shinya, DDS, PhD[2]
Shogo Yamamoto, RDT[3]

数字化微创美学修复

Digital Minimally Invasive Esthetic Treatment

随着数字化技术的发展和粘接技术的成熟，目前的口腔修复治疗主要集中于以下4个方面：

1. 微创美学
2. 数字化牙科
3. 显微镜使用
4. 微笑设计

微创美学，即用最少的牙体预备量进行粘接修复，已成为修复治疗的热门话题，这是由Didier Dietschi博士提出的一个概念[1-3]，旨在提供更好生物安全性和最小侵入性的修复治疗。"仿生"（Bio-Emulation）是由德国弗莱堡牙科技师Sascha Hein领导的研究小组提出，目前正得到全世界的认可，也是一种类似的概念。

数字化牙科与微笑设计密切相关。在目前的美学修复治疗中，面部扫描、分析以及其他数字化技术对于牙科治疗的各个阶段至关重要。Christian Coachman博士开发的数字化微笑设计（DSD）[4-5]已成为时代的宠儿。由Frank Spear博士开发的面部治疗计划[6]是DSD的基础。最后，在显微镜下进行精确和微创的牙体预备，以建立龈上边缘，最大限度地保留釉质。

下面的美学修复治疗病例包括了这4个要素，主要采用半数字化的治疗方案，对于影响远期预后的粘接操作也进行了讨论。

[1]Private Practice; Part-time Instructor, Department of Crown and Bridge, School of Life Dentistry at Tokyo, The Nippon Dental University, Tokyo, Japan.

[2]Associate Professor, Department of Crown and Bridge, School of Life Dentistry at Tokyo, The Nippon Dental University, Tokyo, Japan; Department of Biomaterials Science, Institute of Dentistry and BioCity Turku Biomaterials Research Program, University of Turku, Turku, Finland; Faculty of Dentistry, Dental Materials Science, The University of Hong Kong, Hong Kong SAR, P.R. China.

[3]Dental Technician, Tokyo, Japan.

Correspondence to: Dr Masayuki Okawa, Daikanyama Address Dental Clinic, 17-1-301 Daikanyama-cho, Shibuya-ku, Tokyo 150-0034, Japan. Email: info@daikanyama-dental.com

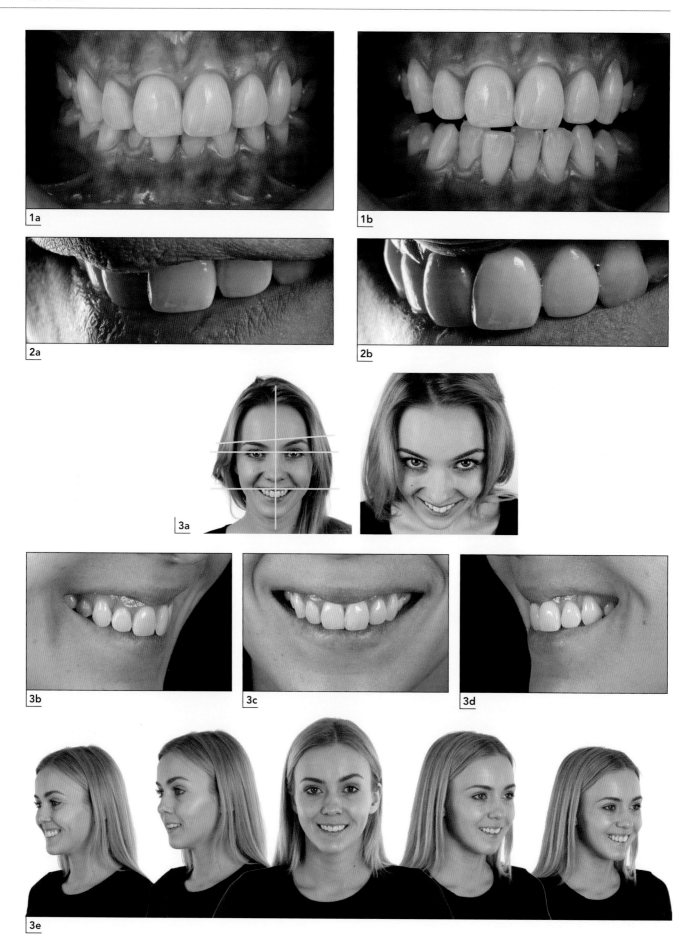

1a

1b

2a

2b

3a

3b

3c

3d

3e

图1a、b 初诊时口内照片。（a）最大牙尖交错位；（b）对刃位。

图2a、b 上颌前牙的唇齿关系。（a）息止颌位；（b）微笑位。

图3a～e 初诊时面部与牙列的关系。

图4 初诊时微笑设计。

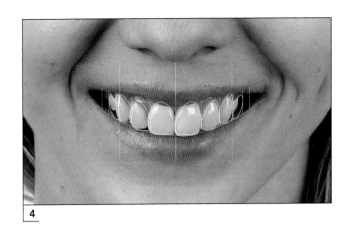

4

病例描述

患者，女，26岁。职业是一名模特，希望进行牙齿美学修复治疗。口腔检查显示，患者存在的美学问题有（图1～图3）：上颌中线往右偏移，下颌前牙拥挤，左上颌中切牙唇倾、扭转，中切牙过宽，牙龈不齐。患者有正畸治疗史。使用设计软件（3Shape Smile Design，3Shape）进行初步的微笑设计（图4）。

诊疗计划

最初，患者不接受修复前正畸治疗，经过沟通，患者选择隐适美矫正方案（Invisalign，Align Technology）。图5～图8展示了隐适美治疗效果，七步法最大限度地缩减了治疗时间，余留牙间隙可由修复治疗来完善。

接着，使用Ditramax系统[7]（Ditramax）在模型上记录患者的切平面、瞳孔连线、面中线和鼻翼耳平面（图9和图10）。Ditramax系统可以将患者的面部信息从椅旁传送到技工室，这是简单的面弓所达不到的。基本技术是使用附带的铅笔（图10）在模型上标记所获得的面部信息，然后技师可以参考这些标记线制作修复体。由于这些线条被刻在模型上，因此可以通过扫描转化为数字化信息（图11a～c）。Ditramax系统不仅可被用作模型场景，也可以用作数字化场景，这样可以避免数字化过程中产生中线偏移等现象。

现在开始进行最终的微笑美学设计（图12～图15）。利用数字化技术设计牙冠形状，使之在美学和功能上与患者相匹配，有两种方法：（1）全数字化设计；（2）将蜡型、石膏模型和数字化信息相结合（W扫描法）。本病例采用W扫描法，原因将在后面解释。

模型和数字化信息的整合是重要一步。在术前正畸完成以后，利用数字化微笑设计在模型上制作诊断蜡型。扫描蜡型，然后利用CAD软件（CEREC Software，Dentsply Sirona）的微笑设计功能，确定其与面部的美学协调性，并重新评估。图15展示了诊断蜡型的扫描数据整合于患者面部的图像。利用这些数据，设计上颌前牙的铸瓷贴面和双侧上颌第二前磨牙的𬌗贴面。

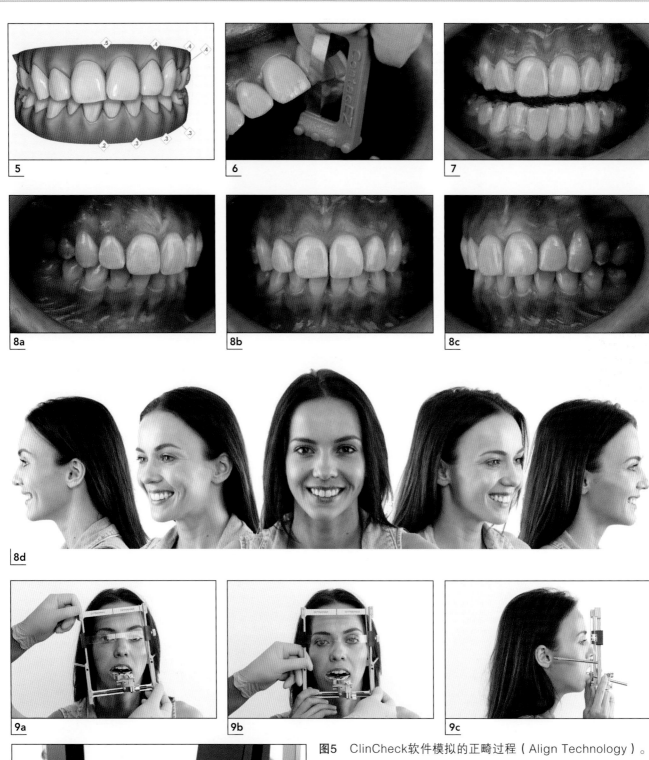

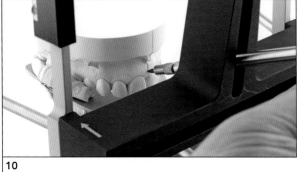

图5　ClinCheck软件模拟的正畸过程（Align Technology）。

图6　按照隐适美方案，以抛光条邻面去釉（0.12mm，Contac EZ）。

图7　隐形矫治器（Invisalign）。

图8a～d　隐适美正畸完成后。

图9a～c　使用Ditramax系统记录切平面、（a）瞳孔连线；（b）面中线和（c）鼻翼耳平面。

图10　借助Ditramax系统在模型上绘制标准线。

图11a~c 使用Ditramax系统在模型上留下刻痕标记，Ditramax系统也可以用来处理数字化信息。

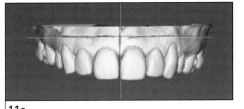

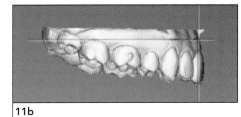

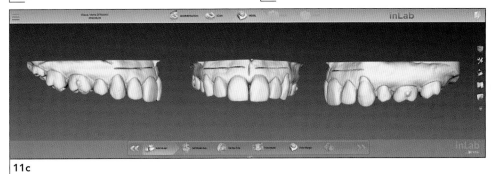

图12a、b 正畸治疗后的数字化微笑设计。

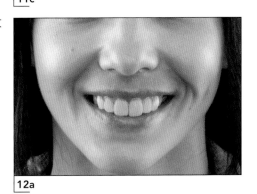

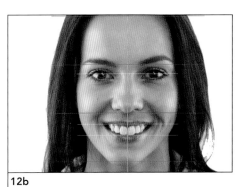

图13 石膏模型上制作诊断蜡型。

图14 扫描诊断蜡型，获得数字化信息。

图15 诊断蜡型的扫描数据整合到患者微笑照上，检查面部协调性。

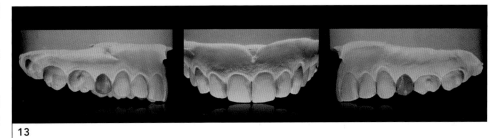

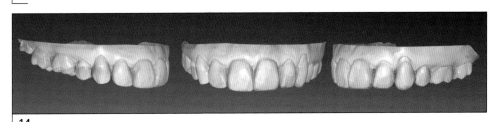

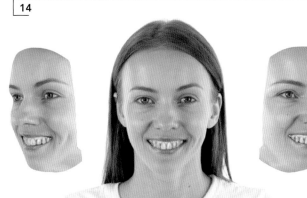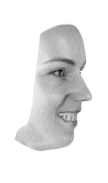

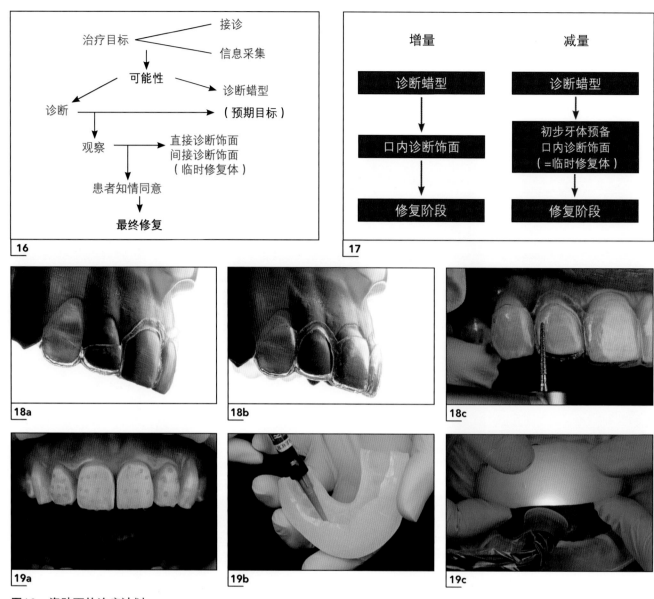

图16 瓷贴面的治疗计划。

图17 两种临床情况的治疗序列。

图18a~c 中切牙（a）和侧切牙（b）的牙体预备导板；（c）初步牙体预备。

图19a~c 用诊断蜡型制取的印模（Reveal Clear Matrix，BISCO）制作诊断饰面。（a）牙齿表面点酸蚀，涂布粘接剂；（b、c）导板内放置临时光固化流动树脂（Reveal，BISCO），放回患者口内，制作直接诊断饰面。

治疗过程

诊断饰面

图16和图17显示了两种不同临床条件下（增量或减量）的治疗计划[8]。在基于诊断蜡型制作的备牙导板下，进行初步的牙体预备（图18a~c）。

基牙点酸蚀，冲洗后涂布粘接剂。对诊断蜡型取模（Reveal Clear Matrix，BISCO），模型内注入临时光固化流动树脂（Reveal，BISCO），然后将印模复位于患者牙列上，制作直接诊断饰面（图19a~c）。这项技术是对Edward McLaren博士提出的BEEP方法的改进[9]。诊断饰面的口内和面部照片如图20和图21所示。

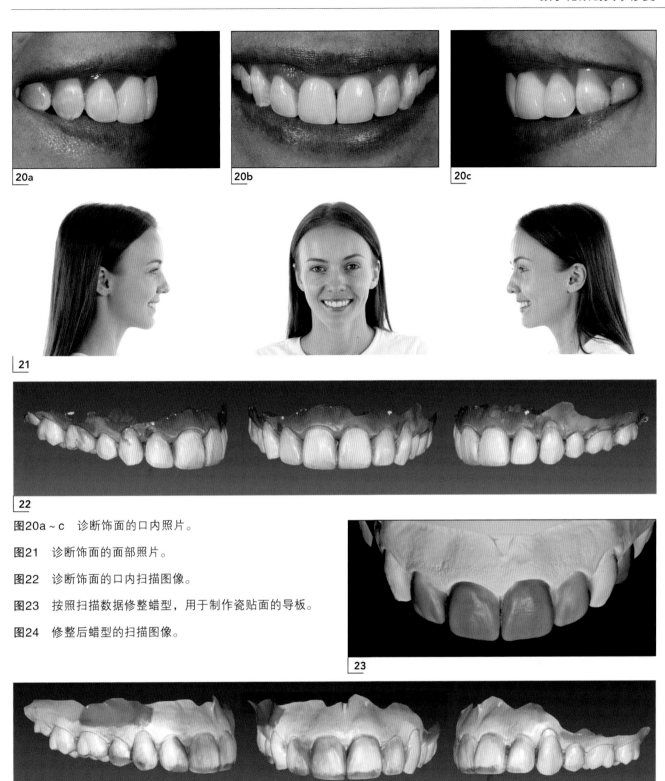

图20a ~ c 诊断饰面的口内照片。

图21 诊断饰面的面部照片。

图22 诊断饰面的口内扫描图像。

图23 按照扫描数据修整蜡型,用于制作瓷贴面的导板。

图24 修整后蜡型的扫描图像。

患者对直接诊断饰面的外形满意后,使用口内扫描仪(CEREC AC Omnicam,Dentsply Sirona)扫描患者牙列(图22)。将扫描数据和诊断蜡型的微笑设计进行对比,再次调整诊断蜡型(图23)。将最终蜡型扫描(图24),通过3D打印机打印模型制作备牙导板。

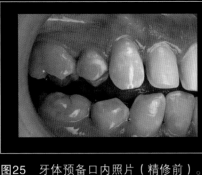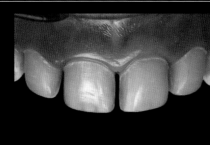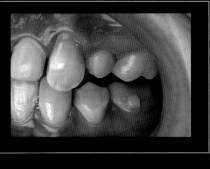

图25　牙体预备口内照片（精修前）。

牙体预备

在牙体预备阶段，当口内扫描仪用于采集最终印模时，邻牙间隙成为一个难题。作者常规是将贴面的边缘线尽可能地偏唇侧。使用口内扫描仪很难精确地扫描清楚未预备的邻接区，同样也不清楚预备到什么程度可以获得精确数字印模。因此，作者提出了数字化牙科的邻接区预备原则。其中1和2主要用于紧密的邻接区。

1. 边缘线不延伸至邻接区，并偏唇侧，以便口内扫描仪能准确扫描该区域。该设计要求从3D打印模型中制作一个分段模型，该模型必须与牙列数据相匹配。此区域的美学效果需认真考量。
2. 除了磨除牙齿结构的倒凹外，在邻接区不设置边缘线。模型由3D打印制作而来，技师可以自由设计邻接修复边缘。模型数据必须与牙列数据相匹配。
3. 如果需要修复前正畸，建议预留0.3~0.4mm

的邻间隙。合适的邻间隙允许口内扫描仪准确扫描邻接区域，也有利于3D模型的制作。本病例中前牙的修复就用了这种做法。

前牙和前磨牙的牙体预备（精修前）如图25所示。本病例只需要移除临时复合树脂修复体，预备好双侧上颌第二前磨牙颊尖的内斜面，而没有在邻接区和颈部提供明确的边缘线，因此修复体的边缘可自由设计，因为它只需增量即可。牙齿的唇面最好用金刚砂车针打磨粗糙，因为有研究表明，没有暴露釉柱的釉质不能提供足够的粘接强度[10-12]。

在初始预备完成后，通过口内扫描获得数字化印模。扫描结果没有问题，但由于CEREC系统的限制，有必要增加牙齿的预备量（图26a、b）。同时，有倒凹的区域也需要去除（图27）。然后，采集一个全牙列数字化印模（图28），使用分光光度仪进行（VITA Easyshade，VITA Zahnfabrik）比色。将修改后的蜡型和牙齿数据进行重叠（图29），软件显示，瓷贴面有足够的厚度（图30）。

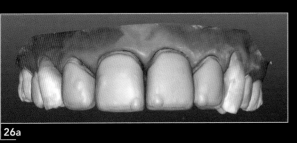

26a

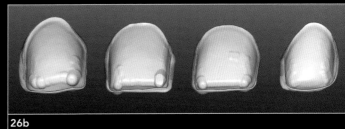

26b

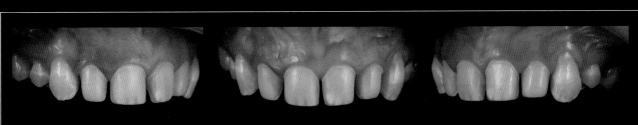

27

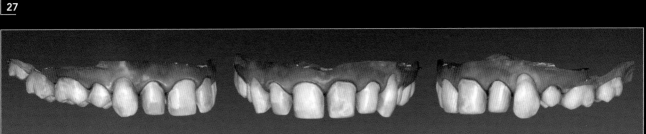

28

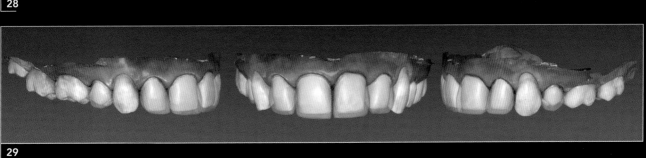

29

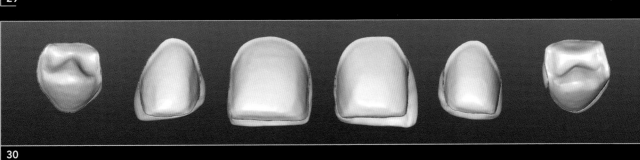

30

图26a、b 由于切削加工仪器的限制，需要增大基牙预备量。

图27 调整后的牙体预备形态。

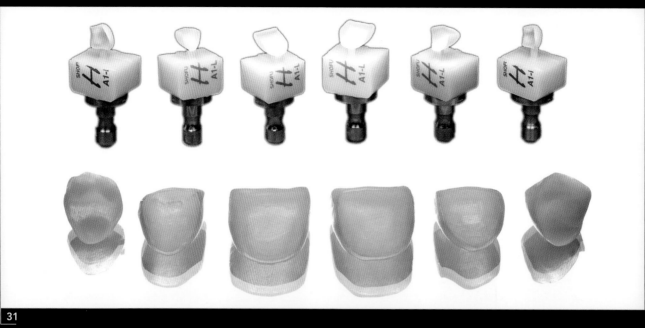

31

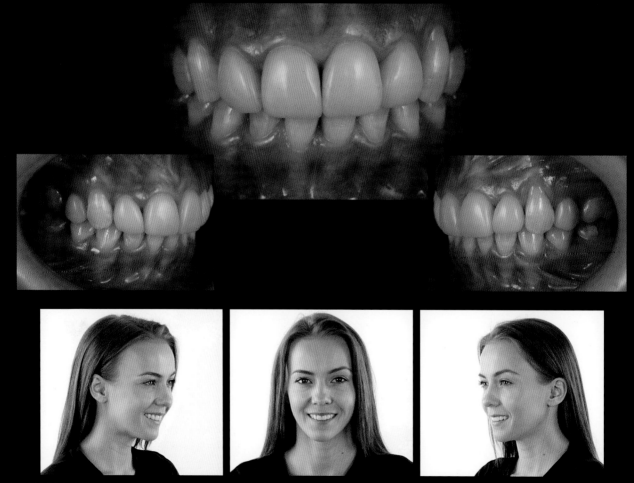

32

图31 切削复合树脂块A1-LT/M（Shofu）制作临时修复体。

图32 试戴临时修复体并评估。

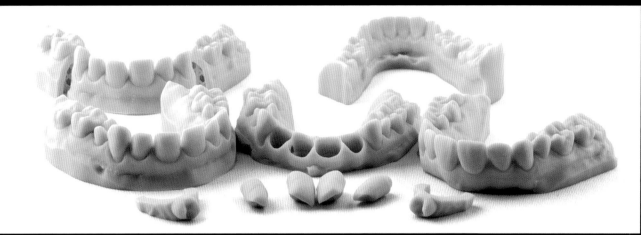

33

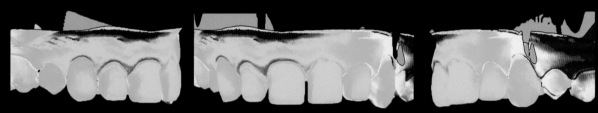

34

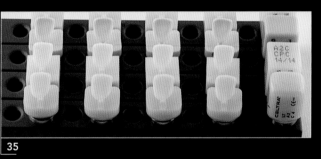

35

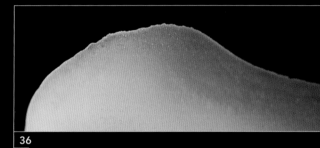

36

图33 3D打印模型。

图34 将两组数据以最大150μm的比例重叠，评估扫描数据和3D打印模型的精度。虽然3D打印模型的磨牙区有部分失真，但修复区域都保证了高精度。

图35 在相同的设计下，对不同的瓷块进行切削对比。

图36 CEREC MCXL切削长石质瓷（TriLuxe forte）制备的瓷贴面放大视图。边缘点线角清晰，切削过程无碎裂。

使用复合树脂块A1-LT/M（Shofu HC block，Shofu）制作临时修复体。复合树脂块比玻璃陶瓷具有更好的加工性能，并且可以切削得更薄、更锐。试戴效果良好（图31和图32）。将底胶（Shofu HC primer，Shofu）涂在临时修复体内表面，并用临时树脂水门汀（tempolink clear，Detax）粘接临时修复体。3D打印口腔模型（图33和图34）。

修复体设计

使用相同的数据对各种陶瓷块进行切削加工，从而选择理想的加工瓷块（图35和图36）。其中，长石质瓷（TriLuxe forte，VITA Zahnfabrik）展现了最好的加工性能。对切削数据进行编程，以便在切削加工瓷贴面的边缘区域时不至于过薄，切削速度设置较低可避免崩瓷。在切削成型后，根据3D打印模型上的设计，进一步调整修复体边缘，使其更薄、更锐。

最后在3D打印模型上面对修复体边缘进行微调，腭侧邻接区没有设置边缘线，避免产生倒凹。在软件中对每个牙齿的修复体边缘进行设置。制作步骤如下所述。

制作方法的选择：全数字化或半数字化

在此病例中，使用Ditramax系统记录面中线和鼻翼耳平面，模型扫描后将数据传送至CEREC系统。使用CAD软件来确定面中线或其他因素不是很准确，但用Ditramax系统可以精确地确定牙齿的长轴和左右位置。此外，由于提供了面部的美学信息，最终修复体的设计和制作也变得比较容易。

由于不同系统或软件之间的技术壁垒，要整合各种不同类型的文件有一定难度。软件公司一直致力于开发整合多种数据的技术。在复杂的美学病例中（如本病例），模型和数字化信息的结合非常重要。如前所述，有两种方法可以设计出与患者面部相匹配的牙冠：全数字化技术；数字化与蜡型结合技术（W扫描技术）。本病例采用了W扫描技术，实现了患者所希望的"牙齿更小，排列美观"。因为计划进行微创修复，因此，椅旁CAM数据的准确性就显得尤为重要。蜡型的厚度增加到一定程度时，能够被精修和数字化扫描。蜡型与数字化信息相结合，便于修复体的调整，也保证了较高的切削精度。

准确和详细的治疗计划对于当前的牙科治疗是必需的，而且现阶段仍然很难使工作流程完全数字化。数字化技术不是万能的，模拟技术的有效结合非常重要。

数字化技术的应用

要想实现修复体的完全数字化制作，需要牙医和技师充分的沟通。对于美学修复瓷贴面的取模和制作流程，传统工艺和数字化技术有明显的不同（图37）。本病例中，从设计到制作的数字化信息通过Sirona Connect传输。照片等文件可以通过数据传输服务器（WeTransfer）传输。

数字化技术的好处是消除了材料因温度或压力变化而产生的形变，同时节约了时间。然而，如果牙医和技师之间不能充分沟通，修复体制作可能要花更多的时间，甚至需要返工。随着口内扫描仪的广泛应用，3D打印模型将变得更加流行。

3D打印模型可以在椅旁制作或外加工。由于高质量3D打印机价格昂贵，维护成本高，通常认为外加工是最好的选择。一些不确定因素也要被考虑进来，如材料的储存、加工过程中的温度和湿度控制等，这些因素都会影响模型的精度。自从口内扫描仪开始应用以来，不同系统之间的兼容性不断提高。然而，软件的授权和使用都有成本，而且目前还不清楚未来每家公司将如何处理这些问题。

材料选择

材料的选择应视情况而定[13-17]。压铸法比较适合瓷贴面的制作。然而，与压铸法相比，切削法可以处理更多的材料。材料的选择应该考虑多重因素，如加工性、颜色、抛光性、相容性、稳定性、寿命和粘接流程。CAD瓷块至少应由模拟牙釉质和牙本质的两种色度组成（图38和图39）。当然，多色瓷块的切削比单色瓷块敏感性更高。

长石质瓷不能压铸加工，这是本病例中选择CAD/CAM的原因之一，但作者29年的长石质瓷

传统工作流程	半数字化工作流程	全数字化工作流程
1. 印模制取。	（双扫描方法，本病例采用）	1. 通过口内扫描获取数字化印模。
2. 石膏模型灌注。	1. 印模制取。	2. 面部扫描。
3. 面弓转移和上𬌗架。	2. 石膏模型灌注。	3. 数字化面弓转移。
4. 诊断蜡型。	3. 使用Ditramax系统在石膏模型上标注美学参考线和鼻翼耳平面。	4. 数字化诊断蜡型的设计。
5. 诊断饰面的准备（基于诊断蜡型制作导板）。	4. 扫描石膏模型。	5. 诊断饰面的准备（在3D打印模型上制作诊断饰面导板和备牙导板）。
6. 依据具体病例准备诊断饰面（初级备牙导板）。	5. 数字化软件中导入石膏模型信息及美学参考线。	6. 诊断饰面的制作（直接）。
7. 诊断饰面制作（直接、间接）。	6. 数字化微笑设计。	7. 诊断饰面进行功能-美学调整后，采集口内扫描数据。
8. 诊断饰面完成功能-美学调整后，制取印模。	7. 诊断蜡型。	8. 按照诊断饰面数据，设计最终修复体。
9. 面弓转移，上𬌗架后，制作最终诊断蜡型。	8. 扫描诊断蜡型。	9. 基牙预备（直接在诊断饰面上预备，通过3D打印模型制作硅橡胶印模，作为备牙导板，检测唇侧和切端的预备量）。
10. 基牙预备（直接在诊断饰面上预备，硅橡胶印模作为备牙导板，并用来制作临时修复体）。	9. 借助微笑设计软件评估诊断蜡型和面容之间的协调性。	10. 使用数字化分光光度计、口内扫描的色度功能或数码相机进行比色。
11. 比色。	10. 诊断饰面的准备（基于诊断蜡型制作导板）。	11. 口内扫描获取数字化印模。
12. 临时修复体的制作（硅橡胶印模内注入丙烯酸树脂，在椅旁复位于患者牙列）。	11. 诊断饰面的准备（初级备牙导板，本病例中，在3D打印模型上制作）。	12. 3D打印模型或切削模型的制作。
13. 终印模。	12. 诊断饰面制作（直接）。	13. 按照最终修复体的数字化设计数据，利用PMMA材料制作临时修复体。
14. 制作石膏模型及相应的耐火模型。	13. 诊断饰面进行功能-美学调整后，采集口内扫描数据。	14. 按照最终修复体的数字化设计数据，利用玻璃陶瓷或聚合瓷制作最终修复体（进行相应的染色或层塑）。
15. 面弓转移，上𬌗架（确定切导）。	14. 使用微笑设计软件比对诊断蜡型数据和诊断饰面数据。	15. 修复体试戴和调整。
16. 修复体制作（烧结或压铸，进行相应的染色或层塑）。	15. 对诊断蜡型精修后，数字化扫描蜡型数据。	16. 最终修复体的粘接。
17. 修复体试戴和调整。	16. 基牙预备（直接在诊断饰面上预备，通过3D打印模型制作硅橡胶印模，作为备牙导板，检测唇侧和切端的预备量）。	
18. 最终修复体的粘接。	17. 使用数字分光光度计（或数码相机）进行比色。	
	18. 通过口内扫描获取数字化印模。	
	19. 3D打印模型的制作（代型）。	
	20. 通过W扫描技术产生切削数据。	
	21. 利用PMMA材料，通过CAD/CAM制作临时修复体。	
	22. 通过切削玻璃陶瓷制作最终修复体。	
	23. 修复体试戴和调整。	
	24. 最终修复体的粘接。	

图37 将传统工作流程、全数字化工作流程与本次美学贴面修复病例中使用的半数字化工作流程进行比较时，印模采集和模型制作步骤的主要差异显而易见。

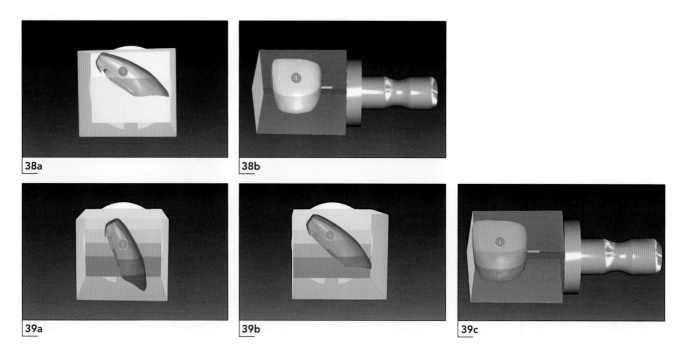

图38a、b　利用Shofu HC制作临时修复体时，牙釉质和牙本质分级设计图。树脂块的颜色对于微创修复尤为重要。根据牙本质、牙釉质和半透明性的分级，至少应选择含牙本质和牙釉质两个色度。

图39a～c　选择了具有4种颜色梯度的TriLuxe forte制作最终修复体。贴面被放置在瓷块的合适位置，通过角度调整可以模拟天然牙釉质和牙本质的3D组成。

CAD/CAM经验也是一个决定性因素。如果需要高透光性或者仅修复唇侧，则可能需要使用不同的材料。牙医和技师都需要充分了解材料的特性、与系统的兼容性和粘接性能等，具体问题具体分析，以便于为每种临床情况选择合适的材料。

精密切削方法的选择

在技工室加工过程中，设置切削程序进而制作出内表面匹配的高质量贴面是最困难的过程（图40～图45）。修复空间和粘接空间的管理是CAD/CAM的一个重要方面。有必要设置系统的安全区间和参数范围，从而避免瓷块在切削加工过程中出现缺口或崩瓷。比材料的选择更重要的是，要保证瓷贴面与牙齿表面之间是面接触，而非线接触。同样还要考虑到修复体切削加工后是需要大范围调整，还是只需要微调边缘。

以下是管理CAD切削数据时需要考虑的因素：

1. 合理设置切削单元，从而避免内部补偿（有时需要根据牙体预备情况进行广泛的内部调整，但无须内部补偿）。

2. 数据输入后设置切削轴（轴的方向，由切削刀的运动控制。尽量使红色和黄色区域最小化，这些区域表示有倒凹）。

3. 完成步骤1和步骤2并在模型上检查（在本病例中是检查3D打印模型），然后切削出最困难的区域。

4. 在3D打印模型上标记出邻接区域，与CAD屏幕上的牙齿进行比较，尽可能重新标定边缘位置。

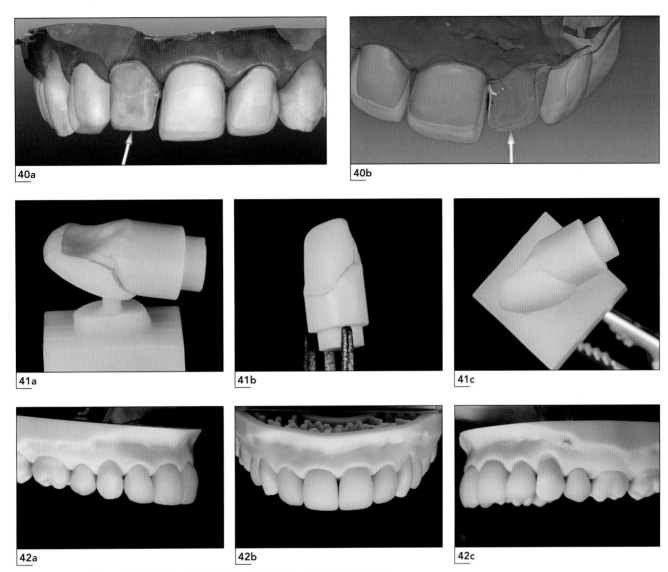

图40a、b 步骤1：精确切削。通过调整切削轴方向，尽可能消除倒凹。

图41a ~ c 步骤2：精确切削。消除倒凹后进行试切削。在显微镜下检查难以切削的边缘区域。

图42a ~ c 切断铸道后，在3D打印模型上试戴贴面，并使用硬质钨钢钻（EMESCO HP 1169）调整边缘区域。

5. 补偿边缘区域，以免瓷贴面太薄。

6. 研磨速度设置为低速，防止修复体崩瓷。

按照上述步骤，可对疑难病例进行切削加工。钨钢车针（Komet 1170，1169，Komet Dental）比金刚砂车针更便于精确处理瓷贴面边缘。其余步骤如图46 ~ 图56所示。

粘接过程

瓷贴面的粘接

瓷贴面有两个粘接界面，修复体的瓷表面和牙齿的釉质表面。通过合适的界面处理，能够获得理想的粘接强度。除了基牙的颜色，树脂水门汀的颜色、透明性和荧光性都会影响到瓷贴面最终的美学效果（图57）。

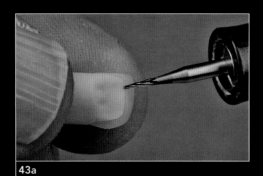

图43a ~ d 3D打印模型上的最终调整。

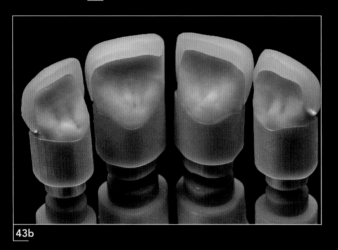

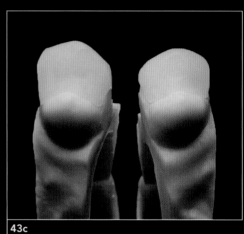

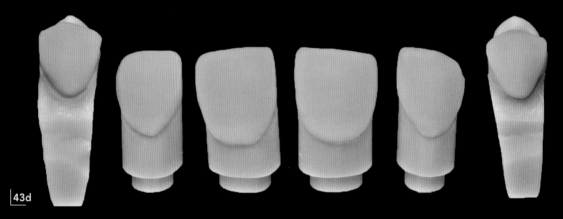

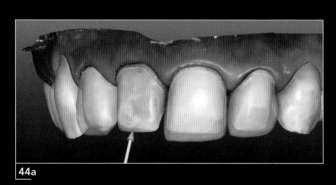

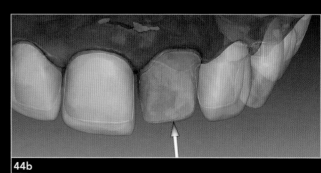

图44a、b 步骤3：精确切削。在3D打印模型上试戴瓷贴面，以检查难以切削的区域。此步骤对于获得可接受的边缘和内表面非常必要。由于瓷块比较稳定，在调整过程中不易崩瓷，因此本病例采用了数字化检查。切削后使用钨钢车针或金刚砂车针进行调整（图41）。

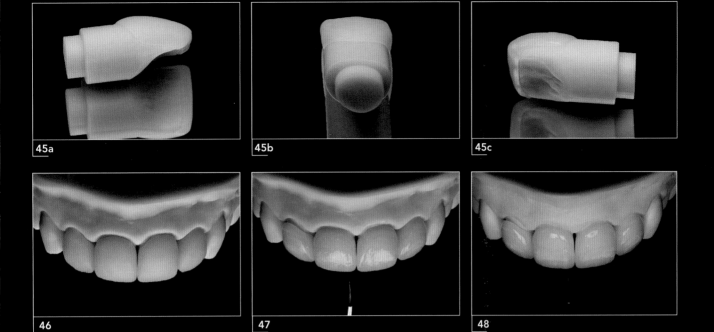

图45a ~ c　在基牙模型上试戴贴面。经证实，可以用CEREC inLab MCXL对边缘进行切削，但除颈部之外的边缘需要适当调整。

图46　切削成型的瓷贴面。

图47　使用VITA AKZENT Plus进行染色，可提供邻面的半透明度和类牙本质的内部特征。

图48　切缘结节分两个阶段染色形成，以避免在一步完成时可能出现的融合现象。

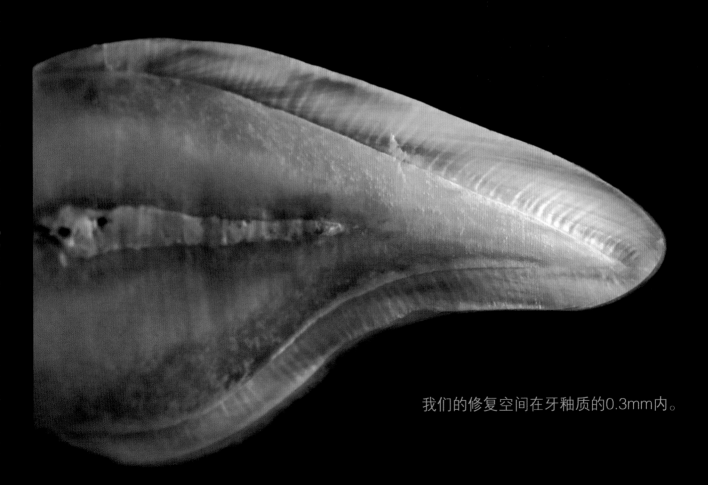

我们的修复空间在牙釉质的0.3mm内。

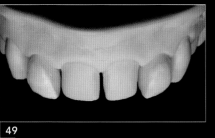

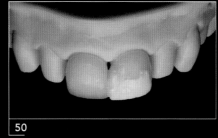

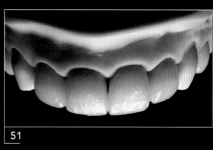

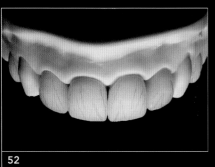

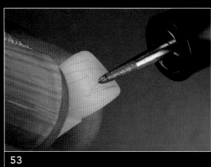

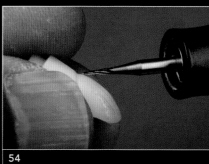

图49 侧切牙上透明瓷。

图50 中切牙上透明瓷。

图51 烧结后。

图52 微调牙齿，使其形态渐变，邻牙协调。

图53 增加沟、槽等特征性结构。

图54 钨钢车针制备表面纹理。

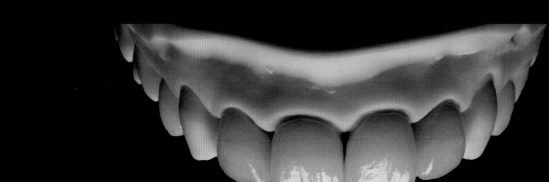

图55 上釉后。

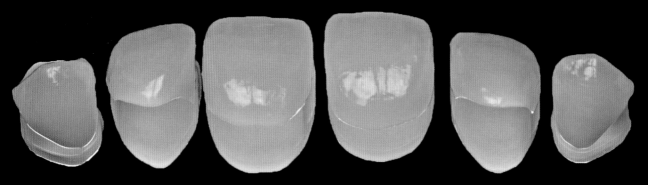

图56 制作完成的瓷贴面：使用颜色渐变的TriLuxe forte长石质瓷块做出了分层效果。

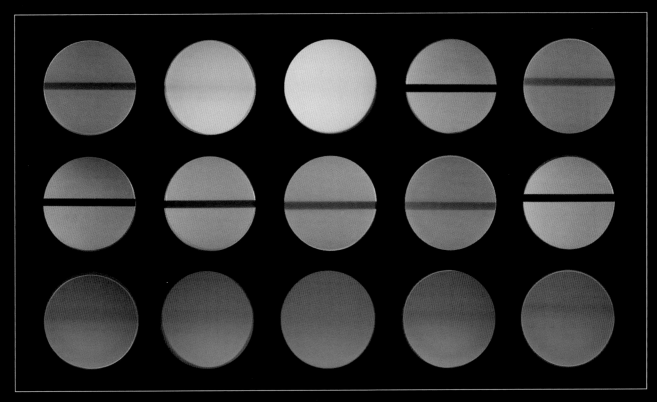

图57 树脂水门汀（BeautiCem Veneer，Shofu）的反射光（上）、透射光（中）和荧光（下）测试。从左至右依次为：L、M、H、Ivory-L、Ivory-D。反射光测试中，H和M组无透光性；透射光测试中，L和Ivory-D呈现出较高的透光性；荧光测试中，所有样本都呈现出与天然牙类似的软荧光。

牙釉质在不同部位展现出不同的透光性。

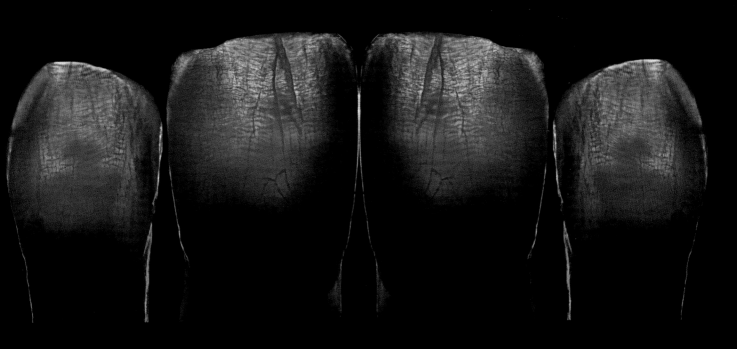

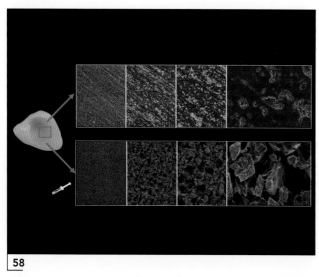

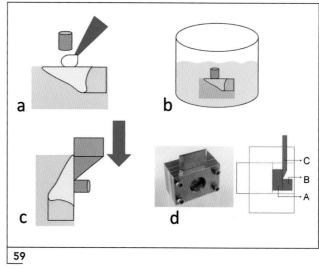

图58 TriLuxe forte瓷表面的扫描电镜图像。上：无氢氟酸酸蚀。下：氢氟酸酸蚀90秒后。

图59 粘接样本的剪切强度检测：（a）按照使用说明书将瓷块粘接于牛牙釉质表面；（b）将粘接样本置于37℃水中储存24小时；（c）水储存后，进行剪切强度检测；（d）检测装置和实验设计。

牙釉质的粘接

牙釉质的粘接是粘接牙科学的起点，基于大量科学研究，目前已建立了可预期的粘接程序。推荐的标准化处理流程包括：去除玷污层，酸蚀获得机械固位，使用底胶提高化学粘接力等。由于牙釉质主要由无机物构成，结构稳定，经过上述处理以后，可以在水门汀和牙釉质之间形成微纳尺度的抗酸混合层，从而获得稳定的粘接力[18-19]。

全瓷材料的粘接

目前，临床常用的全瓷材料主要有硅基玻璃相陶瓷（如e.max）和高密度多晶陶瓷（如氧化锆）。硅基陶瓷由于其高透明性，受到了前牙美学贴面修复的广泛欢迎。其中，氢氟酸酸蚀（图58）和硅烷偶联剂预处理[20-21]是最有效的硅基陶瓷表面处理方式。

氢氟酸酸蚀的时机选择

在日本，氢氟酸酸蚀是在技工室进行的，椅旁禁止使用。然而，氢氟酸酸蚀的最佳时机并不明确。因此，我们研究了氢氟酸酸蚀时机对粘接强度的影响，具体细节如图59和图60所示。其中，对长石质瓷TriLuxe forte（VITA）与牛牙釉质之间的剪切强度进行了检测。牙釉质表面使用磷酸（Uni-Etch，BISCO）酸蚀，通用型粘接剂处理（BeautiBond Universal，Shofu），粘接剂选择自粘接树脂水门汀（BeautiCem Veneer L-Value，Shofu）。瓷表面的氢氟酸（Porcelain Ethant，BISCO）处理时机分为4组（图60）：酸蚀后即刻粘接组（HF）；酸蚀后24小时粘接组（24HF）；酸蚀后72小时粘接组（72HF）；无氢氟酸组（CON）。对于CON组、24HF组和72HF组，在粘接前使用磷酸再次处理，以消除唾液的污染[22-25]。

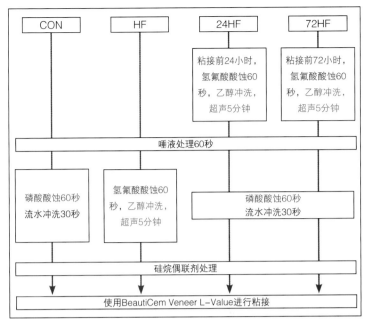

图60 实验设计。

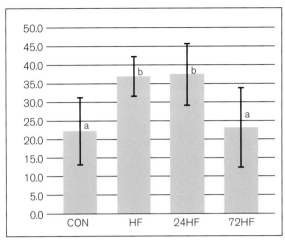

图61 实验结果。

如图61所示，HF组和24HF组的粘接强度明显高于CON组，HF组与24HF组之间无显著性差异，但与72HF组相比有显著性差异。结果表明，氢氟酸酸蚀可获得较高的粘接强度，但72小时后再粘接，粘接强度明显下降。CON组、HF组和24HF组的粘接强度标准差较大，这可能与粘接界面残余水有关。另一方面，HF组粘接强度高还有个原因是乙醇冲洗去除了大量的杂质。本研究结果表明，氢氟酸酸蚀可以显著提高硅基陶瓷的粘接强度，其理想的酸蚀时机应该在粘接前即刻进行或者24小时内。

本病例的粘接流程

对于本病例，根据研究结果，我们决定在粘接前即刻进行氢氟酸酸蚀和乙醇超声清洗。口内上橡皮障预防口腔污染。首先，试戴贴面，用显微镜确认就位情况。其次，使用试色糊剂来确定树脂水门汀的颜色。本病例选用L色树脂水门汀（BeautiCem Veneer，Shofu），因为它可以让牙釉质的底色更多地反射出来。瓷贴面内表面氢氟酸酸蚀，乙醇冲洗后，再用硅烷偶联剂（Porcelain Primer，Shofu）处理，适当加热。牙釉质表面使用磷酸（Uni-Etch，BISCO）酸蚀，冲洗，涂布粘接剂（BeautiBond Universal，Shofu），光固化20秒。然后用树脂水门汀进行粘接固位。残留的粘接剂在显微镜下去除干净。

治疗结果

治疗结果如图62a～c所示。通过颜色、形状和质地的平衡，获得了高度美观的修复效果。显微镜下证实龈上边缘具有良好的边缘匹配（图63a～c）。患者对美学修复效果非常满意（图64）。全瓷修复1年后，其美学、功能和生物安全性均比较稳定（图65）。患者佩戴了正畸保持器以防止复发。

QDT 2020

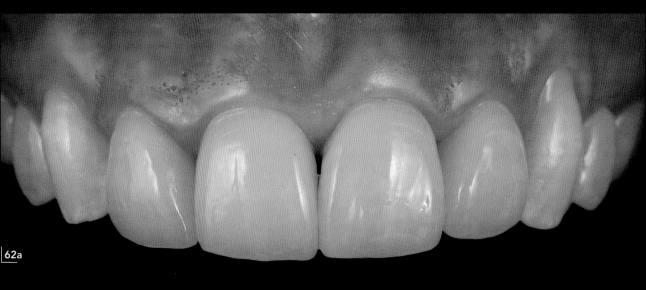

62a

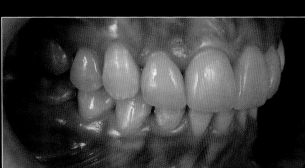

62b

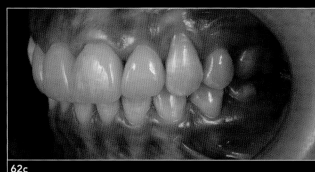

62c

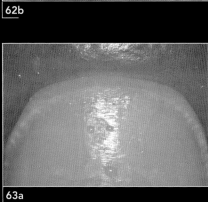

63a

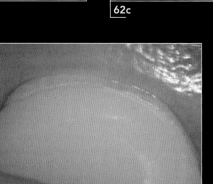

63b

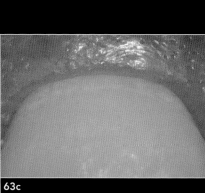

63c

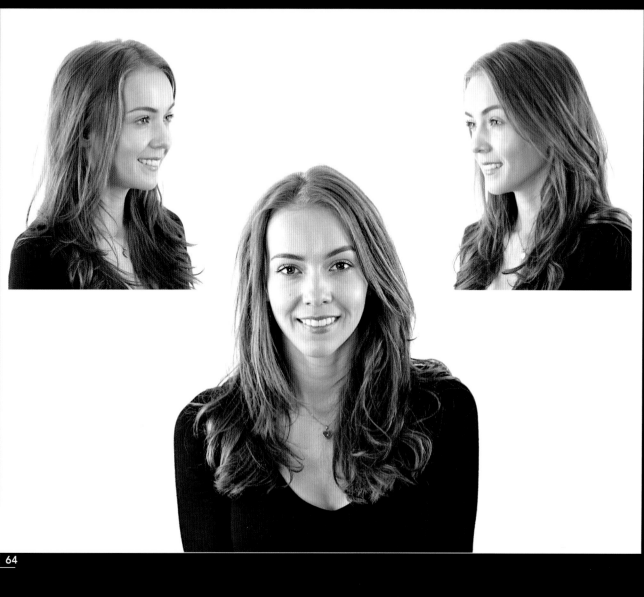

64

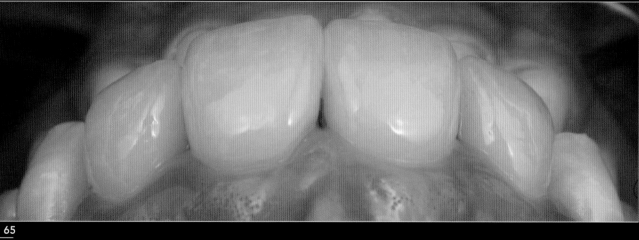

65

图64　修复完成后的面部照片。

图65　修复1年后复查照片（修复体龈方视角）。

结论

对于既要求美观又要求功能的修复病例，要达到最佳效果并非易事。它需要利用模拟或数字化技术，在设备、技术和材料中实现最优选。

修复治疗的最终目标是和谐，这不仅是提供最佳的美学和功能效果，而且需要修复牙医、牙科技师和其他工作人员之间的齐心协力。这种跨学科的精诚合作可以产生最佳治疗效果，应该得到所有专业人士的支持和推动。

本病例的治疗方案是在使用各种模拟/数字化检查和诊断设备进行全面评估后确定的。我们与相关专业人士讨论了修复体的设计、制作方法和材料选择。基于研究结果，确定了最可靠的粘接流程。最终修复体只需要微调，就可以实现患者微笑与面容的整体协调。

说明

作者声明，本文不存在任何利益冲突。

参考文献

[1] Dietschi D. Optimizing smile composition and esthetics with resin composites and other conservative esthetic procedures. Eur J Esthet Dent 2008;3:14–29.

[2] Dietschi D, Devigus A. Prefabricated composite veneers: Historical perspectives, indications and clinical application. Eur J Esthet Dent 2011;6:178–187.

[3] Dietschi D. Current status & future perspectives for the use of composite resins in the smile frame—Methods following the "Bio-Esthetics Concept." J Cosmetic Dent 2011;27(3):112–127.

[4] Coachman C, Calamita MA, Sesma N. Dynamic documentation of the smile and the 2D/3D digital smile design process. Int J Periodontics Restorative Dent 2017;37:183–193.

[5] Stanley M, Paz AG, Miguel I, Coachman C. Fully digital workflow, integrating dental scan, smile design and CAD-CAM: Case report. BMC Oral Health 2018;18:134.

[6] Spear FM. Interdisciplinary management of worn anterior teeth. Facially generated treatment planning. Dent Today 2016;35(5):104–107.

[7] Margossian P, Laborde G, Koubi S, Couderc G, Mariani P. Use of the ditramax system to communicate esthetic specifications to the laboratory. Eur J Esthet Dent 2011;6:188–196.

[8] Okawa M. Esthetic analysis to manage complex restorative case [in Japanese]. The Quintessence 2005;24(9): 3–6.

[9] McLaren EA. Bonded functional esthetic prototype: An alternative pre-treatment mock-up technique and cost-effective medium-term esthetic solution. Compend Contin Educ Dent 2013;34:596–607.

[10] Reis A, Moura K, Pellizzaro A, Dal-Bianco K, de Andrade AM, Loguercio AD. Durability of enamel bonding using one-step self-etch systems on ground and unground enamel. Oper Dent 2009;34:181–191.

[11] Loguercio AD, Moura SK, Pellizzaro A, et al. Durability of enamel bonding using two-step self-etch systems on ground and unground enamel. Oper Dent 2008;33:79–88.

[12] Perdigão J, Gomes G, Gondo R, Fundingsland JW. In vitro bonding performance of all-in-one adhesives. Part I—Microtensile bond strengths. J Adhes Dent 2006;8:367–373.

[13] Del Curto F, Saratti CM, Krejci I. CAD/CAM-based chairside restorative technique with composite resin for full-mouth adhesive rehabilitation of excessively worn dentition. Int J Esthet Dent 2018;13:50–64.

[14] Ferraris F. Sato Y (translation). Posterior Indirect Adhesive Restoration (PIAR)—Preparation design and adhesive protocol [in Japanese]. QDT 2018;43(11):32–49.

[15] Magne P. Ikeda Y, Miyazaki T (translation). Minimally invasive CAD/CAM composite resin veneer by semi-(in)direct method [in Japanese]. QDT 2018;43(7):54–74.

[16] Magne P, Razaghy M, Carvalho MA, Soares LM. Luting of inlays, onlays, and overlays with preheated restorative composite resin does not prevent seating accuracy. Int J Esthet Dent 2018;13:318–332.

[17] Yamamoto S. CAD/CAM aesthetic 1—Facially generated aesthetic treatment planning [in Japanese]. QDT 2014;39(9):34–46.

[18] Yoshida Y. Enamel. In: Japan Society for Adhesive Dentistry (ed). Adhesive Dentistry, ed 2 [in Japanese]. Tokyo: Ishiyaku, 2015:142–144.

[19] Mine A, De Munck J, Vivian Cardoso M, et al. Enamel-smear compromises bonding by mild self-etch adhesives. J Dent Res 2010;89:1505–1509.

[20] Shinya A. Bonding strength according to ceramic materials. In: Inokoshi S, Hinoura H, Yasuda N (eds). Shikaitenbo Supplement: Understand Can Do Adhesion [in Japanese]. Tokyo: Ishiyaku, 1997: 65–68.

[21] Yokozuka S, Shinya A. Dental Booklet Series 36. Adhesive Prosthodontics—Bonding Procedure and Bonding Material [in Japanese]. Tokyo: Dental Forum, 1998.

[22] Bijelic-Donova J, Flett A, Lassila LVJ, Vallittu PK. Immediate repair bond strength of fiber-reinforced composite after saliva or water contamination. J Adhes Dent 2018;20:205–212.

[23] Van Meerbeek B, De Munck J, Yoshida Y, et al. Buonocore Memorial Lecture. Adhesion to enamel and dentin: Current status and future challenges. Oper Dent 2003;28:215–235.

[24] Miyazaki M, Tsujimoto A, Tsubota K, Takamizawa T, Kurokawa H, Platt JA. Important compositional characteristics in the clinical use of adhesive systems. J Oral Sci 2014;56(1):1–9.

[25] Tsujimoto A, Iwasa M, Shimamura Y, Murayama R, Takamizawa T, Miyazaki M. Enamel bonding of single-step self-etch adhesives: Influence of surface free energy characteristics. J Dent 2010;38:123–130.

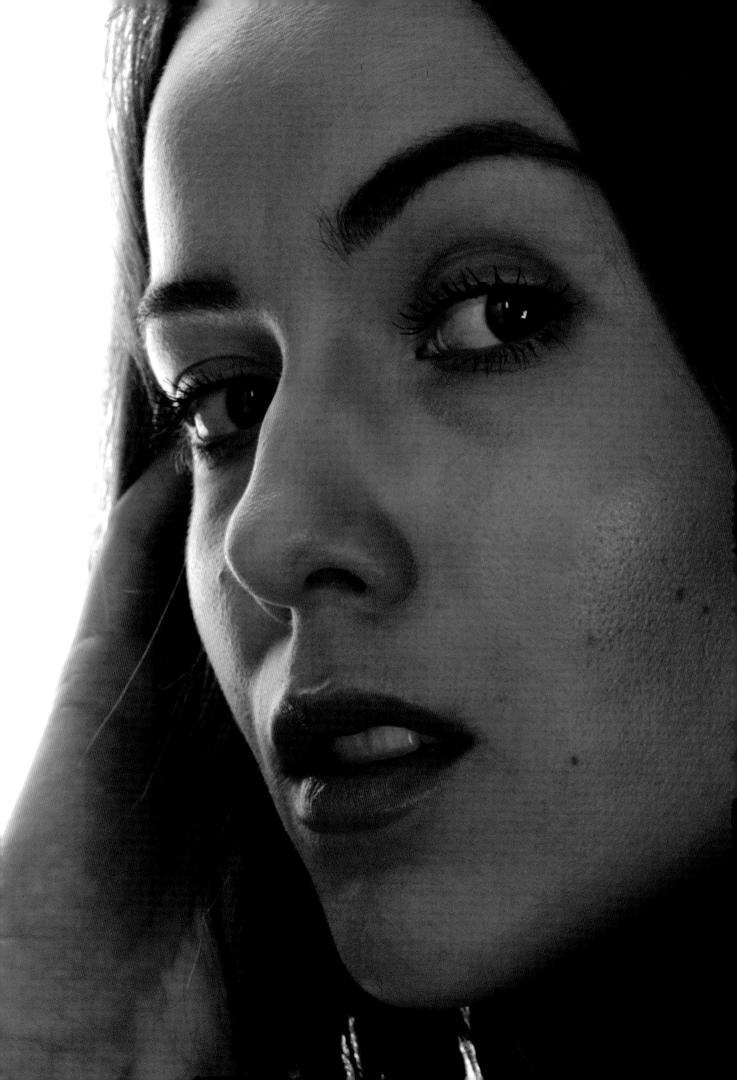

大师课 MASTERCLASS

3D魔法饰面：单层CAD/CAM修复体的自然与个性塑造

3D Magic MakeUp:
Building Naturalness and Character in Monolithic CAD/CAM Restorations

Paulo Kano, DDS, CDT[1]
Priscila Thiemi Saito Campos, DDS[2]
Emerson Lacerda da Silva, MDT[3]
Rafael da Silva Ferro, MDT[3]
Sillas Duarte, Jr, DDS, MS, PhD[4]

[1]Private Practice, Paulo Kano Institute, São Paulo, Brazil.
[2]Private Practice, São Paulo, Brazil.
[3]Dental Technician, São Paulo, Brazil.
[4]Rex Ingraham Chair in Restorative Dentistry; Chair, Division of Restorative Sciences; Director, Advanced Program in Operative & Adhesive Dentistry, Herman Ostrow School of Dentistry, University of Southern California, Los Angeles, California, USA.

Correspondence to: Dr Paulo Kano, Rua das Pitombeiras, 126, São Paulo, SP, Brazil 04321-160. Email: ipkano@gmail.com

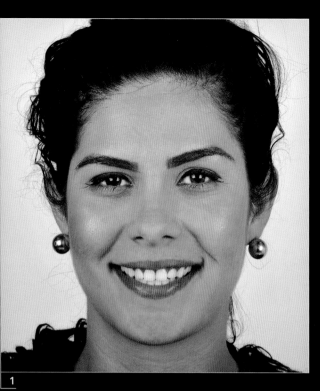

图1 患者术前情况。

图2 患者术前微笑和大笑序列照片。

图3 根据水平线（瞳孔连线）和垂直线（矢状中线、鼻尖、颏尖）排列的患者术前照片。

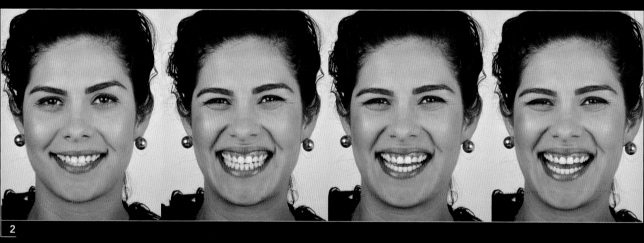

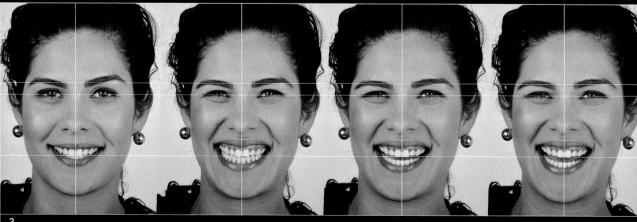

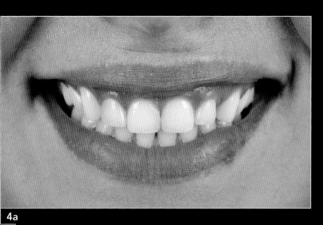

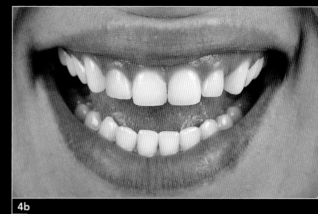

4a

4b

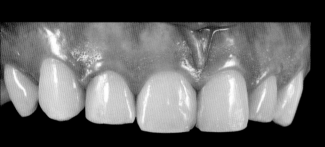

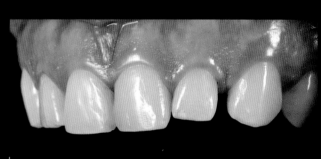

5a

5b

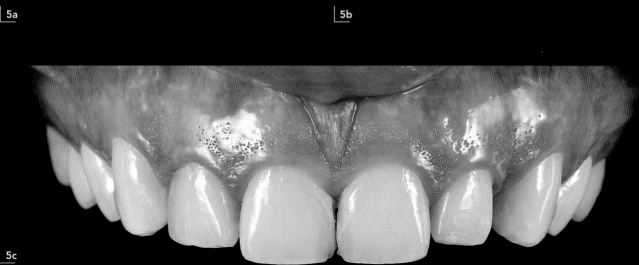

5c

运用克隆库进行数字化设计（图6~图13）

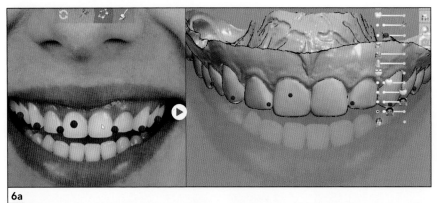
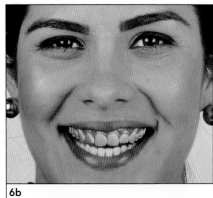

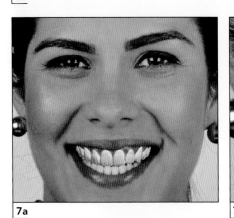
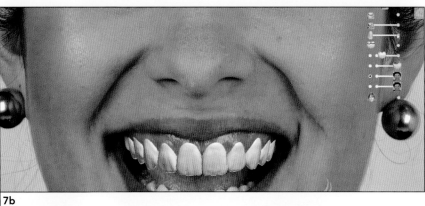

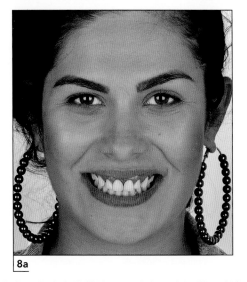
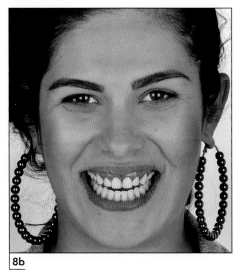

图6a 利用参考点，将患者微笑的2D图像与口内扫描3D数据（STL文件）整合到3Shape设计软件中。

图6b 微笑照片和口内扫描数据的数字化拟合。

图7a 运用克隆库进行数字化设计和镜像复制。

图7b 运用克隆库对齐后的牙齿特写，显示患者有必要进行冠延长术改善微笑。

图8a、b 在压电设备（CVD，CVDentus）辅助下，使用特制超声电刀（TR1-PK、VR1-LPK、VR1-RPK、CVDentus）进行微创不翻瓣冠延长术。冠延长术后的（a）微笑照片、（b）大笑照片。

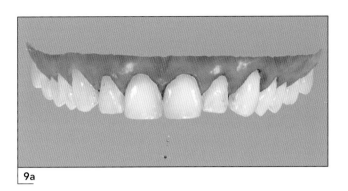
9a

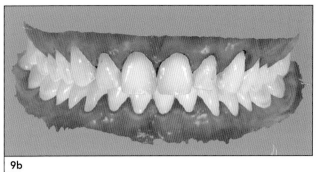
9b

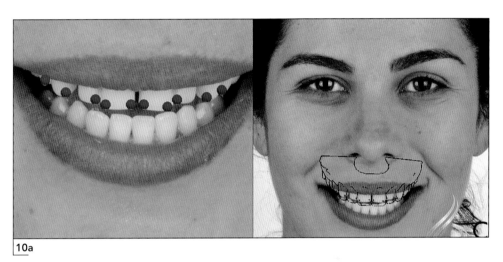
10a

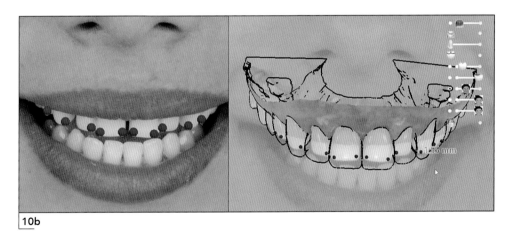
10b

图9a、b　上颌前牙行微创贴面治疗，备牙后立即进行口内扫描（Trios 3，3Shape），生成STL文件。

图10a、b　将患者术后2D微笑照片上传至软件中，并与STL文件拟合。

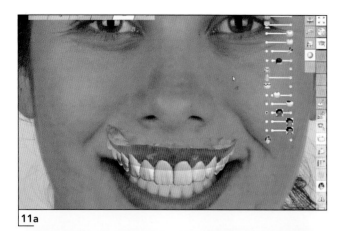

11a

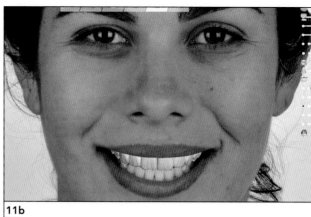

11b

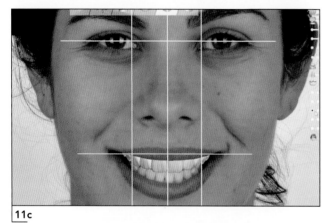

11c

图11a~c　运用克隆库将修复体的数字化美学设计转移到新的STL文件中，并分析患者的微笑。

图12a　数字化设计修复体的正面观。

图12b　数字化设计修复体的殆面观。

图13　修复体咬合的数字化设计。

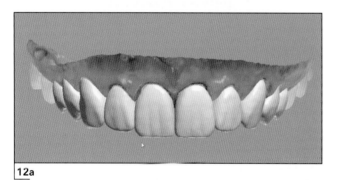

12a

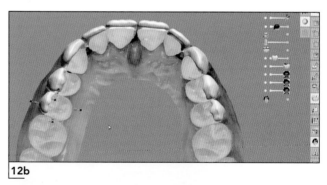

12b

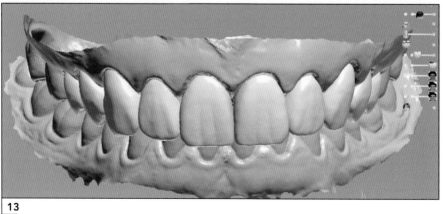

13

3D魔法饰面

　　修复体采用白榴石增强型玻璃陶瓷（Empress CAD Multi，Ivoclar Vivadent）切削而成，比色

A1。切削完成后，去除铸道，使用山羊毛刷和抛光膏进行预染色与抛光流程。由于克隆库提供了最佳的牙齿解剖形态，包括表面微观形貌等细节，因此只需要染色和抛光即可（图14）。

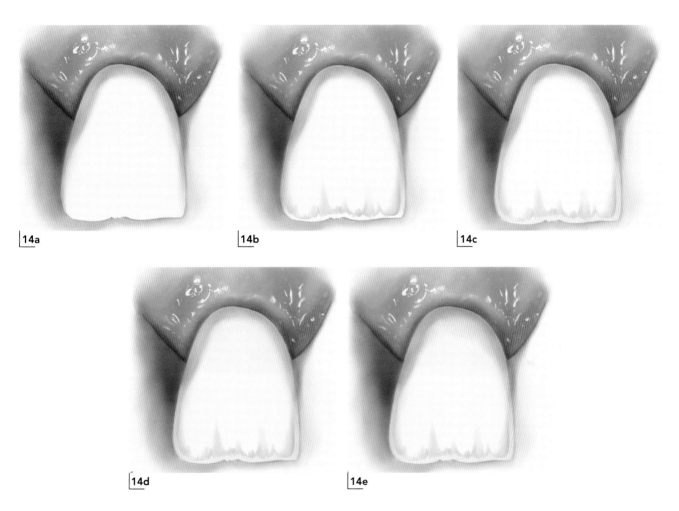

图14a　染色之前的修复体。

图14b　使用蓝色（E23）（Ivocolor，Ivoclar Vivadent）晕染牙齿切1/3，以模拟切牙乳光色和切缘结节。

图14c　使用乳膏（E02）（Ivocolor，Ivoclar Vivadent）制作切牙光晕，根据乳光层的轮廓在切缘连续涂抹。

图14d　使用日落色（E04），或橙色与黄色（E22）的组合，修饰瓷贴面的凹面，尤其是靠近龈1/3。

图14e　使用红色（E21）晕染瓷贴面唇侧的牙龈轮廓，以便模仿牙龈的暖色调。

染色完成后，将瓷贴面在750℃烧结（Programat P510, Ivoclar Vivadent）。使用的烧结参数设置如下：

Ti = 403℃

Tf = 750℃

V1 = 450℃

V2 = 749℃

V/℃ = 60℃

HT = 1分钟

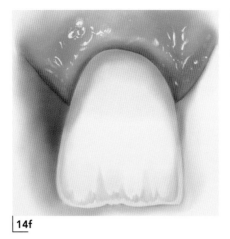

图14f 由于CAD/CAM材料内部的乳光特性，可看到Empress CAD Multi A1瓷贴面呈现出淡淡的橘红色。

图15中描述的染色程序会让CAD/CAM贴面产生"珍珠效应"。贴面染色后先在750℃下烧结，最后一层在800℃下完成烧结。这项技术将增加贴面的半透明性，改善表面的均匀性，并创造立体生动的陶瓷效果。使用的烧结参数设置如下：

Ti = 403℃

Tf = 800℃

V1 = 450℃

V2 = 799℃

V/℃ = 60℃

HT = 1分钟

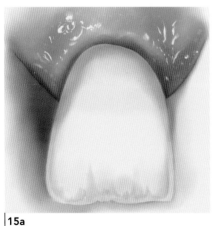
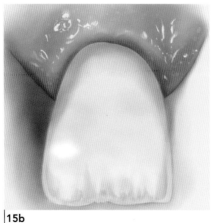
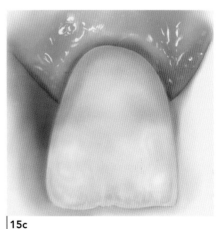

图15a 橙色和日落色（1∶3）仔细涂布于中央切缘结节，然后按照上面的程序进行烧结。

图15b 在切1/3靠近切缘结节的区域，乳膏（E02）呈倒三角形染色（尖端朝向切缘）。然后，使用白色（E01）和牙本质色0（2∶1）的混合物，在贴面的唇侧进行云状晕染。

图15c 为了使瓷贴面外形更立体，在IPS Ivocolor Essence Fluid（Ivoclar Vivadent）中稀释白色染剂（E01），均匀涂布贴面的唇侧。要注意避免染料团聚或过染。

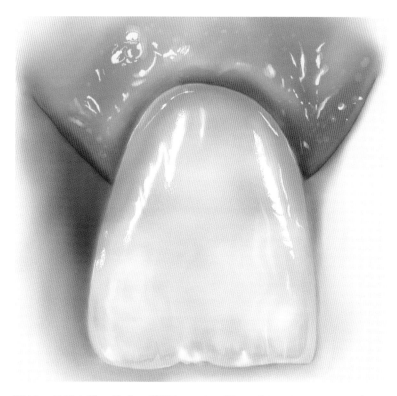

图16　最后上釉，涂布一薄层Ivocolor Glaze（Ivoclar Vivadent）。

上釉以后（图16），瓷贴面按照下列参数进行烧结（上釉–烧结重复3次）：

Ti = 403℃

Tf = 730℃

V1 = 450℃

V2 = 729℃

V/℃ = 60℃

HT = 1分钟

使用3D魔法饰面技术染色瓷贴面后，最后使用山羊毛刷和抛光膏（Diamond gloss，KG Sorensen）进行抛光。

最终修复效果（图17～图19）

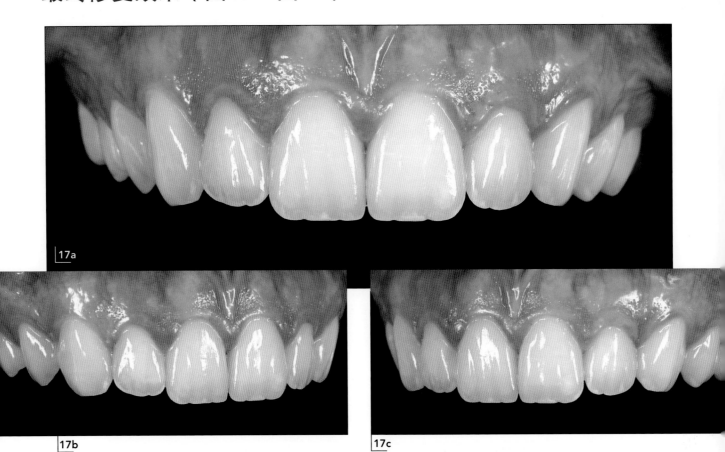

17a

17b

17c

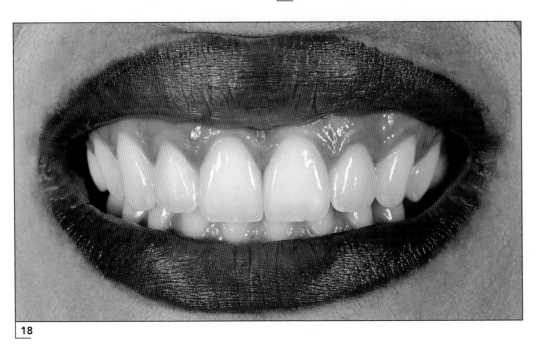

18

图17a～c 瓷贴面修复后的口内照片。

图18 患者微笑的特写。利用克隆库设计修复体，使用3D魔法饰面技术染色修复体，获得了类似天然牙的修复效果。

图19 美学修复效果。

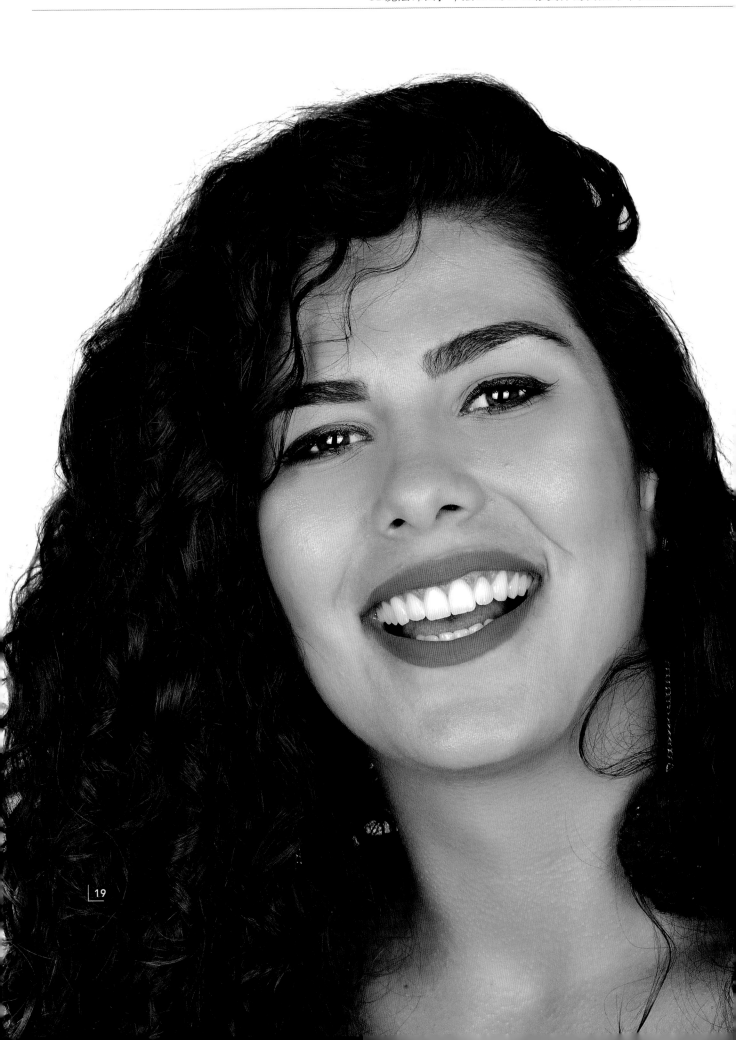

牙龈轮廓设计实现生物美学

Biologic Esthetics by Gingival Framework Design:

第四部分：天然牙的牙龈轮廓管理

Part 4. Prosthetic Management of Marginal Gingiva Around Natural Teeth

Yuji Tsuzuki, RDT[1]

在本文的前三部分中，我们介绍了牙龈美学评价标准[1-3]和牙龈轮廓的组成[4]。本文将讨论这些概念在不同治疗方法下的临床应用，病例都取得了天然牙轮廓般的美学效果。修复体对于天然牙体组织的保存很重要。如何最大限度地降低再治疗风险，达到健康牙周组织的长期稳定，是巨大的挑战。

美学治疗不仅包括牙冠，还包括牙龈组织（牙龈的高度、轮廓、颜色和质地）。正确的诊断、治疗方法和修复理念是获得理想美学效果的必要条件。

[1]Dental Technician, Kyoto, Japan.

Correspondence to: Yuji Tsuzuki, Ray Dental Labor, Elitz Yamashina Building 3F, 18-8 Takehanatakenokeidocho Yamashina-ku, Kyoto City, Kyoto, Japan. Email: ray710@camel.plala.or.jp

图1a ~ c　每个临床病例表现出不同的牙周状况，包括牙龈厚度、质地和牙槽骨情况。修复方案和软组织管理因情况而异。

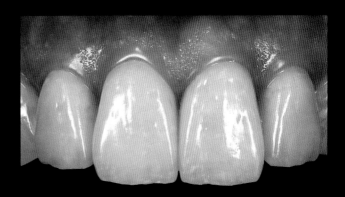

1a

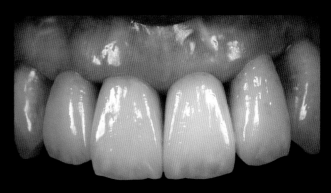

1b

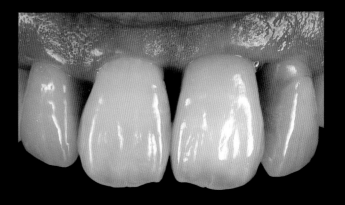

1c

牙周组织的管理

　　边缘线的位置对牙体修复的美学和生物学效果有很大的影响。一般情况下，边缘线不应该侵犯生物学宽度。每个病例都需要仔细观察患者牙周组织的生物类型和解剖形态，需要根据具体的治疗目标确定边缘线的理想位置（图1 ~ 图3，表1）。

表1 牙齿形态与牙周组织的关系（牙龈生物型分类[5]，在Ran[6]、Obama[7-8]的基础上修订而成）

	厚平型	薄扇型
牙齿形态	方圆形	尖圆形
牙根形态	直形	锥形
从CEJ到牙齿唇侧颈部的轮廓	主要有两种类型： 1. 从牙根表面平滑过渡 2. 牙根表面与唇侧颈部之间有较大高度差 （有突出唇中嵴的卵圆形、方圆形或尖圆形牙齿，往往有明显的颈嵴，通常归入第2组）	
牙根之间的距离	窄	宽
牙龈的边缘形态	较平	扇形
牙龈质量	致密，多纤维	单薄，脆弱
牙龈厚度	厚	薄
附着龈	宽	窄
牙槽骨形状	厚平型	薄扇型
从CEJ到牙槽嵴顶的高度差	低	高
牙龈乳头	低	高
接触区	低，长接触	切1/3
风险因素	可抵抗创伤和炎症，但容易形成牙周袋和骨下袋	骨结构较薄易出现骨开窗，炎症时常发生，快速骨丧失，并伴随软组织退缩
示例	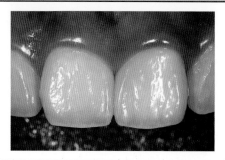	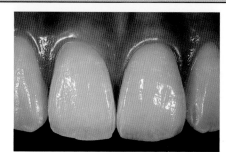

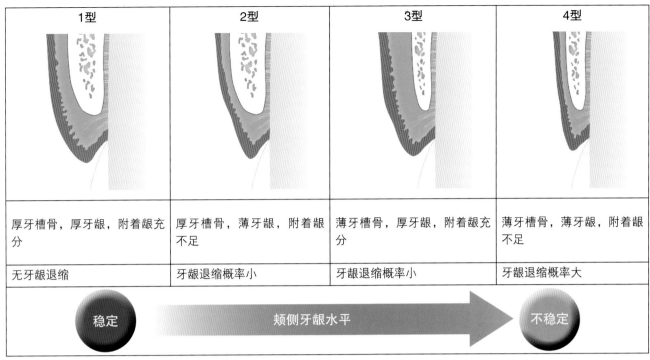

1型	2型	3型	4型
厚牙槽骨，厚牙龈，附着龈充分	厚牙槽骨，薄牙龈，附着龈不足	薄牙槽骨，厚牙龈，附着龈充分	薄牙槽骨，薄牙龈，附着龈不足
无牙龈退缩	牙龈退缩概率小	牙龈退缩概率小	牙龈退缩概率大

稳定　　　　　　　　　颊侧牙龈水平　　　　　　　　　不稳定

图2　牙龈–牙槽骨关系Maynard分类[9]，图片基于Obama[7]重新制作。

病例1　薄龈变色基牙的全瓷修复

图3a~d　患者，女，约40岁。要求改善上颌前牙修复体美学效果。右上颌侧切牙和左上颌中切牙、侧切牙牙龈呈现出炎症样外观，实际上是变色牙体组织透过单薄牙龈所致。当使用不透光修复材料时，可能会出现根部区域的暗影，如本病例所示。制作龈下边缘也是一种选择，但牙龈组织的处理难度更大，牙龈退缩的风险也会增加。

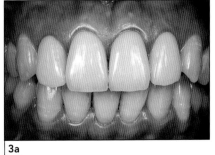

3a

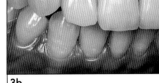

3b

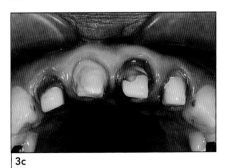

3c

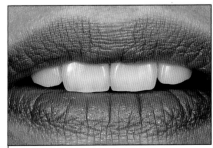

3d

表2 不同治疗前后的牙龈轮廓变化

1. 修复治疗

治疗前 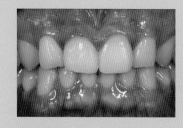 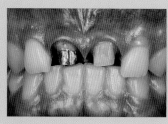 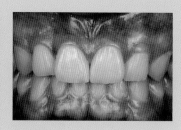 治疗后

2. 正畸治疗+修复治疗

治疗前 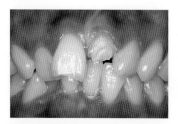 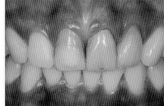 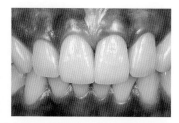 治疗后

3. 外科治疗+修复治疗

治疗前 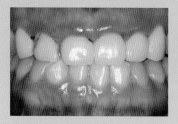 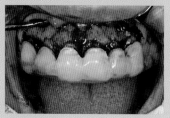 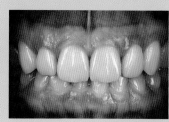 治疗后

4. 正畸治疗+外科治疗+修复治疗

治疗前 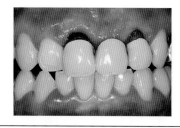 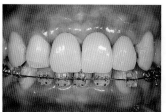 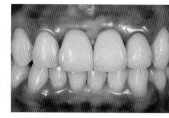 治疗后

外科、正畸等联合治疗下的牙龈轮廓变化

一些美学病例只进行修复治疗就可以达到理想的美学效果，有些病例则需要联合外科（如牙周整复术）或正畸治疗，才能够进一步改善美学效果。表2展示了修复治疗结合其他治疗方式时牙龈的轮廓变化。

表2的总结

表2中，所有病例的牙龈状况都有一定程度的改善，但仍有较大的进步空间。牙龈轮廓取决于牙齿的位置和周围的牙周状况。病例选择对于成功的修复治疗来说非常重要。外科入路由于受到牙位限制，牙龈结构只能在冠根方向得到改善。由于正畸治疗可以改变牙齿的3D位置，因此，可以实现更佳的美学效果（表3）。

-------- 牙龈轮廓
———— 牙齿切缘

治疗前 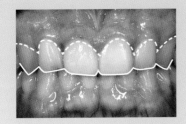 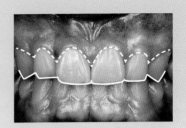 治疗后

治疗前 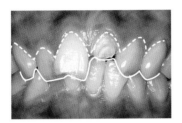 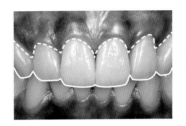 治疗后

治疗前 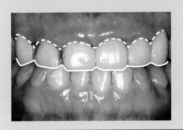 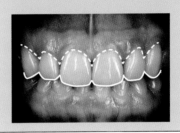 治疗后

治疗前 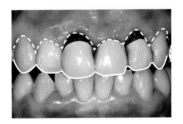 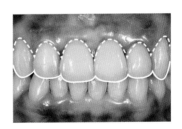 治疗后

表3　每种治疗方法的局限性（正面观）

修复治疗	适应证有限，只能实现1～2mm的牙龈变化
+ 外科治疗	可以改善冠根向的牙龈轮廓
+ 正畸治疗	可以同时改善冠根向和近远中向的牙龈轮廓，比其他方法更利于美学和功能的恢复

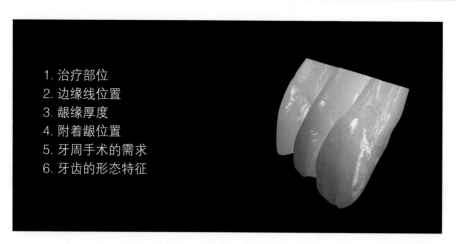

图4 龈下外形的决策。

1. 治疗部位
2. 边缘线位置
3. 龈缘厚度
4. 附着龈位置
5. 牙周手术的需求
6. 牙齿的形态特征

龈下外形的概念

在过去的40年里，有很多关于牙冠外形和牙龈反应的讨论。牙冠的龈下外形对牙龈有重要影响。具体而言，牙冠良好的边缘适应、光滑的表面结构和足够的压力支持可以获得紧密的牙龈、牙冠接触，实现牙周组织协调。理想的牙冠轴面突度可以调节牙龈边缘，而不引起炎症或牙龈退缩。由于生物学条件不同，种植体周组织的轴面突度可调范围更大。（1）边缘线的位置、（2）龈缘的厚度、（3）龈缘的设计（位置、形态）是实现牙冠对牙龈"足够压力"的主要影响因素（图4和图5）。

1977年，Wagman指出，修复体应保持龈下外形不超过龈缘厚度的1/2，以获得足够的支撑[9]。他发现扁平的龈下外形并不能充分支撑牙龈组织。适当的龈下外形可以保护龈沟，形成类似游离龈的边缘，有助于菌斑的控制[10]。合适的龈下外形应该根据具体的边缘线进行设计，并不总是凸形。"修复体龈下外形不超过龈缘厚度的1/2"是作者一直遵循的指导原则（图6）。

修复体的形态有两个组成部分："根据生物类型的龈下外形"和"龈上外形"，它们在游离龈缘处进行区分。最终修复体的龈下外形是基于临时修复体提供的准确诊断和传递信息所产生（图7a～c）。

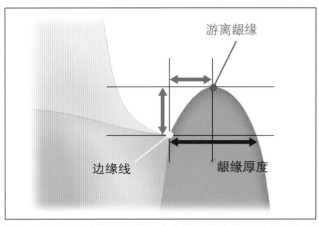

图5 龈下外形的设计因素。准确掌握游离龈缘的位置非常重要。

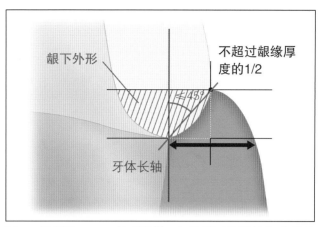

图6 根据Wagman的理论[9]，如果龈下外形的角度超过45°，则很难保持游离龈缘的高度。

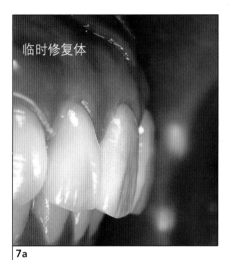

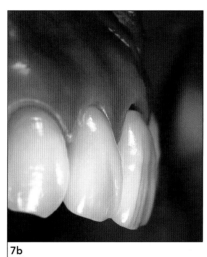

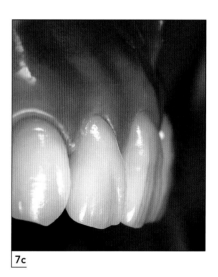

图7a ~ c 修复体从龈下外形到冠部表面形态的自然过渡。

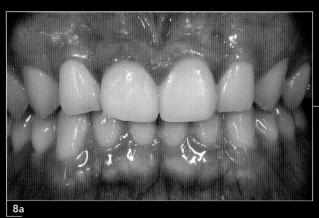

8a

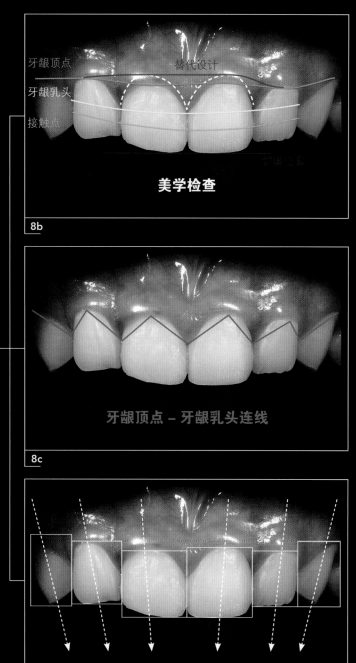

牙龈顶点　　　　　　　　　替代设计

牙龈乳头

接触点

美学检查

8b

牙龈顶点 – 牙龈乳头连线

8c

8d

图8a ~ d　患者，女，约20岁。对上颌中切牙牙冠颜色不满意。经美学分析，需要根向延长临床牙冠，以改善牙龈形态。牙列的对称性和均匀性在正常范围内，从牙间乳头的位置来看，牙周状况尚可。（d）使用Aki Yoshida技术[11]进行分析。

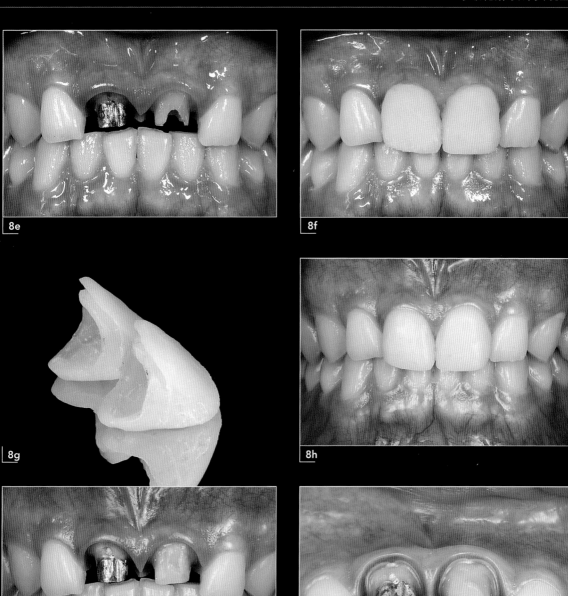

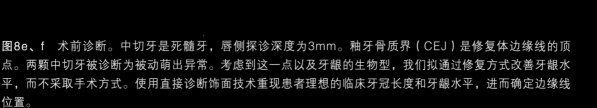

图8e、f 术前诊断。中切牙是死髓牙，唇侧探诊深度为3mm。釉牙骨质界（CEJ）是修复体边缘线的顶点。两颗中切牙被诊断为被动萌出异常。考虑到这一点以及牙龈的生物型，我们拟通过修复方式改善牙龈水平，而不采取手术方式。使用直接诊断饰面技术重现患者理想的临床牙冠长度和牙龈水平，进而确定边缘线位置。

图8g、h 临时修复。直接诊断饰面后，确定最终牙龈位置和边缘线，使用临时修复体精修牙龈轮廓。

图8i、j 检查。临时修复体修形后的牙龈状况。牙龈反应良好，无炎症反应。通过临时修复，牙龈边缘得以重塑，精确的椅旁软组织处理可以保证最终修复体的顺利过渡。

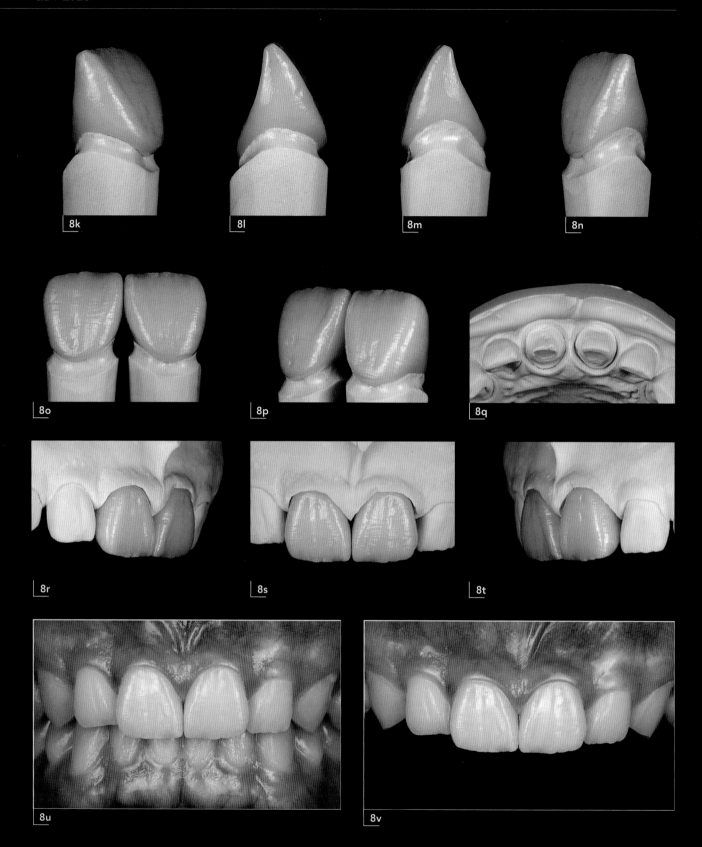

图8k~t　最终修复。最终修复体龈下外形的设计需高度重视临时修复体塑造的龈缘形态，为牙龈施加足够压力。

图8u、v　修复3个月后。牙龈反应良好，牙周组织健康。通过准确的龈下外形设计，恢复了切牙高度，获得了理想的牙龈轮廓。

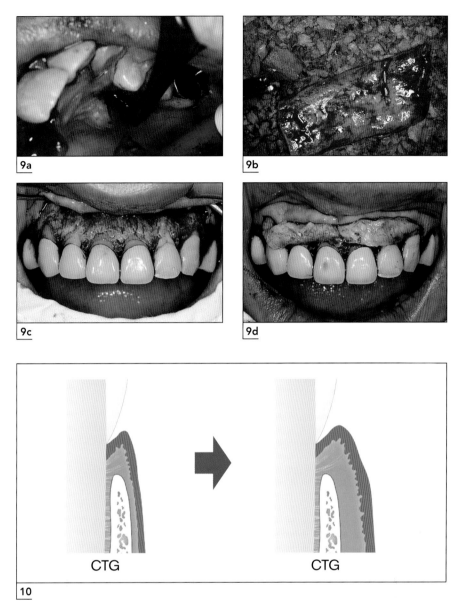

图9a~d 牙周整复术。（a）从上腭取结缔组织；（b）上皮下结缔组织移植；（c）上颌唇侧牙龈翻瓣；（d）将结缔组织移植物置于受区。（照片由Kotaro Nakata博士提供）

图10 通过手术改良组织生物型（CTG，结缔组织移植）增加牙龈厚度。

牙周整复术和修复治疗

牙周整复术可以消除牙周问题，创造更好的牙周状况，再通过修复治疗可获得更好的美学和生物学效果。对于组织生物型因手术而发生明显改变的病例，术后的修复治疗务必小心谨慎。例如如果外科手术涉及根向复位瓣或结缔组织移植，将会彻底改变牙龈–牙槽骨之间的关系（图9和图10）。

如前所述，龈下治疗包括基于龈缘厚度的组织支持改建。如果龈缘的厚度明显增加，需要相应地调整修复体的龈下外形，以保证对牙龈的支持和形态维持。

病例3　通过临床牙冠延长术和修复治疗提高美学效果（图11）

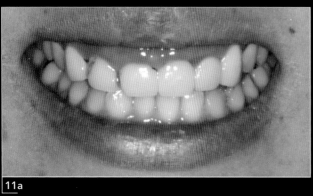

11a

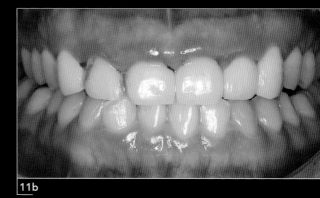

11b

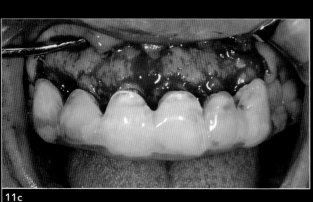

11c

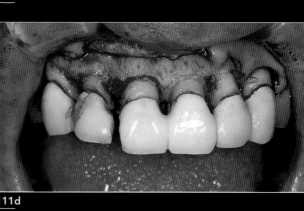

11d

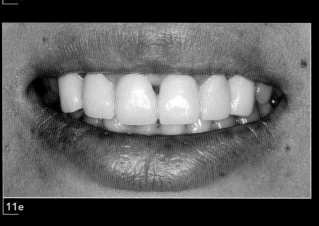

11e

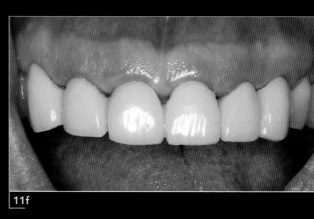

11f

图11a、b　患者，女，约30岁。对自己的6颗前牙修复体不满意。口腔检查显示，有广泛的牙龈炎症和露龈笑。显然，之前的修复为了获得足够长的牙冠，进行了违背生物学宽度的龈下预备。冠延长术后再进行修复可以暴露足够的临床牙冠。

图11c、d　翻瓣后，使用手术导板确定临床牙冠长度，然后根据生物学宽度进行牙槽骨磨除和重塑。可以看到，旧修复体的边缘线过深。

图11e、f　术后检查显示，平衡的唇-龈-齿关系和健康的牙周组织，角化龈宽度理想，附着龈充足。在外科导板辅助下，获得了可预期的牙龈高度和厚度。但术后仍有牙龈发红现象。待牙龈稳定后，根据临时修复体的牙龈轮廓设计牙体预备的最终边缘线。

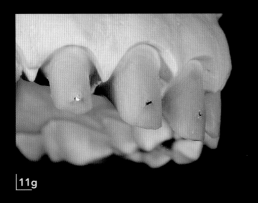

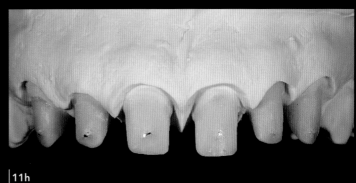

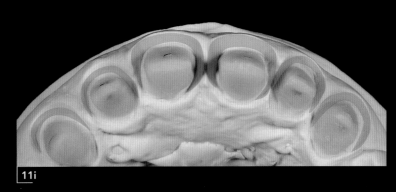

图11g~i 模型修整及牙龈轮廓设计。修整主要基于牙龈水平线的对称性和均匀性进行。在设计最终的龈缘形态时，保证足够的牙龈厚度后，确定龈下外形。

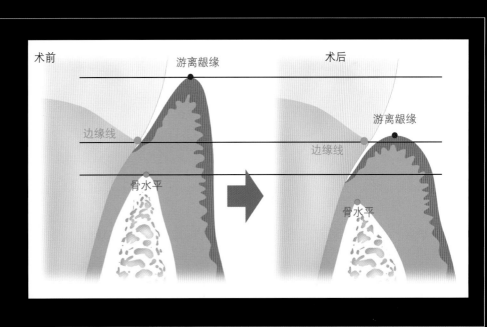

图11j 牙周整复术后，由于改变了软硬组织关系，牙周组织会产生实质性变化。在外科临床牙冠延长术中，牙龈和牙槽骨嵴顶会重新定位，角化组织变厚（游离龈和附着龈）。随着生物型的巨大变化，修复治疗需要考虑特殊的形态设计。如果手术治疗涉及软组织增量，如结缔组织移植，则需要进一步考虑。

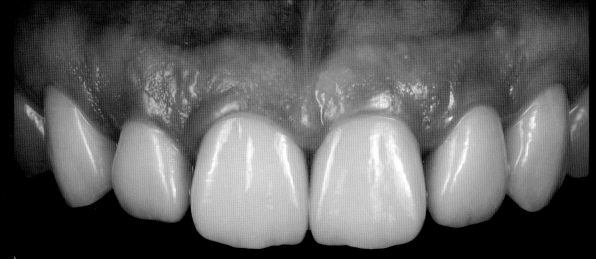

11k

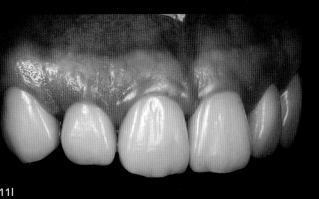

11l

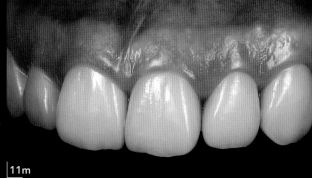

11m

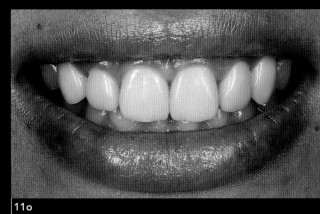

11n

11o

图11k～o　修复后1年。精心设计的龈下外形提供了合适的牙龈轮廓。通过对增厚的牙龈施加适当压力，手术后出现的牙龈发红完全消退，牙周健康稳定，预后良好（IPS e.max Zirpress，Ivoclar Vivadent）。

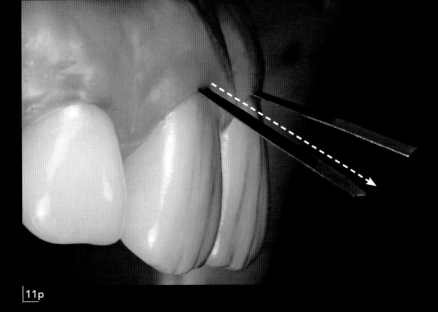

|11p

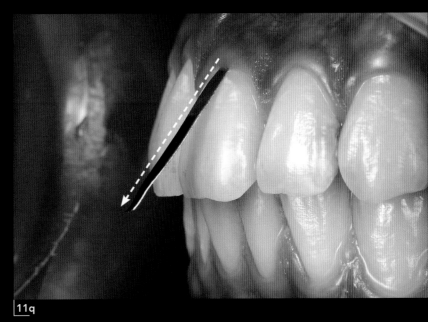

|11q

图11p、q 天然牙列通常有轻微的隆起（龈下外形），从牙根表面到CEJ平滑过渡。然而，在本病例中，牙齿的长轴和修复体的龈下外形有明显差异。如果手术改变了软硬牙周组织关系，必须仔细检查牙龈生物型以便设计合适的龈下外形。本病例中，修复体龈下外形的角度可以有效支持增厚的牙龈组织。当牙龈生物型由薄变厚时，通常需要使用修复体进行牙龈塑形。以"根据龈缘的厚度提供适当的龈下外形"为蓝本[12-13]，仔细考虑龈缘和边缘线之间的关系。

结论

本文介绍了修复治疗中的龈下管理，并结合病例进行了详细分析。如前所述，为了达到修复效果和牙周组织的协调，认真的椅旁治疗及科学分析是必要的。

参考文献

[1] Tsuzuki Y. Biologic esthetics by gingival framework design: Part 1. Factors for achieving biologic and esthetic harmony. Quintessence Dent Technol 2015;38:101–112.

[2] Tsuzuki Y. Biologic esthetics by gingival framework design: Part 2. Gingival esthetics evaluation criteria. Quintessence Dent Technol 2015;38:155–166.

[3] Tsuzuki Y. Biologic esthetics by gingival framework design: Part 3. Gingival framework design procedures. Quintessence Dent Technol 2016;39:129–140.

[4] Tsuchiya K. Comprehensive treatment strategy for successful prosthetic treatment [in Japanese]. Tokyo: Ishiyaku, 2010.

[5] Sanavi F, Weisgold AS, Rose LF. Biologic width and its relation to periodontal biotypes. J Esthet Dent 1998;10:157–163.

[6] Ran G. Alteration of biotype. In: Okawa M, Kataoka S (eds). Clinical Prosthodontics Supplement: Anterior 6 White & Pink Esthetics [in Japanese]. Tokyo: Ishiyaku, 2013:80–97.

[7] Obama T. Anterior Esthetics Restoration on Natural Abutments. Differential Diagnosis and Treatment Strategy [in Japanese]. Tokyo: Quintessence, 2007.

[8] Obama T. Anterior Esthetic Restoration with Implants. Reconsideration of Surgical Treatment Strategy According to Specific Treatment Goals and Prosthetic Guidelines [in Japanese]. Tokyo: Quintessence, 2007.

[9] Wagman SS. The role of coronal contour in gingival health. J Prosthet Dent 1977;37:280–287.

[10] Yamazaki M, Minami M. One requirement of crown contour is to support gingiva [in Japanese]. Clin Prosthodont 2001;34:638–657.

[11] Sulikowski A, Yoshida A. Three-dimensional management of dental proportions: A new esthetic principle—"The frame of reference." Quintessence Dent Technol 2002;25:8–20.

[12] Minami M. Subgingival contour [in Japanese]. The Quintessence Supplement Year Book 2000. Tokyo: Quintessence, 2000:170–171.

[13] Minami M, Tsuji R. Masterpiece: Inconspicuous, create natural look. QDT 2007;32(5):3–9.

参考书目

[1] Adolfi D. Natural Esthetics. Chicago, Quintessence, 2002.

[2] Chiche GJ, Aoshima H. Smile Design. Chicago: Quintessence, 2004.

[3] Hajto J, Ohata K (eds). Dental Technology Supplement. Photo Gallery of Natural Teeth for Esthetic Dental Treatment [in Japanese]. Tokyo: Ishiyaku, 2009.

[4] Ide Y, Kuwata M, Nishikawa Y (eds). Dental Technology Supplement: Biological Crown Contour, Biologically Harmonized Crown Morphology [in Japanese]. Tokyo: Ishiyaku, 2008.

[5] Kataoka S. Harmony, Texture [in Japanese]. Tokyo: Quintessence, 2005.

[6] Kataoka S, Mutobe Y. Harmony with nature, Part 4 [in Japanese]. QDT Supplement Year Book 2000. Tokyo: Quintessence, 2000.

[7] Kobayashi A, Wakabayashi T, Funato A. Information from chair side, which the lab wants to know and the dentist wants to convey—periodontal aspect [in Japanese]. QDT 2007;32(3):23–47.

[8] Matsumoto K. Periodontal tissue and abutment preparation. In: Yamazaki M, Chiba T, Komine F (eds). Clinical Prosthodontics Supplement on All-Ceramic Preparations. Theory and Practice of Tooth Preparation [in Japanese]. Tokyo: Ishiyaku, 2010:52–64.

[9] Mutobe Y. Basic concept of periodontal tissue and its clinical relevance for anterior esthetic restorations [in Japanese]. QDT 1999;25(2):28–48.

[10] Obama T, Chiba K, Terakado M. Anterior esthetic restoration—Key factors for success [in Japanese]. QDT 2007; 32(4):19–44.

[11] Ogura K, Sasaki S. Nature's Balance—Consideration of prosthetic morphology in transition area to periodontal tissue [in Japanese]. Part 2. QDT 2008;33(9):17–33.

[12] Okawa M, Otani K, Otake A, et al. QDT Supplement on Esthetics of Dental Technology. Part 3—Examination, Diagnosis and Laboratory Procedures for Esthetic Restorative Treatment [in Japanese]. Tokyo: Quintessence, 2004.

[13] Shigeno K. Periodontal plastic surgery manual for restorative treatment [in Japanese]. Clin Prosthodont 2000;33(1–6):74–82, 190–199, 288–297, 396–405, 526–541, 638–652.

[14] Takahashi K. Comprehensive team approach for esthetic restorative treatment [in Japanese]. QDT 2008;33(7–8):17–36, 13–42.

[15] Takino H. Art & strategy of tissue management for the esthetic area. Surgical treatment strategy for periodontal tissue of anterior natural teeth [in Japanese]. The Quintessence 2011;30(8):90–107.

[16] Townsend C. Prerestorative periodontal plastic surgery. Creating the gingival framework for the ideal smile. Dent Today 2004;23:130–133.

[17] Tsuzuki Y. Clinical approach for successful esthetic restorative treatment. In: Hayashi N, Takahashi K (eds). Dental Technology Supplement: Prosthesis Fabrication Method and Collaboration Method for Esthetic Restoration [in Japanese]. Tokyo: Ishiyaku, 2012:76–82.

[18] Ubassy G. Analysis. Via Marconi: Teamwork Media SRL, 1996.

[19] Yamazaki M. Dental esthetics. Part 4: Theory and clinical of cutting-edge esthetic restoration [in Japanese]. The Quintessence Supplement Year Book 2002. Tokyo: Quintessence, 2002.

[20] Yamazaki M, Obama T, Sedo N (eds). Crown preparation. In: To be an Expert Clinical Dentist, Vol 1: Conventional Restoration [in Japanese]. Tokyo: Ishiyaku, 2004.

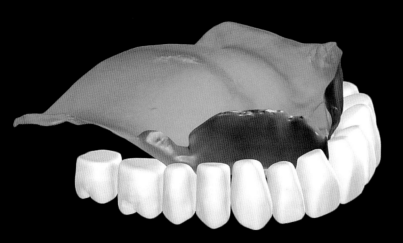

3D打印过渡性即刻全口义齿的数字化工作流程：一次法

Digital Workflow for 3D-Printed Interim Immediate Complete Dentures: The One-Appointment Approach

Tae Kim, DDS[1]
Fabiana Varjão, DDS, MS, PhD[2]

3D打印过渡性即刻全口义齿允许在一次就诊中完成复杂的修复流程，同时提供卓越的修复精度。下面的病例将介绍具体操作步骤。

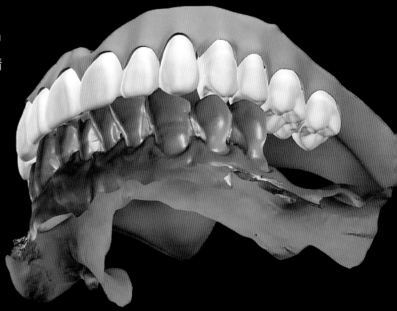

[1]Associate Professor and Section Chair, Removable Prosthodontics, Division of Restorative Sciences, Herman Ostrow School of Dentistry, University of Southern California, Los Angeles, California, USA.

[2]Associate Professor, Division of Restorative Sciences, Herman Ostrow School of Dentistry, University of Southern California, Los Angeles, California, USA.

Correspondence to: Dr Tae Kim, Division of Restorative Sciences, Herman Ostrow School of Dentistry, University of Southern California, 925 W 34th Street, DEN 4377, Los Angeles, CA 90089-0641, USA. Email: thk@usc.edu

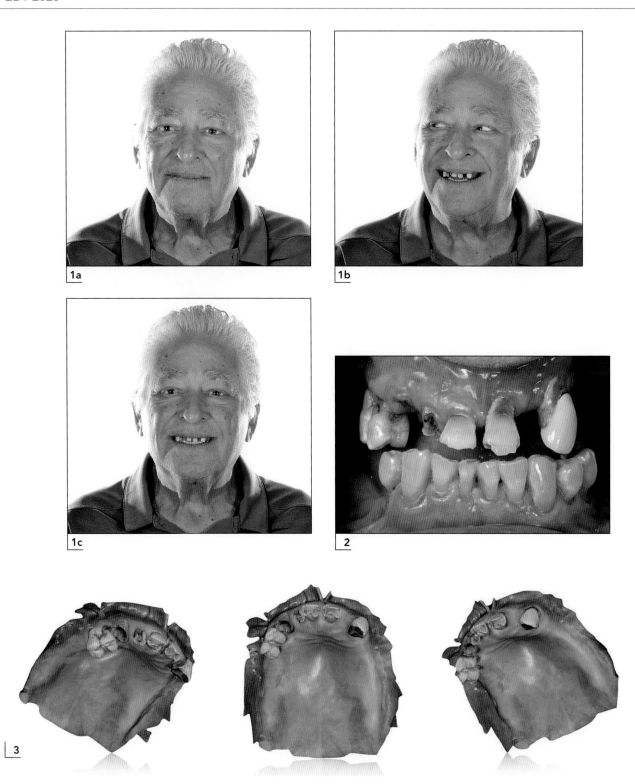

图1a ~ c　患者就诊时的口外照片。

图2　牙列缺损的口内照片。

图3　上颌牙列的口内扫描数据。

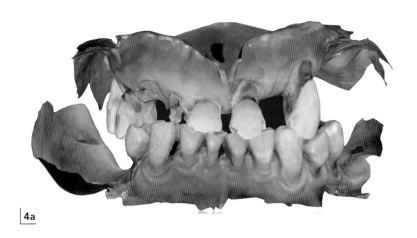

4a

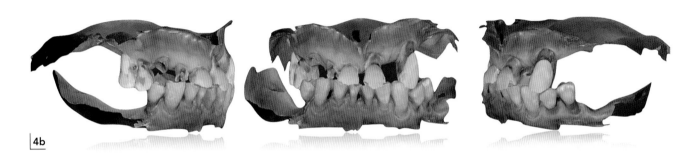

4b

图4a、b 口内扫描数据显示患者的正中关系和现有的垂直咬合距离。

病例报告

患者因严重龋齿和牙周附着丧失就诊（图1和图2）。由于预后不佳，治疗计划拟拔除上颌的所有余留牙，然后行过渡性即刻全口义齿修复。

使用Medit i500口内扫描仪进行扫描（图3和图4）。然后转诊拔除上颌牙，同时修复团队按照以下顺序设计（图5和图6）并制作过渡性即刻全口义齿

（图7～图10）：

1. 匹配
2. 修整
3. 标记
4. 验证
5. 排牙

设计和制作

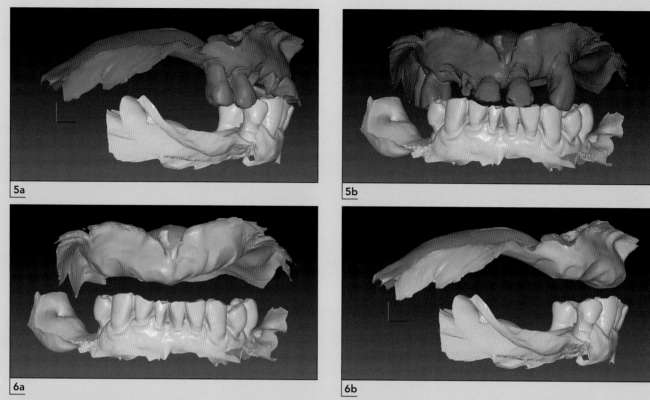

图5a　将口内扫描STL文件上传至义齿设计软件（www.dentcadesign.com）。

图5b　正中关系时，上下牙列的正面观。

图6a　数字化去除上颌余留牙后的上下牙弓的STL文件。

图6b　正中关系时的STL侧面观。

匹配

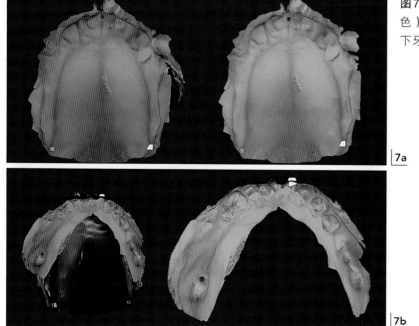

图7a、b　使用3个匹配点（绿色、红色和白色）将患者咬合记录的STL文件（紫色）与上下牙槽嵴分开的图像（浅橙色）相匹配。

修整

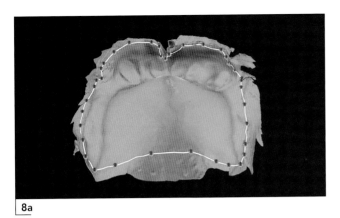

8a

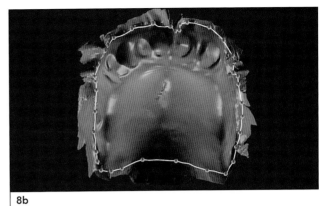

8b

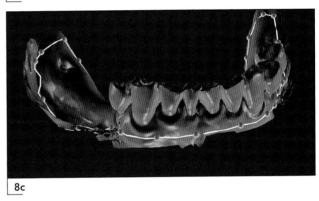

8c

图8a～c　沿前庭沟修整STL图像，然后消除上下颌骨无效信息。

标记

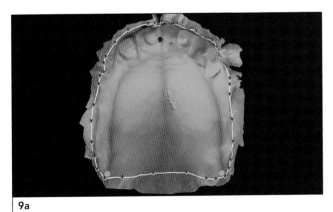

9a

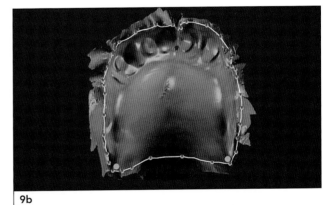

9b

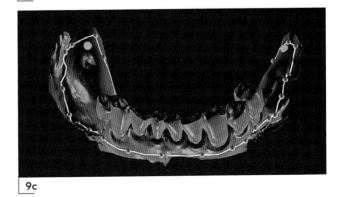

9c

图9a　在咬合记录STL图像中标出左右翼突切迹（绿点）。

图9b　在上牙槽嵴的相同位置，标出左右翼突切迹（绿色）。

图9c　在下牙槽文件中，识别并标出梨形垫的中心位置（绿色）。

验证

在验证阶段，修复团队选择所需的前牙覆盖类型（Ⅰ类、Ⅱ类或Ⅲ类）、牙齿形状（通用型、方圆形、椭圆形）和牙齿排列方式（标准、偏男性或偏女性）。

排牙

根据牙槽嵴、解剖标志和对侧牙列排牙。在排牙过程中，技师可以将牙齿作为一个模块（前牙或后牙）整体移动或单独移动，并评估咬合接触情况。

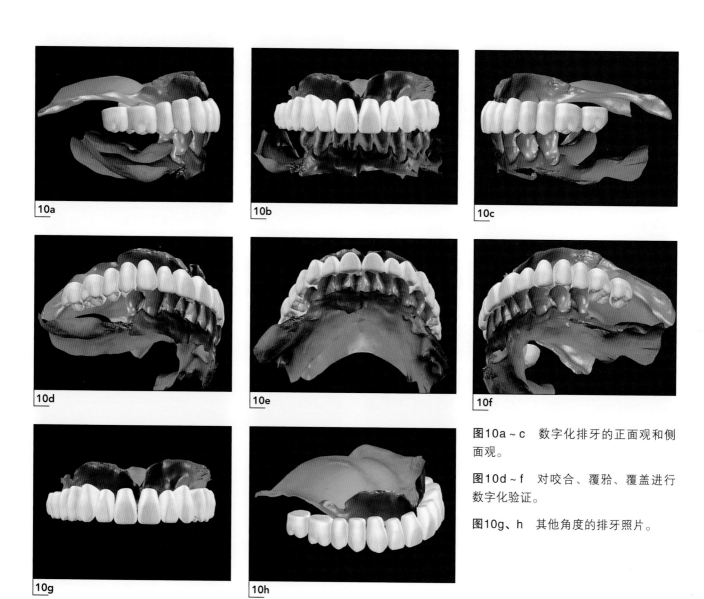

图10a ~ c　数字化排牙的正面观和侧面观。

图10d ~ f　对咬合、覆𬌗、覆盖进行数字化验证。

图10g、h　其他角度的排牙照片。

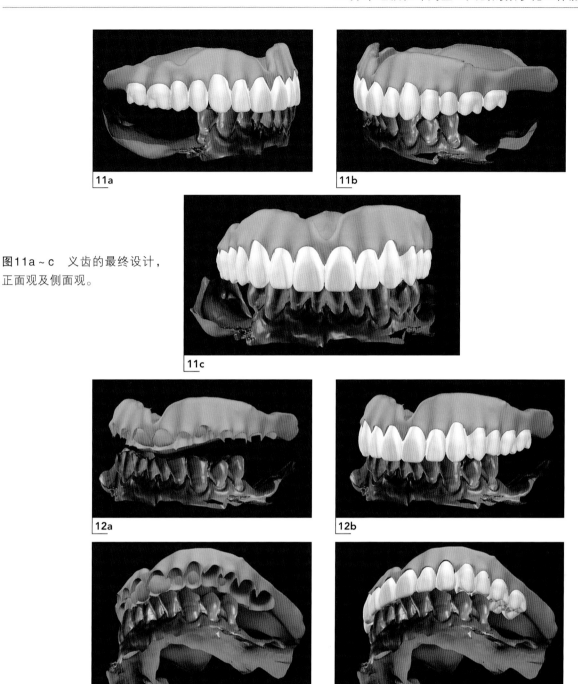

图11a～c　义齿的最终设计，正面观及侧面观。

图12a　上颌基托与下颌牙列之间的咬合关系，显示出合适的颌间距离。

图12b　排牙后，上颌牙列与下颌牙列之间的咬合关系1。

图12c　上颌基托与下颌牙列之间的咬合关系。

图12d　排牙后，上颌牙列与下颌牙列之间的咬合关系2。

最终设计

牙齿位置得到技师的认可后，软件将生成包括义齿基托在内的过渡性即刻全口义齿的最终设计方案。技师可以评估基托和数字化牙齿之间的关系（图11～图14）。图15a、b所示为3D打印的过渡性即刻全口义齿，图16所示为患者微笑照片。

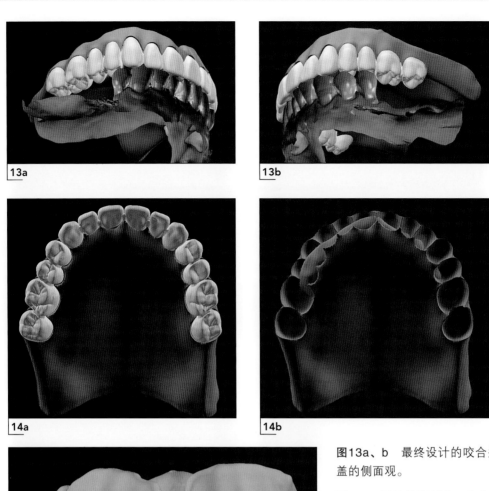

图13a、b　最终设计的咬合关系、覆𬌗和覆盖的侧面观。

图14a　过渡性即刻全口义齿的𬌗面观。

图14b　过渡性即刻全口义齿的基托设计。

图14c　最终设计的正面观。

结论

　　数字化技术彻底改变了义齿的传统制作方式。3D打印的过渡性即刻全口义齿是治疗牙列缺损患者的新方案，完全省去了物理印模、模型灌注、传统的排牙和义齿加工，从而在节约操作时间的同时获得了高质量的修复效果。

参考书目

[1] Kim T, Varjao F, Duarte S Jr. Esthetic rehabilitation of an edentulous arch using a fully digital approach. Quintessence Dent Technol 2018;41:219–227.

[2] Kim TH, Duarte S Jr. CAD/CAM technology for complete denture fabrication. Quintessence Dent Technol 2015;38:178–188.

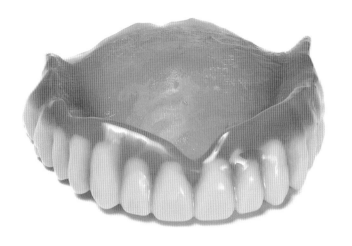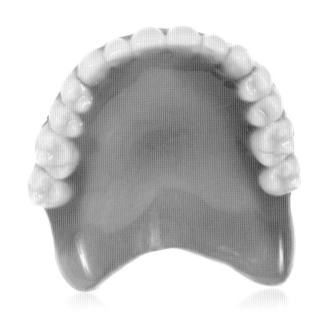

图15a、b 3D打印的过渡性即刻全口义齿。

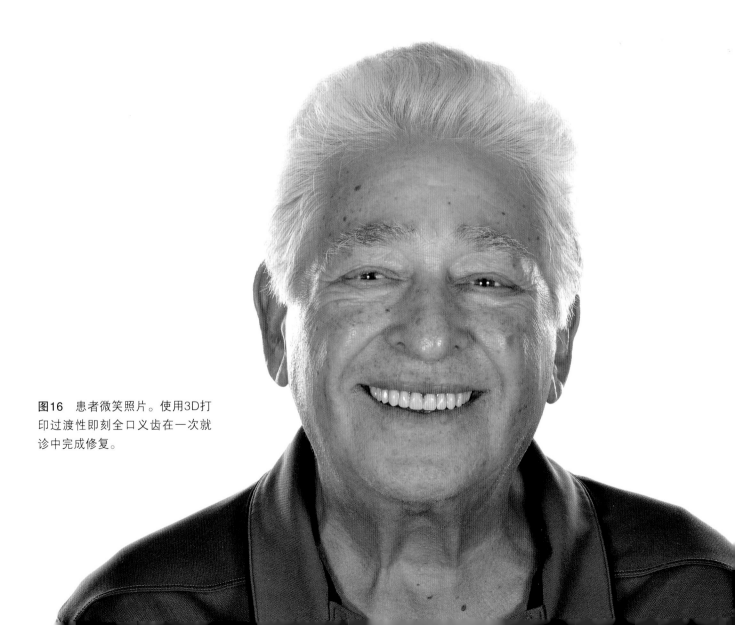

图16 患者微笑照片。使用3D打印过渡性即刻全口义齿在一次就诊中完成修复。

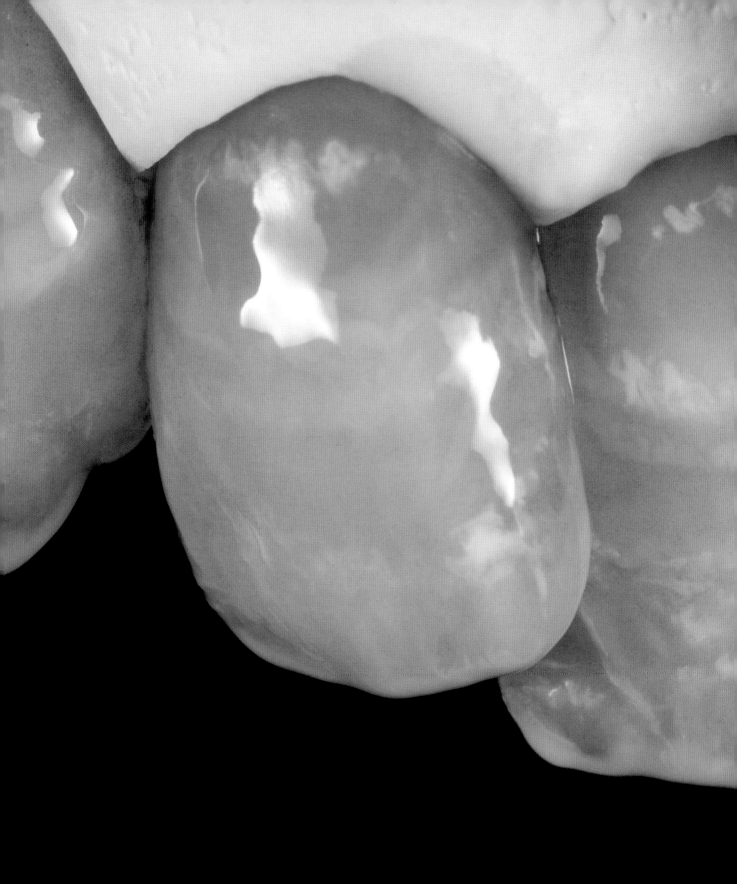

[1]Master Ceramist, Wallingford, Connecticut, USA.

Correspondence to: James Choi, 81 Farm Hill Road,
Wallingford, CT 06492. Email: labmanjames@yahoo.com

James Choi[1]

自上釉液体陶瓷：一种兼顾美学和强度的单层修复系统

Self-Glazing Liquid Ceramics: A Groundbreaking System to Enhance Esthetics of Monolithic Restorations Without Compromising Strength

美学与强度之间的平衡对于最终修复体的使用寿命至关重要。虽然单层修复提供了足够的强度，但它们在美学方面不尽如人意。在传统的单层修复过程中，修复体在染色和上釉后，都需要再次烧结。染色是将一组颜色添加到修复体的特定区域获得一定的厚度，增加颜色的饱和度，进而将颜料烧结固位。然后上釉，并再次烧结。虽然这套流

程改善了单层修复体的外观，但染色过程中无法控制表面纹理，因此很难模仿天然牙。另一种改善美学效果的方法是尽量减少单层修复体的厚度，然而，这会明显降低最终修复体的强度。由于这些原因，如果不使用传统瓷材料覆盖氧化锆或者二硅酸锂陶瓷，牙医和技师就很难实现理想的美学修复。

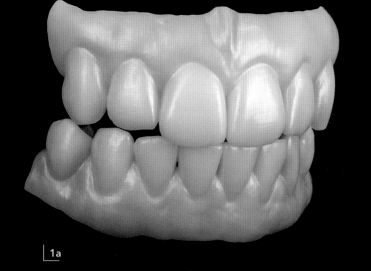

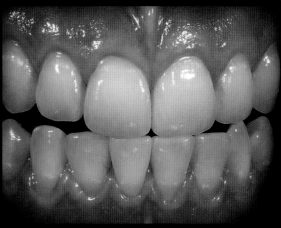

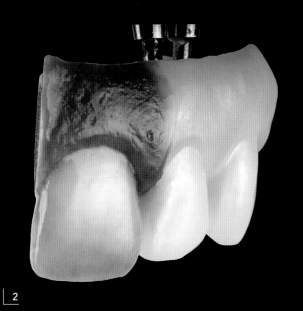

图1a　未进行液体陶瓷修饰的单层氧化锆修复体。

图1b　自上釉液体陶瓷修饰的单层氧化锆修复体。

图2　技师使用MiYO液体陶瓷系统产生的表面纹理。

液体陶瓷系统

　　最近，为了改善单层CAD/CAM或铸瓷修复体的美观性，一种新型的自上釉液体陶瓷（MiYO，Jensen Dental）被开发出来。基于上釉材料，这种液体陶瓷允许染色、修形，以及定制个性化标志和表面纹理（图1和图2）。液体陶瓷直接产生超薄的陶瓷层，不用回切，因此其强度不会受到影响。而且，在陶瓷表面0.1～0.2mm的厚度内，可以实现色彩饱和度的个性化定制（图3a、b）。

　　自上釉液体陶瓷拥有透明、半透明和不透明等不同的配色方案，可以提高氧化锆和二硅酸锂陶瓷的色彩表现力。具体方案如下所示（MiYO Liquid Ceramic Color）：

· 不透明：主要用于切缘结节（Mamelon Wheat, Mamelon Coral, Mamelon Pumpkin）、钙化结节（Snow），以及窝、沟、点、隙（Fissure）等位置。

· 半透明：主要用于切缘光晕（Halo Spring, Halo Autumn）和裂纹线（Linen）。

· 透明：主要用于色度（比色A、B、C和D）的修改或增强，与其他颜色一起做出切端的透明性或颈部特征（Sage, Straw, Lotus, Clementine,

切端厚度0.18mm

体部厚度0.07mm

龈方厚度0.14mm

龈方厚度0.16mm

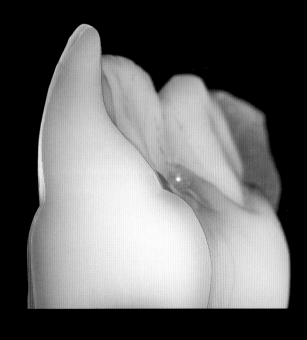

3a

图3a 将16种颜色和1种结构糊剂用于中切牙；将4种颜色和1种结构糊剂用于牙龈。无须回切。

图3b 中切牙的横断面视图。

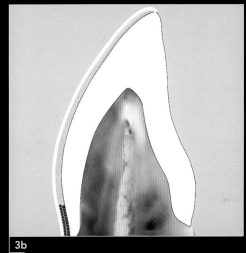

3b

Smoke，Storm，Cobalt和Slate）；Lumin和Lumin Plus可以进一步提升效果。

- 结构：赋予不同透明性的材料光散射特性，制作、修改修复体的形状、线角和表面纹理细节（Window，Enamel，Ghost，Ice，Blush）。

自上釉液体陶瓷在不影响修复体透明性的同时，可以对色彩表现进行调整。在烧结之前就可以可视化最终修复效果，从而增强了单层修复体的美学控制和可预期性（图4和图5）。传统陶瓷的特性（分层效果）和染色（烧结之前可视化最终效果）在自上釉液体陶瓷中得以体现（图5～图7）。

此外，不同透明性及色彩的特殊自上釉液体陶瓷还可以用于改善牙龈组织的美观（MiYO Pink Liquid Ceramic for Tissue）：

- 不透明（Flamingo，Crimson，Plum，Merlot，Sorbet，Salmon，Sable，Thistle）
- 透明（Midnight，Raspberry，Copper）
- 结构（Orchid，Rouge，Frost）
- 釉

下面的病例展示了这种新系统进行单层修复体制作时的易用性和美学效果。

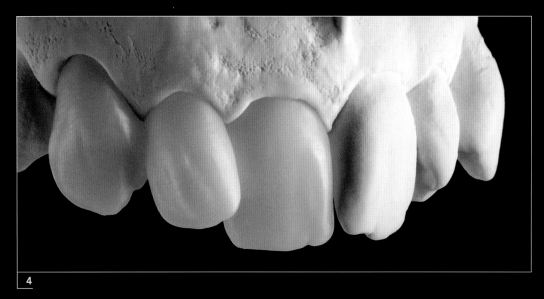

4

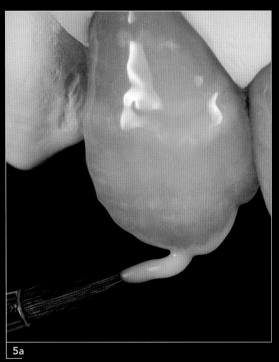

5a

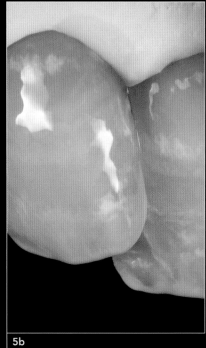

5b

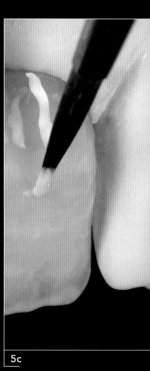

5c

图4　一次烧结就可以获得理想的颜色和上釉效果。

图5a～c　基于液体陶瓷概念，所有的颜色可以一次上色，产生分层效果，烧结前即可看到预期的美学效果。

图6a　烧结前制作的表面纹理。

图6b　烧结后同时获得了表面纹理和上釉效果。

图7a　烧结前的纹理特写。

图7b　烧结后的纹理和上釉效果特写。

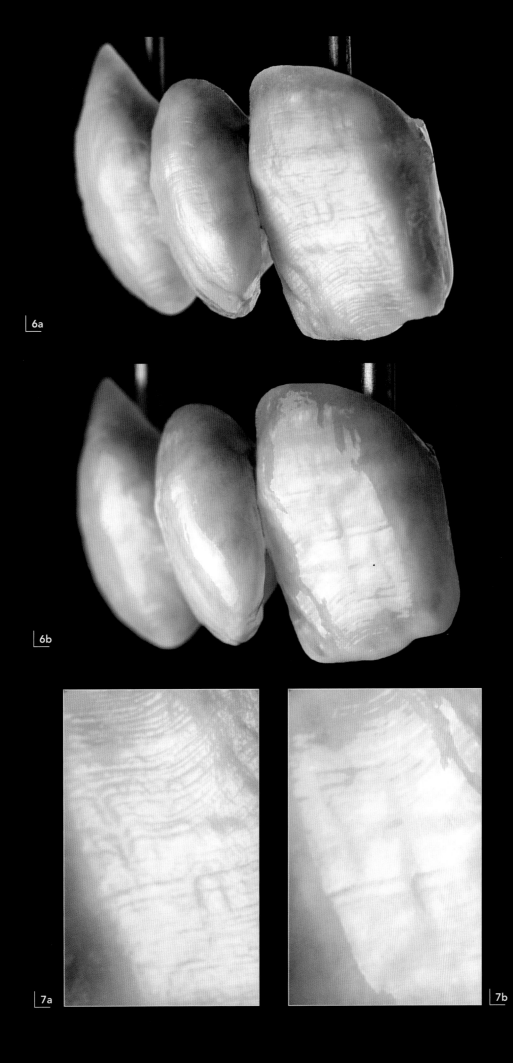

6a

6b

7a

7b

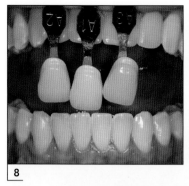
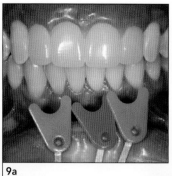
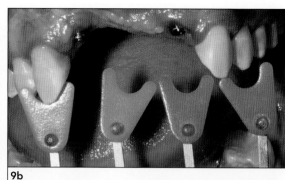

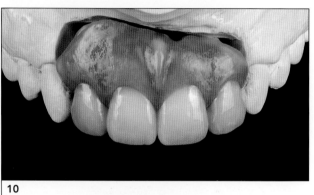
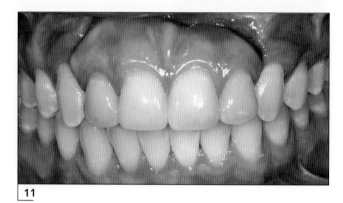

图8 参考下颌前牙进行牙齿比色。

图9a、9b 参考上下颌牙弓进行牙龈比色。

图10 在模型上完成初次修复。

图11 试戴和口内评估，以便调改。

图12 面部协调性的评估。

病例报告

患者，女，22岁。14岁时因外伤（摔下楼梯）导致上颌牙齿缺损。有可摘局部义齿修复史，修复效果不佳，后来侧切牙进行了种植修复。然而，由于软硬组织缺陷，急需新的修复方式来改善粉白美学效果。

使用聚甲基丙烯酸甲酯（PMMA）制作临时修复体，适当地调整后，作为最终修复的模板。以下颌前牙比色照为参考，确定上颌前牙的比色方案（图8）。根据上下颌弓进行牙龈比色（图9a、b）。

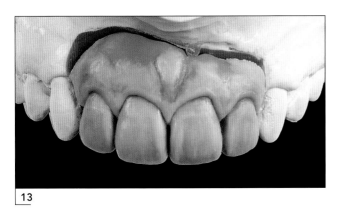

13

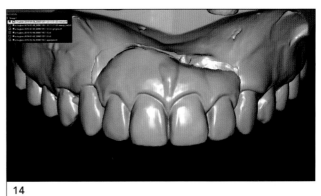

14

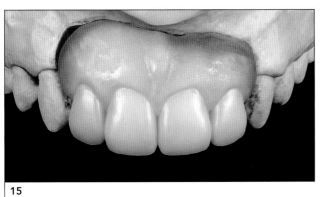

15

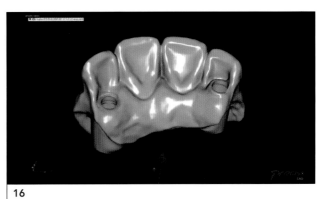

16

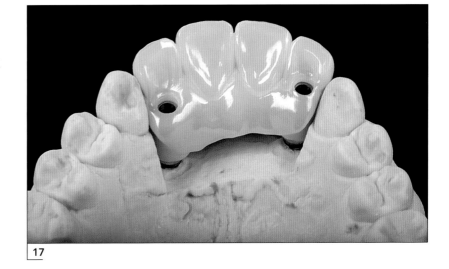

17

图13　修整蜡型。

图14　数字化扫描修整后的蜡型。

图15　烧结后的氧化锆修复体（牙龈区域有延伸）。

图16　数字化扫描修复体的腭面观。

图17　腭侧功能面抛光后。

制作单层氧化锆修复体（XT Zirconia, Jensen）并使用液体陶瓷着色（图10）。然后在患者口内试戴，并观察其微笑和面部协调性（图11和图12）。试戴结果表明，修复体需要进行以下调整：（1）增加左侧中切牙和侧切牙的牙龈轮廓覆盖范围；（2）右侧中切牙、侧切牙的切缘需延长，牙龈顶点需重新定位；（3）中线需轻微修改。

我们制作了新的蜡型来改善现有修复体的外观（图13）。扫描蜡型，切削制作新的单层氧化锆修复体（XT Zirconia, Jensen）（图14～图17）。氧化锆无须回切或消减，这使得修复体的延伸部位可以很好地贴合牙龈。使用液体陶瓷对修复体进行个性化修饰（图18和图19），然后烧结成型。

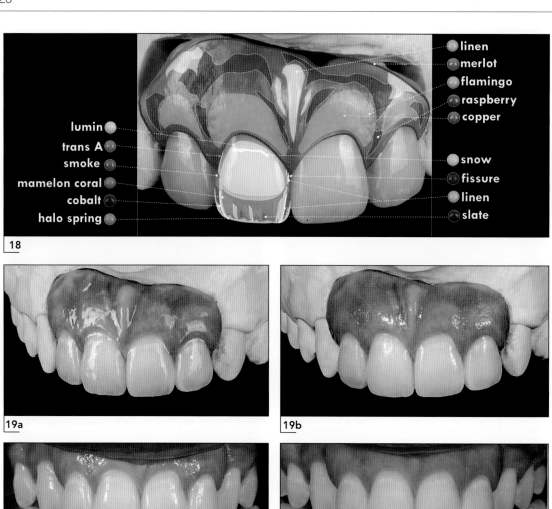

18

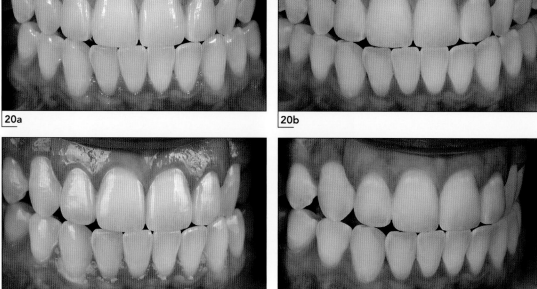

19a

19b

20a

20b

21a

21b

图18　液体陶瓷配色方案图解。

图19a、b　（a）液体陶瓷染色后；（b）结构膏体制作表面纹理。

图20a　最终的修复效果照片（无滤镜）用来评估美学细节。

图20b　偏振光照片。

图21a　动态照片用来评估修复体表面纹理，并与周围天然牙进行对比。

图21b　动态角度的偏振光照片用来评估美学细节。

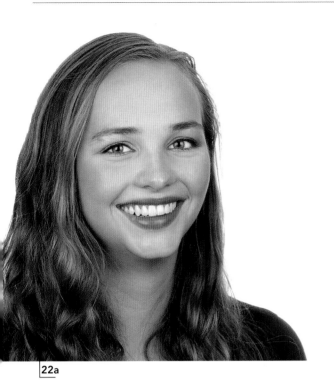

22a

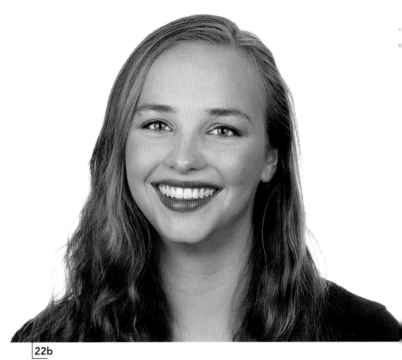

22b

图22a ~ c　患者获得了面部协调美观。在制作修复体之前，需要由牙医和技师评估面部不对称性，以便将微笑与面部结构作为一个整体进行平衡。

最终的修复效果类似天然牙的美学状态，取得了不亚于多层陶瓷的修复效果（图20 ~ 图22）。

结论

单层修复体强度理想，但美学性欠佳，过去的金属冠等修复方式更是大大偏离了美学修复的理念。目前牙科材料发展迅猛，已经将光的传输特性结合于陶瓷材料中。借助液体陶瓷工艺，全瓷冠可以达到模仿天然牙的效果，在不损害患者现有口腔状况并满足其美学要求的情况下，提供了一种美学和强度兼具的修复方案。

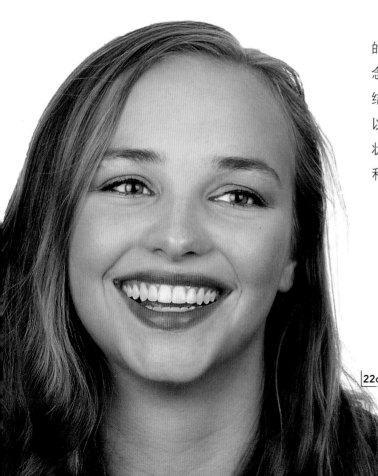

22c

不同备牙导板下的最佳牙体预备：病例报告

Optimal Tooth Preparation with Different Tooth Reduction Guides: Case Presentation

Carlos Alberto Jurado, DDS, MS[1]
Juliana Branco Da Costa, DDS, MS[2]
Jose Villalobos Tinoco, DDS, MS[3]
Heriberto Ureta Valenzuela, DDS, CDT[4]
Luis Felipe Camara Chejin, DDS, MS[5]

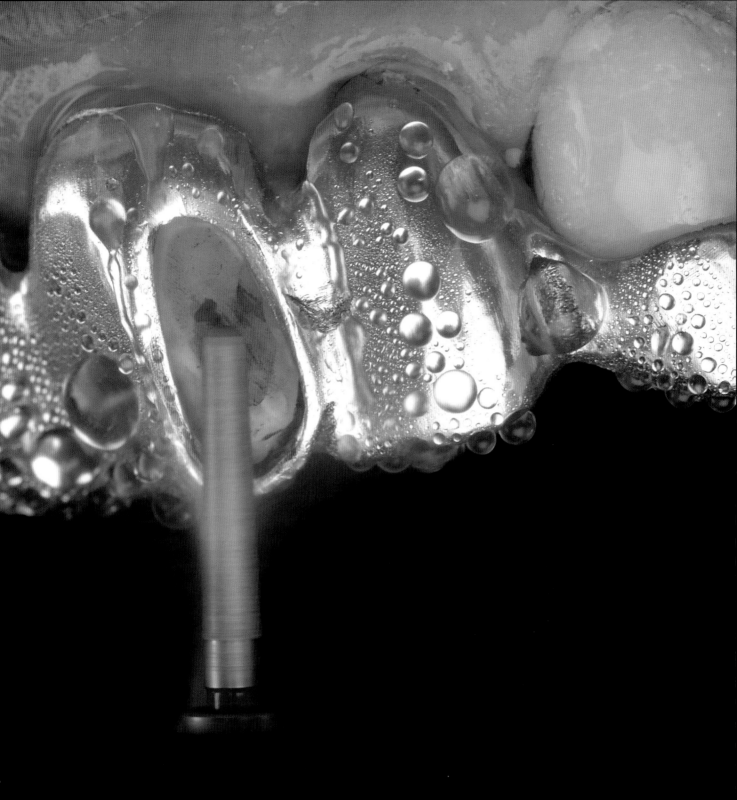

理想的牙体预备是保障固定修复体（尤其是金属烤瓷和全瓷修复体）美观、功能和耐久的关键因素[1]。充分的牙体预备可以提供均匀的预备量、清晰的边缘和足够的修复空间，使最终修复体达到所需厚度，并且不影响牙周健康、美学和结构完整性[2]。临床医生在选择保守或激进的治疗方法时，尤其对于年轻患者，应考虑到修复牙齿再治疗的可行性[3]。我们强烈建议使用保守治疗方法，尽可能减少牙体组织的损失[4]。相比全冠，贴面只需要25% ~ 50%的牙体预备量，因此，贴面已经成为最常见的保守固定修复方式[5]。充分的颊侧牙体预备对于获得最佳粘接强度非常重要，过度的预备则会将粘接界面发展至牙本质，从而导致粘接强度降低[6]。

20世纪20年代末，Charles Pincus博士首次在电影中使用粘接剂固位瓷贴面[7]。然而，由于修复体很脆弱，当时的粘接系统耐久性也很差，影片拍摄结束后就拆除了瓷贴面[7]。目前，贴面已经表现出较高的留存率。有研究报道，186个贴面修复体5年的留存率达到了98.4%[8]。另一项研究报道，3500个贴面修复体10年的留存率达到了93%[9]。瓷贴面最初的适应证主要是治疗断裂、畸形和变色牙。如今，贴面的适应证范围更广了，一些复杂的修复也有所涉及，如全口咬合重建、根管治疗牙齿的修复，以及磨损牙列的修复[10-12]。为实现精准的牙体预备，推荐使用备牙导板，尤其对于错位牙、畸形牙、扭转牙，以及需要较大调整的牙齿[13-14]。通过诊断蜡型建立起理想的固定修复体外形轮廓，在垂直方向或咬合平面都可以进行相应的调整[15]。

经典的备牙导板是用加成型硅橡胶（PVS）印模材或热塑板制成[15-16]。将备牙导板置于口内，对修复空间进行目视评估和量化。PVS印模材是首选材料，因为它可以复制诊断蜡型形态并准确转移。但是，PVS导板体积大，后牙区使用不便，而且需要额外制作临时修复体[17-18]。热塑板对前牙或后牙使用相对方便，允许充分的视觉评估和牙周探针测量。通过热塑板在诊断蜡型上的真空压制，可以使其紧密贴合蜡型，实现轴向/咬合/切端轮廓的精确复制。然而，由于备牙是在口内进行的，透明导板与牙齿颜色区分度不高，牙周探针无法校准，导致导板复位后的评估可能不太准确。

在使用单一类型的导板进行牙体预备的过程中，临床验证可能存在问题，因为瓷贴面的唇侧预备量小于0.9mm。不使用备牙导板的贴面牙体预备会导致备牙量不足或过度[19-21]。因此，本文旨在介绍不同类型备牙导板的应用场景，以实现精确牙体预备。

病例报告

患者，女，34岁。近期搬到美国，原来的牙科治疗尚未完成。对临时修复体不满意，希望改善微笑（图1a）。口内检查：Ⅰ类咬合，牙龈炎，上颌前牙局部轻度磨耗，右上颌侧切牙与尖牙间存在间隙，牙齿比例不佳，右上颌中切牙前突，左上颌中切牙扭转，前牙临时修复体着色（图1b~e）。

治疗计划

向患者介绍全面的治疗计划，包括口腔卫生宣教、口腔疾病预防、牙齿漂白、正畸治疗、右上颌侧切牙全冠，以及其他5颗前牙的瓷贴面修复方案。患者拒绝牙齿漂白和正畸治疗，要求只进行修复治疗。我们告知患者，诊断蜡型和诊断饰面将提供初步的修复信息。

综合患者意愿，制作诊断蜡型（Wax GEO Classic，Renfert），恢复和谐微笑（图2和图3）。使用双丙烯酸材料（Structur Premium，VOCO）翻制临时诊断饰面。患者对饰面效果满意，同意治疗方案（图4a、b）。

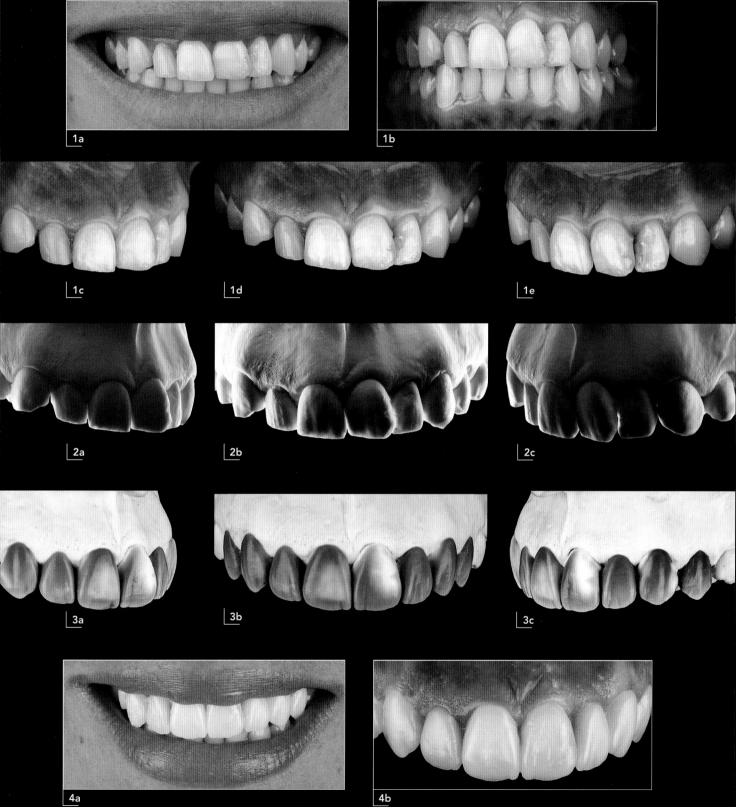

1a

1b

1c

1d

1e

2a

2b

2c

3a

3b

3c

4a

4b

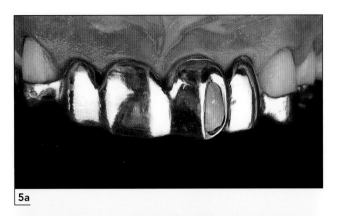

5a

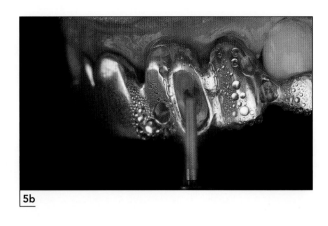

5b

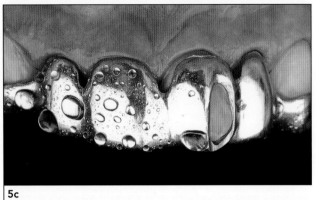

5c

图5a~c 金属备牙导板。

图6 透明热塑导板。

图7a、b 硅橡胶导板用来检测唇侧和切端的预备量。

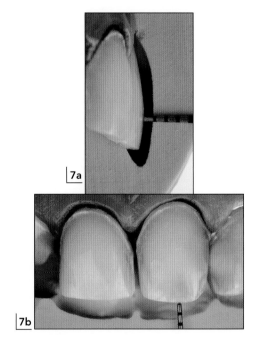

7a

7b

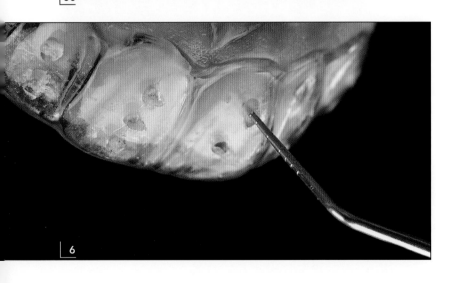

6

备牙导板下的牙体预备

将诊断饰面移除后，使用不同类型的备牙导板进行牙体预备。首先利用失蜡技术制作铸造金属导板，用于左上颌中切牙前凸部分的去除。口内放置导板，使用锥形金刚砂车针（850，Jota AG）小心磨除牙齿突出面（图5a~c）。铸造金属导板的主要优点是结构坚硬，只允许靶向去除多余牙体组织。在金属导板辅助下，对6颗上颌前牙的唇面进行保守的牙体预备（约0.75mm预备量）。

在初步备牙后，借助透明热塑导板（Thermo-plastics，Keystone Industries，厚度0.5mm）进一步牙体预备。导板由真空设备（Pro-Vac，Vacuum Formers）制作而成。将其放置在前牙上，以评估牙体预备量。使用金刚砂车针（6 HP Round 51mm Overall Shank 2，Brasseler）在导板特定位置打

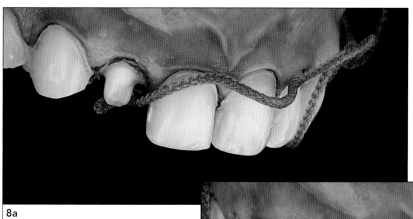

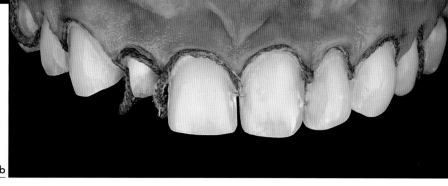

图8a、b　双排龈印模技术。

图9　终印模。

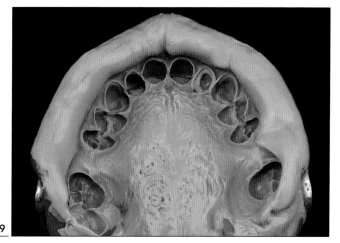

孔，便于插入牙周探针（CP-15 UNC color-coded single end probe，Hu-Friedy Qulix）进行测量（图6）。此外，还制作了硅橡胶导板（Platinum 85，Zhermack）用来评估切牙和前两个导板下的预备量。全瓷修复体的最终可用修复空间为：唇侧0.75mm，切端1.5mm（图7a、b）。右上颌侧切牙全冠预备精修后，制取印模。

终印模制取和修复体制作

印模制取采用双排龈技术进行，在贴面基牙上依次放置#000和#0排龈线（Retraction Cord Plain Knitted，Ultrapak），在全冠基牙上依次放置#00和#1排龈线（图8a、b）。托盘（Rim-Lock Impression Trays，Dentsply Caulk）上依次使用硅橡胶重体和轻体（Virtual 380，Ivoclar Vivadent）

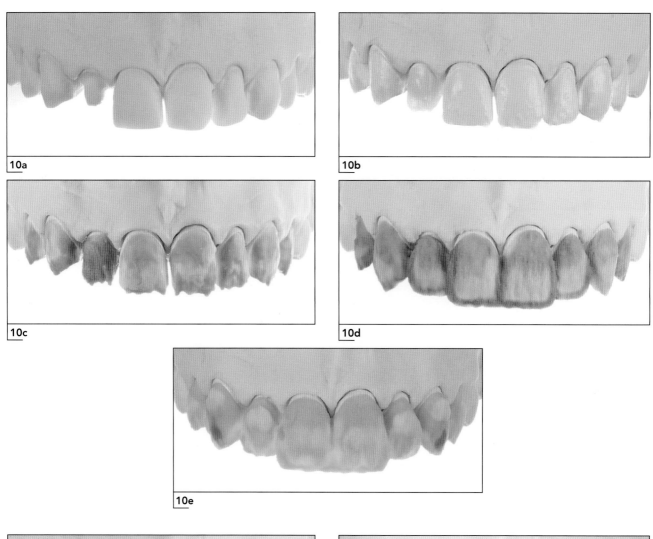

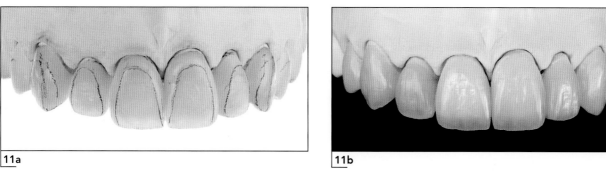

图10a～e　（a）石膏模型；（b～e）长石质瓷贴面制作。

图11a、b　（a）长石质瓷贴面线角的勾勒；（b）瓷贴面制作完成后。

制取终印模（图9）。Ⅳ型石膏（Fuji rock，GC America）制作模型，贴面采用耐火长石质瓷制作（Noritake Super Porcelain EX-3，Kuraray Dental），全冠采用压铸长石质瓷制作（Ex-3 Press，Kuraray Noritake）（图10a～e）。贴面制作时要注意线角的精修（图11a、b）。

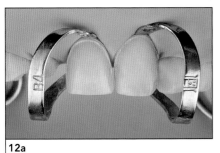
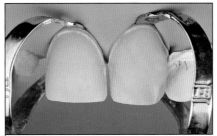
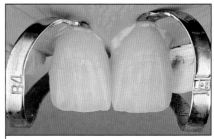
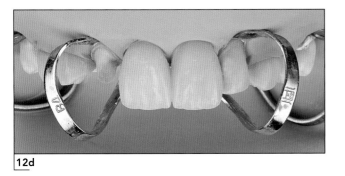
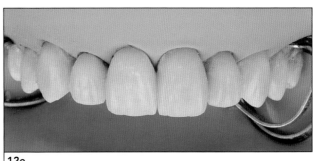

图12a 瓷贴面粘接前，安装橡皮障隔湿。

图12b 邻牙上放置特氟龙胶带。

图12c 中切牙瓷贴面的粘接。

图12d 侧切牙粘接前，重新调整放置夹子。

图12e 橡皮障隔湿下完成所有全瓷修复体的粘接。

粘接和抛光

对最终修复体进行试戴，在得到患者认可后，开始粘接流程。在双侧第二前磨牙之间放置橡皮障（Dental Dam，Nic Tone）进行口腔隔湿，夹子（Clamp #00，Hu-Friedy）固位。每颗基牙的牙龈处也要放置夹子（Clamp B4，Brinker Hygenic）。使用直径29μm的氧化铝颗粒（Aqua-Care Aluminum Oxide Air Abrasion Powder，Velopex）对牙齿表面喷砂。

牙釉质表面用37%磷酸（Total Etch，Ivoclar Vivadent）酸蚀15秒，冲洗吹干，涂布底胶，气枪轻吹去除多余部分。涂布第四代粘接剂（Syntac，Ivoclar Vivadent），气枪吹匀。瓷贴面内表面使用37%磷酸酸蚀15秒，冲洗吹干5秒，涂布预处理剂（Monobond Plus，Ivoclar Vivadent）。然后使用Variolink Esthetic LC（Ivoclar Vivadent）粘接修复体。去除多余粘接剂，瓷贴面唇侧光固化（VALO cordless 6 oz，Ultradent）20秒。牙线清理邻接后，瓷贴面每个面（腭侧、近中、远中）再光固化20秒。全冠则使用双固化树脂水门汀（Panavia V5，Kuraray Noritake）进行粘接（图12a~e）。

清除多余的粘接剂和水门汀，检查并调𬌗，使用抛光轮（Dialite Feather Lite，Brasseler）和抛光膏（Dialite Intra-Oral Polishing Paste，Brasseler）对修复体进行抛光。

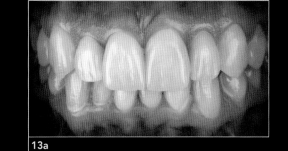

图13a ~ d 术后口内照片和微
笑照片。

图14 1年后随访口内照片。

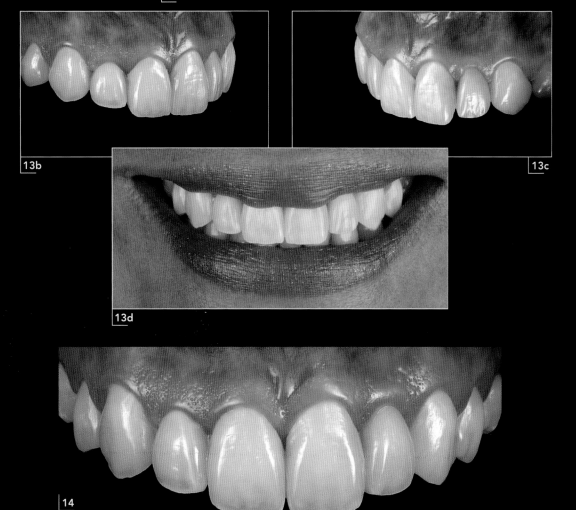

最终效果

  为了保护修复体，给患者制作了夜间殆垫。患者对修复效果很满意（图13a ~ d）。1年的术后随访显示，软硬组织良好（图14）。

讨论

  口腔粘接技术的进步使得美学修复更为保守和微创。患者寻求美学治疗，以改善牙齿外观，恢复功能，实现口腔和谐。爱美的患者可以很容易识别

不借助备牙导板的指导，要实现瓷贴面的精准牙体预备是一项临床挑战。不使用导板时，常出现牙体预备过度，进而导致牙本质暴露和粘接性能降低。相反，牙体预备不足则会导致修复体形态过大。因此，在预备瓷贴面时，建议常规使用备牙导板。牙医需要熟悉不同类型的备牙导板，以便针对具体病例做出适当的选择。硅橡胶导板是最常用的评估预备厚度和切端预备量的导板，但它不能提供360°的透视效果。透明导板可以通过打孔来评估特定位置的牙体预备量。这两种类型的导板都比较适合牙齿形态正常、牙体预备量较小的情况。然而，当牙齿形态过凸时，铸造金属导板或自凝塑料导板可以很好地指导磨除牙体凸出部分。

可控牙体预备为最终修复体的制作提供了理想的修复空间。此外，保守的牙体预备可以减少牙体预备量，为将来修复体的更换预留了机会。由于目前的修复体都无法保证可以使用终身，因此，建议牙医应尽可能采取保守的方式，可控且精准地备牙。

结论

理想和保守的牙体预备为最终的间接修复提供了最佳空间。在牙体预备过程中使用不同的备牙导板，可有效避免备牙过度或备牙不足，从而成功地制作修复体。

说明

作者声明，本文不存在任何利益冲突。

参考文献

[1] Rosentiel SF, Land MF, Fujimoto J. Contemporary Fixed Prosthodontics, ed 4. St Louis: Elsevier, 2006:209–257.

[2] Chen Y, Raigrodski A. A conservative approach for treating young adult patients with porcelain laminate veneers. J Esthet Restor Dent 2008;20:223–238.

[3] Holm C, Tidehag P, Tillberg A, Molin M. Longevity and quality of FDPs: A retrospective study of restorations 30, 20 and 10 years after insertion. Int J Prosthodont 2003;16:283–289.

[4] Libby G, Arcuri MR, LaVelle WE, Hebl L. Longevity of fixed partial dentures. J Prosthet Dent 1997;78:127–131.

[5] Edelhoff D, Sorensen J. Tooth structure removal associated with various preparation designs for anterior teeth. J Prosthet Dent 2002;87:503–509.

[6] Ozturk E, Bolay S, Hickel R, Ilie N. Shear bond strength of porcelain laminate veneers to enamel, dentine and enamel-dentine complex bonded with different adhesive luting systems. J Dent 2013;41:97–105.

[7] Pincus CR. Building mouth personality. J South Calif Dent Assoc 1938;14:125–129.

[8] Aristidis G, Dimitra B. Five-year clinical performance of porcelain laminate veneers. Quintessence Int 2002;33:185–189.

[9] Friedman M. A 15-year review of porcelain failure: A clinician's observations. Compend Contin Educ Dent 1998;19:625–628, 630, 632 passim.

[10] Ferrari M, Patroni S, Balleri P. Measurement of enamel thickness in relation to reduction for etched laminate veneers. Int J Periodontics Restorative Dent 1992;12:407–413.

[11] Tjan A, Dunn J, Sanderson I. Microleakage patterns of porcelain and castable ceramic laminate veneers. J Prosthet Dent 1989;61:276–282.

[12] Christensen G. Veneering of teeth. State of the art. Dent Clin North Am 1985;29:372–391.

[13] Livaditis G. Indirectly formed matrix for multiple composite core restorations: Two clinical treatments illustrating an expanded technique. J Prosthet Dent 2002;88:245–251.

[14] Magne P, Douglas W. Additive contour of porcelain veneers: A key element in enamel preservation, adhesion and esthetics for aging dentition. J Adhes Dent 1999;1:181–192.

[15] Fareed K, Solaihim A. Making a fixed restoration contour guide. J Prosthet Dent 1989;61:112–114.

[16] Moskowitz M, Loft G, Reynolds J. Using irreversible hydrocolloid to evaluate preparations and fabricate temporary immediate provisional restorations. J. Prosthet Dent 1984;51:330–333.

[17] Gardner L, Rahn A, Parr G. Using a tooth-reduction guide for modifying natural teeth. J Prosthet Dent 1990;63:637–639.

[18] Bluche I, Bluche P, Morgano S. Vacuum-formed matrix as a guide for the fabrication of multiple direct patterns for cast post and cores. J Prosthet Dent 1997;77:326–327.

[19] Tan H. A preparation guide for modifying the mandibular teeth before making a maxillary single complete denture. J Prosthet Dent 1997;77:321–322.

[20] Aminian A, Brunton P. A comparison of the depths produced using three different tooth preparation techniques. J Prosthet Dent 2003;89:19–22.

[21] Cho S, Nagy W. Labial reduction guide for laminate veneer preparation. J Prosthet Dent 2015;114:490–492.

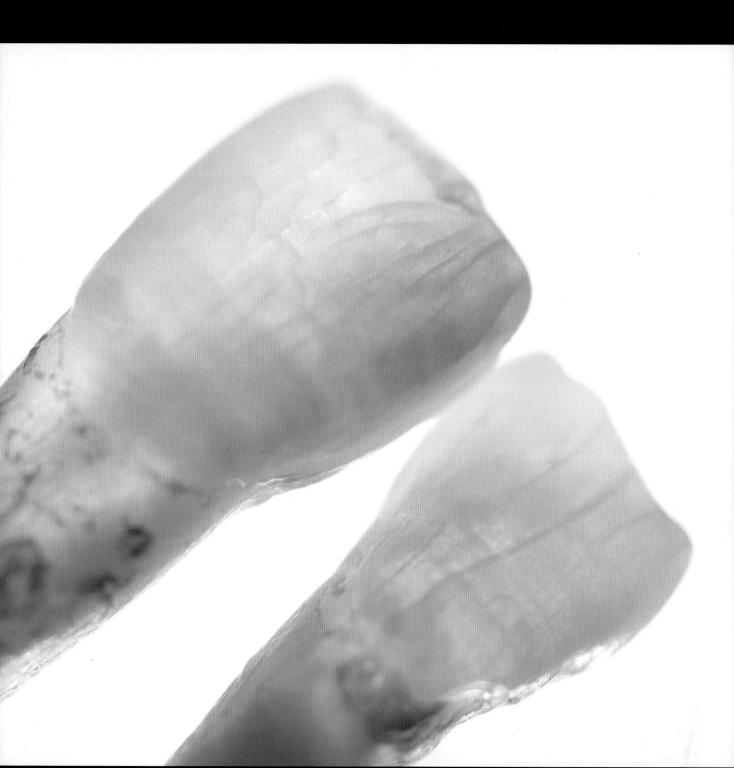

Clinical Approach to Fulfill Esthetic Requirements: The Challenge of Nature's Beauty

Yuji Tsuzuki, RDT

Ray Dental Labor
Elitz Yamashina Building 3F
18-8 Takehanatakenokeidocho
Yamashina-ku
Kyoto City, Kyoto
Japan
Email: ray710@camel.plala.or.jp

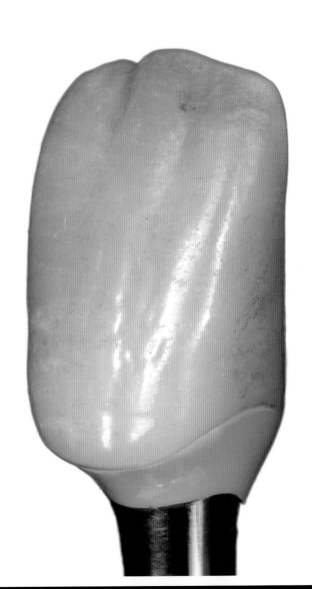

前 牙修复对美学的要求很高。现实中的牙齿总是存在各种局限或缺陷，有必要对天然牙齿的组成及其自然美进行研究，以期将美学效果提升到更高水平。基牙条件的改善对于修复治疗效果有重要意义，牙医与技师的有效沟通是获得理想修复效果的必要条件。本文将介绍复制自然美的概念，并结合一些病例展示挑战自然美的方法。

病例1　　完美的光学性质

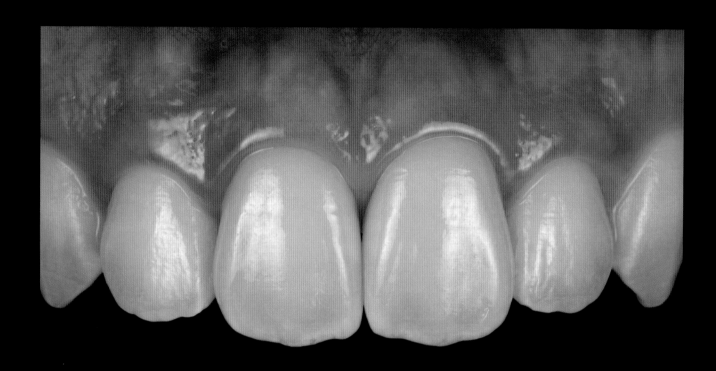

— 变彩效应 —

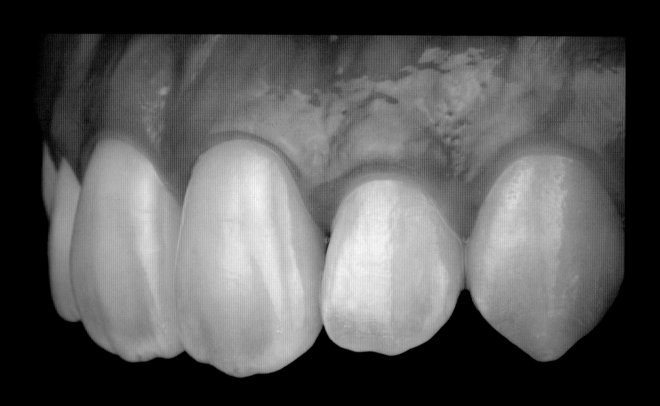

病例1　　完美的光学性质

在这个病例中，中切牙用全瓷冠修复。在修复体设计中，需要考虑前牙切对切的咬合关系。使用IPS e.max Press Impulse Opal 2（Ivoclar Vivadent）和唇侧回切技术来优化修复体颜色。

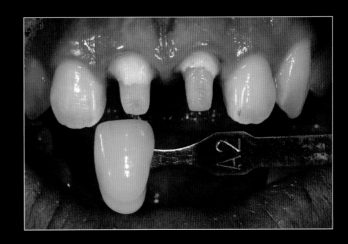

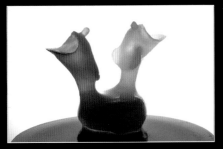
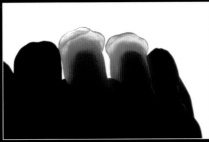
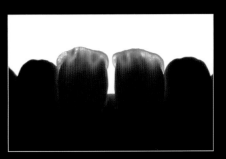

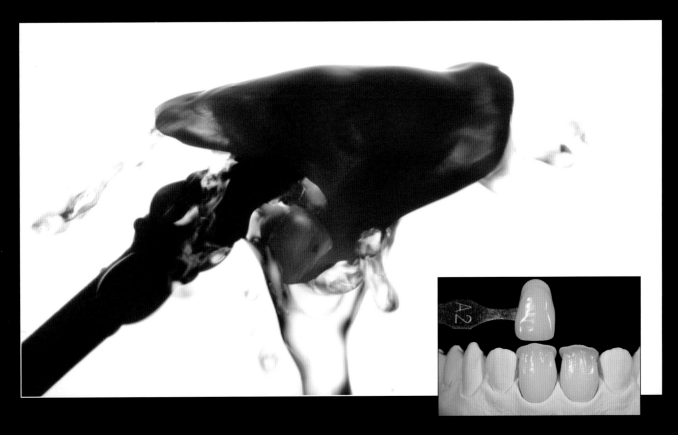

唇侧回切技术的优势在于保持IPS e.max Press机械强度的同时，具有色彩的高复制性。可根据切缘的透光性来选择瓷粉。Impulse Opal瓷粉除了具有高透光性外，还具有优越的光学性能，可以重现天然牙齿的乳光效果。因此，利用材料特性，精确地扩大了临床应用范围。

牙医：Hiroyuki Takino 博士（Takino Dental Clinic）

天然牙齿的精确复制

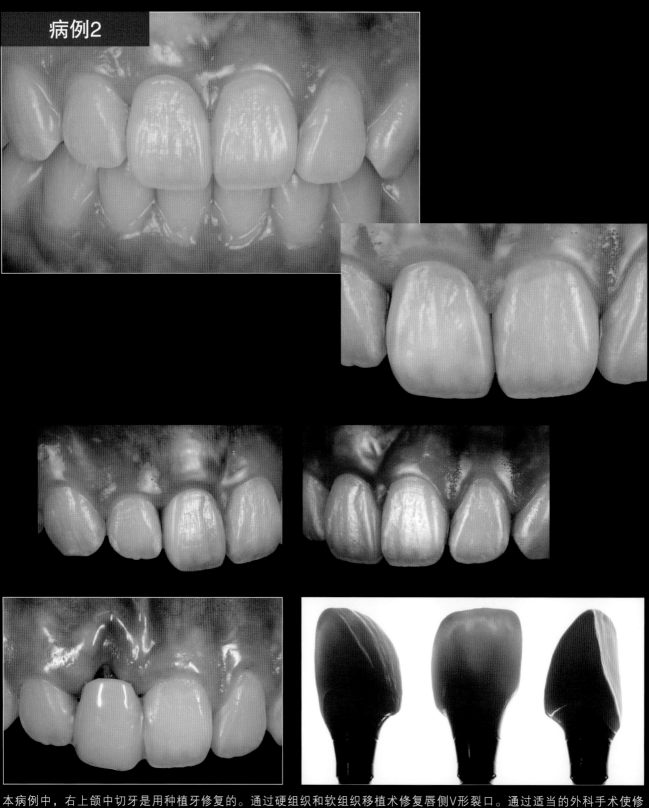

本病例中，右上颌中切牙是用种植牙修复的。通过硬组织和软组织移植术修复唇侧V形裂口。通过适当的外科手术使修复效果得到了显著改善。软组织的维持和稳定取决于种植体的上部结构。基台采用钛基和氧化锆的混合设计，冠采用IPS e.max Press系统制造。

病例3

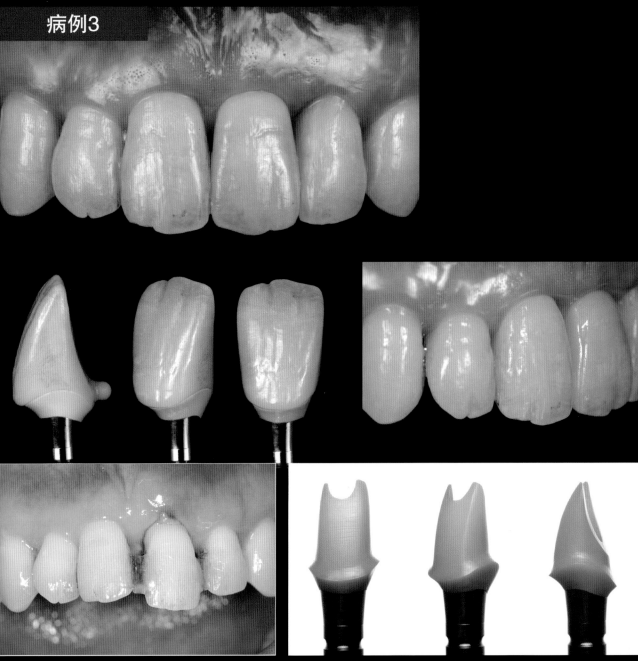

患者有牙周病和咬合创伤，同意接受种植治疗。在拔牙并行位点保存后，进行正畸治疗，以建立良好的修复空间和功能状态。

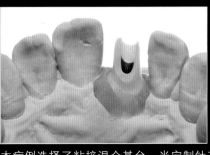 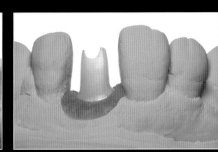 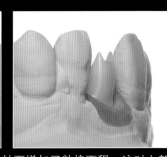

本病例选择了粘接混合基台，半定制钛基台适合临床牙冠较长的修复体。较长的轴面增加了粘接面积，这对上部结构的强度有直接影响。

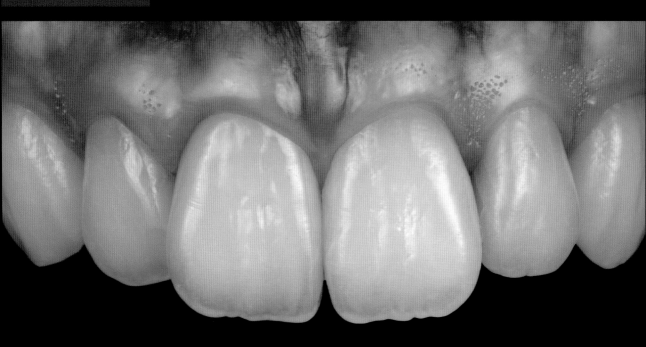

结缔组织移植

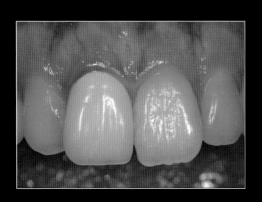

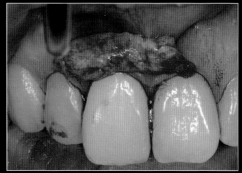

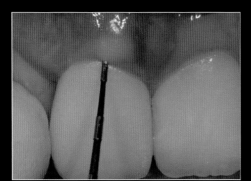

该患者由于旧烤瓷修复体不美观前来就诊。经检查发现，患者属薄龈生物型，变色牙根透过牙龈影响了美观。结缔组织移植可以遮盖牙根颜色，保持修复体的稳定性。通过临时修复体调整牙龈轮廓后，使用IPS e.max Press分层技术制作牙冠。

牙医：Kotaro Nakata博士（Nakata Dental Clinic）

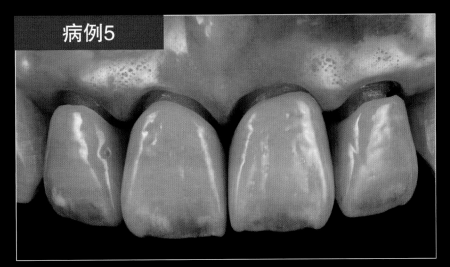

病例5

IPS e.max 牙冠

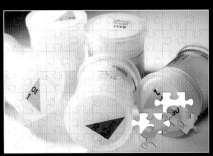

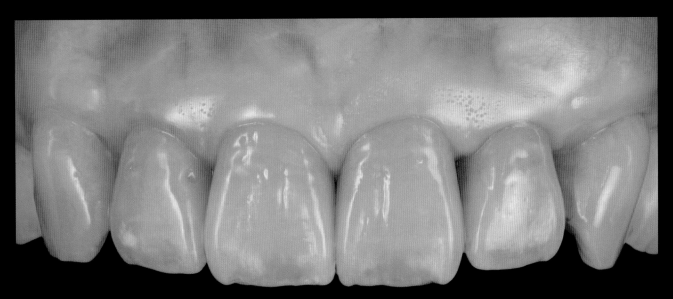

软组织协调

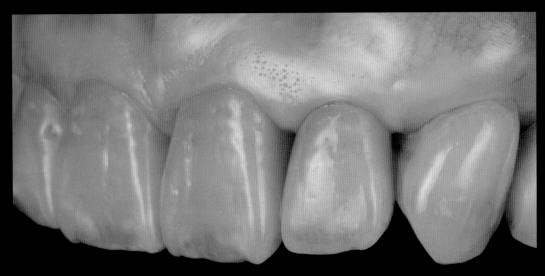

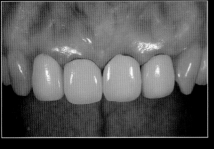 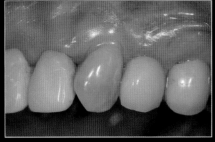 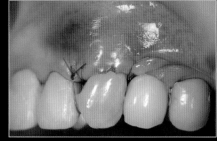

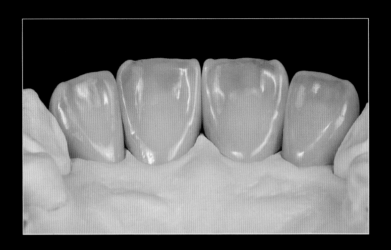

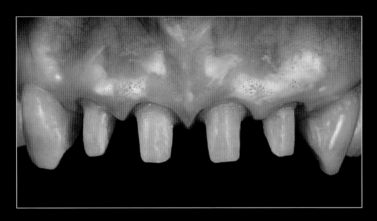

本病例是一位70多岁的女性患者，由于对几个月前的修复效果不满意，前来就诊。口腔检查显示，牙冠颜色与天然牙不匹配，软硬组织不协调。因此，我们重新设计了4颗前牙的牙龈轮廓，并对左上颌尖牙进行了根面覆盖术。根据诊断蜡型制作临时修复体，并通过临时修复体的龈下外形来塑形牙龈轮廓。临时修复结束后，牙冠与牙龈之间的协调性明显得到改善。这种和谐是通过生物安全的全瓷冠和上下牙龈的轮廓高度匹配而建立的。

牙医：Hiroyuki Takino博士/Yusuke Yamaguchi博士 （Yamaguchi Dental Care）

这篇文章最初以日语发表于Jpn QDT 2018；43(5):1–8.

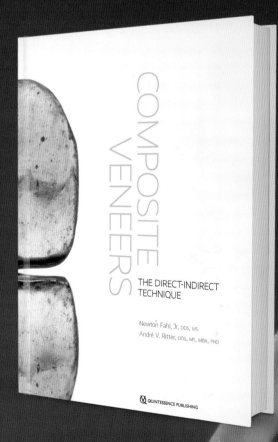

微创美学修复

Esthetics with Micro Restorations

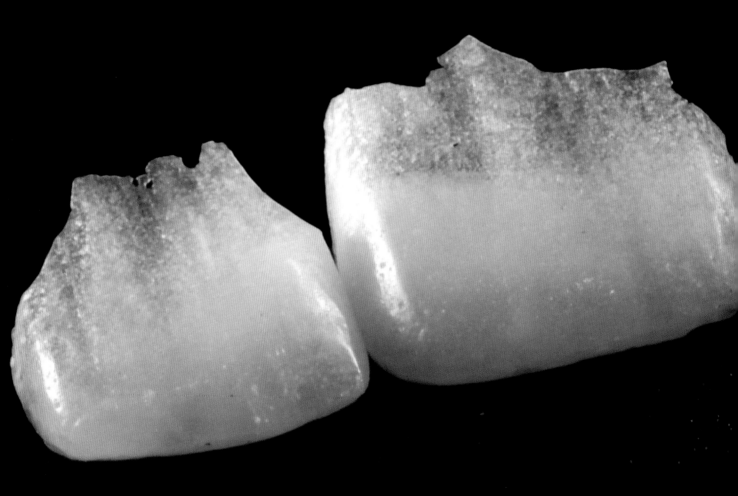

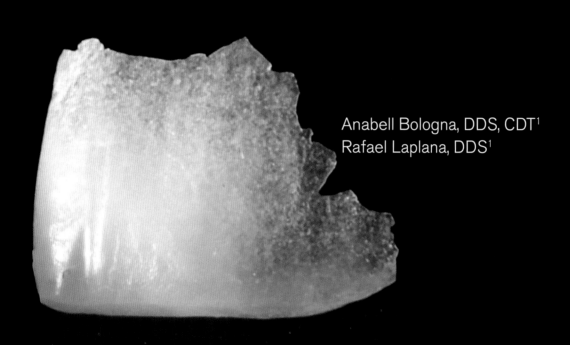

Anabell Bologna, DDS, CDT[1]
Rafael Laplana, DDS[1]

虽然软件与设备的不断发展和更新使得修复体加工更快、更容易，但为了满足不同的美学要求，实现个性化修复，仍然离不开拥有无限知识的人类大脑。修复一颗牙齿或者部分牙体相对容易，因为对侧牙齿或剩余牙体组织可以提供主要的参考。然而，通过分层技术创造并制备特定形状和颜色的瓷修复体，需要医生与技师艺术技能的长期实践和经验积累，从而自信地达到美学要求。

粘接瓷修复体的中长期评估显示，其具有良好的美学效果、较高的患者满意度，而且不影响软组织。利用粘接的方式与牙体组织结合，能够最大限度地保存牙釉质。传统的摩擦机械固位方式要求足够的牙体预备量，而粘接修复要求的牙体预备量更少，是一种保存和微创的治疗理念[1]。

本文介绍了利用微创贴面（部分贴面）恢复少女微笑的技术步骤。

[1]Private Practice, Caracas, Venezuela.

Correspondence to: Dr Anabell Bologna, LaplanaBologna Estetica Dental Avanzada, Av. Venezuela, Policlínica Americana, 2ab, El Rosal, Caracas 1060, Venezuela. Email: LaplanaBologna@gmail.com

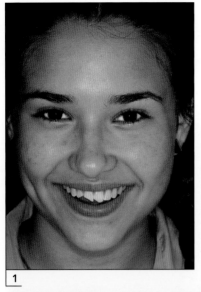

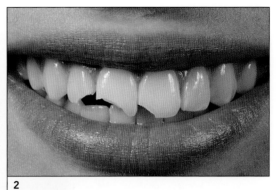

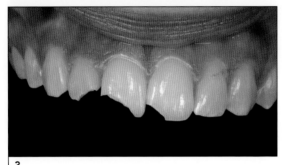

图1　术前面部照片。

图2　术前微笑照片。

图3　术前口内照片。

病例报告

患者，女，14岁。患有咳嗽–晕厥综合征，在一次晕厥发作后摔倒，导致上颌中切牙和侧切牙切端折断。术前情况如面部照片（图1）、微笑照片（图2）和口内照片（图3）所示。

当患者就诊时，我们进行了牙髓活力测试。折断的牙齿碎片没有找到，因此无法将碎片直接粘接到剩余牙体组织上进行修复[2]。考虑到患者年龄较小，不建议全冠修复。由于需要恢复大面积的牙冠形态，我们的治疗计划是制作长石质部分贴面，并将其粘接到剩余牙体上，修复缺损的牙体组织[3]。

颜色和照片的信息传递

虽然技术的发展日新月异，但颜色的选择、沟通和再现仍是一项临床挑战，可能导致无法预测的结果。牙医和技师之间的有效沟通是实现牙齿比色的必要条件，照片就是一种很好的交流工具[4]。

对于比色照片，用环形闪光灯拍摄的照片有利于传递最基本的比色信息、牙齿比例和排列。然而，它们不利于共享信息和精确再现颜色。侧光摄影被认为是一种更好的选择，因为它可以让我们看到牙齿的各个层次。现在更加推荐偏振光摄影，因为它可以减少眩光，使色度的分级可视化，从而更容

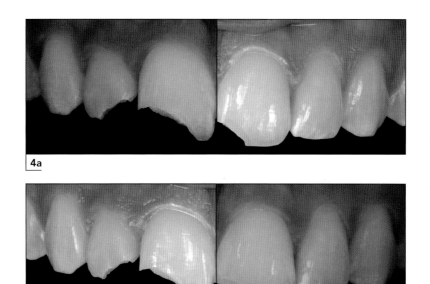

图4a、b 在侧光和偏振光下的术前口内照片。

易、更精确地进行牙本质比色，获得分层信息[5]。使用侧光（Twin Lite MT-24EX，Canon）和偏振光（polar_eyes，Emulation）的拍摄效果如图4a、b所示。

比色

当使用传统方法进行牙齿比色时，比色结果会因为操作者知识和经验的不同而产生差异。传统的比色板在传达色彩信息方面存在局限性，为了获得更精确的信息，强烈建议使用单纯材料构建的色阶进行比色（例如深牙本质、切缘结节、牙本质、切缘和乳光）[6]。

分层图——比色样本

由于牙本质结构的垂直丧失，在绘制分层图时，要将不透明牙本质（Opaque Dentin）和系统中最反光的材料（Mamelon Light）混合，可以使其在黑暗口腔环境中产生光学效果（图5a～c）。

在任何类型的单颗前牙修复中，比色后要立即制作比色样本，利于比色信息的确定和以后的分层。为了制作这个比色样本，一旦比色确定后，要用主要的颜色和效果在一张薄纸上绘制分层示意图。切端只堆塑一半以利于我们检查。在烧结后，我们可以根据未覆盖部分的内部分层信息准确选择另一半釉质层的厚度[7]。烧结温度要比常规温度高50℃以便于获得光泽效果（图6）。这个过程允许我们发现分层过程中所需的任何修正区域。

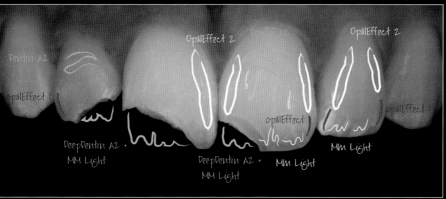

5a

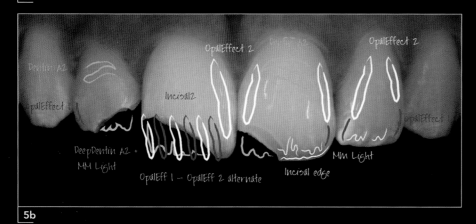

5b

图5a、b 分层图。

图5c 不透明牙本质（Opaque Dentin）和反射性材料（Mamelon Light）混合，可在黑暗口腔环境中产生光学效果。

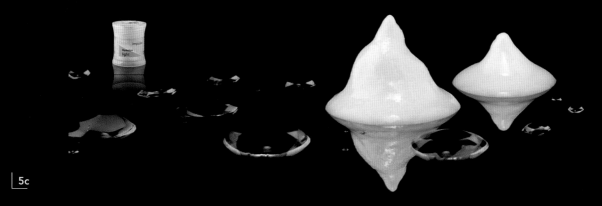

5c

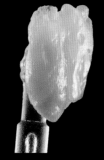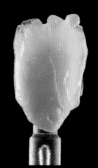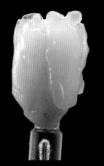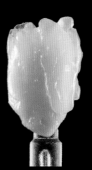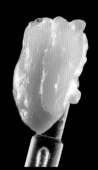

图6 比常规温度高50℃进行烧结，可获得有光泽的比色样本，利于我们检查并发现任何需要修正的区域。

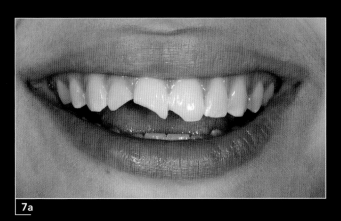

7a

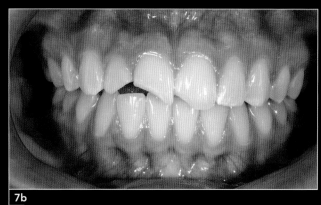

7b

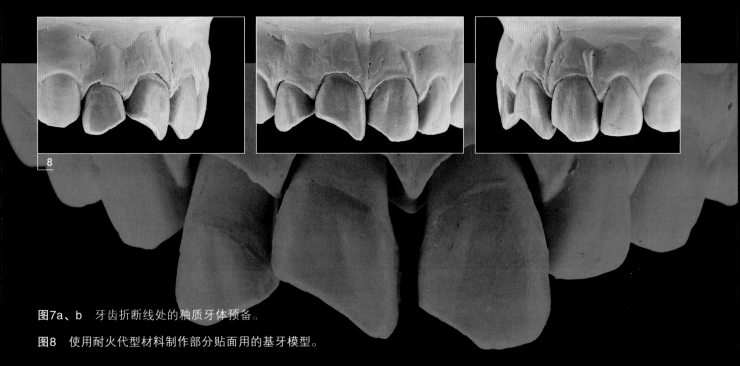

8

图7a、b　牙齿折断线处的釉质牙体预备。

图8　使用耐火代型材料制作部分贴面用的基牙模型。

修复过程

　　遵循微创原则，为牙釉质的修复进行无肩台预备[8]。用软砂轮（Super-Snap flexible disks, Shofu）和车针预备切角位置，从而沿着切缘断端形成唇侧和邻接区的牙体预备形态（图7a、b）

　　用硅橡胶（Virtual, Ivoclar Vivadent）制取印模。由于修复体边缘不涉及牙体颈部，因此无须使用排龈线。

加工过程

　　根据终印模，使用耐火代型材料（G-Cera Orbit Vest，DG Europe）制作基牙模型[9]（图8），在模型上使用长石质瓷（IPS e.max Ceram, Ivoclar Vivadent）制作部分瓷贴面。

　　以患者剩余的天然牙为参考，在耐火代型上分层制作部分瓷贴面，可以获得接近天然牙的效果。由于这种技术在移除代型后不允许大的调整，因此，需要特别注意控制体积收缩和层次分布。

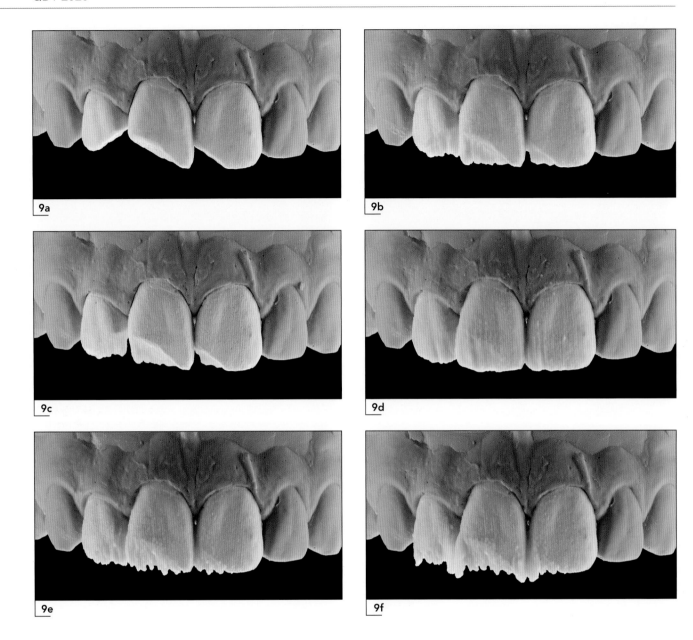

9a

9b

9c

9d

9e

9f

一步一步瓷层堆塑

· 将耐火代型脱水，涂布Opal Effect 1，在800℃进行烧结（图9a）。

· 在传统的分层堆塑前，先烧结一层不透明瓷（Deep Dentin A2和Mamelon Light 1∶1混合），这样可以恢复垂直缺损的牙齿结构，进而阻挡光线穿过，增加色度，避免过度光吸收。770℃单独烧结（图9b），可以更好地控制该层体积。烧结后的不透明牙本质区域如图9c所示。

· 改良型Dentin A1和Mamelon Light以1∶1的比例混合，用来构建牙体形态（图9d）。

· 将切缘回切，为其他瓷粉的填充预留空间（图9e）。

· 使用Opal Effect 1为邻接区域做垂直增量（图9f）。

· 在切端回切区域涂布一薄层Opal Effect 1，垂直方向涂布，以模拟釉牙本质界（DEJ）；这是牙釉质透明区，位于天然牙的外层[10]，有助于光的传播[11]（图9g）。

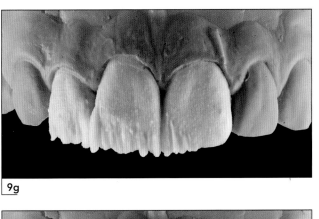

9g

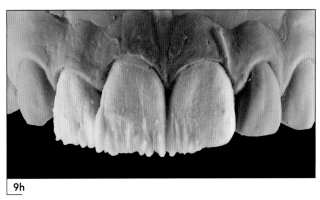

9h

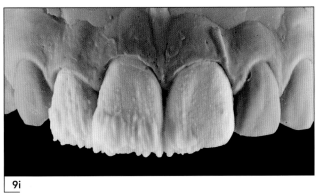

9i

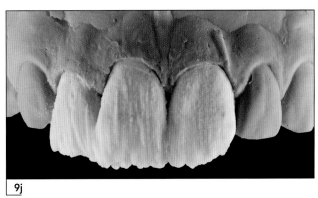

9j

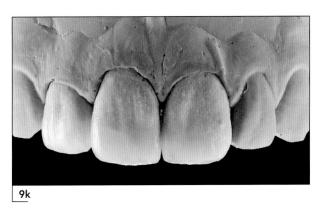

9k

· Mamelon Light可用来制作精细效果，类似于对侧切牙切端的切缘结节（图9h）。

· 使用I2染料初步形成釉质层，并扩展至中部和颈部1/3交界处（图9i）。

· 使用Opal Effect 1和2垂直分层堆塑，可以在此区域提供不同程度的乳光效果，产生吸收和反射对比。最后的堆塑体积要大于目标体积，用来补偿烧结产生的体积收缩（图9j）。

· 在770℃完成烧结，体积收缩如预期所致。根据剩余结构的形状特征进行表面的打磨。用精细车针调整部分瓷贴面的宏观和微观形貌，以匹配基牙牙齿形态结构。修复体适当上釉，725℃烧结（图9k）。

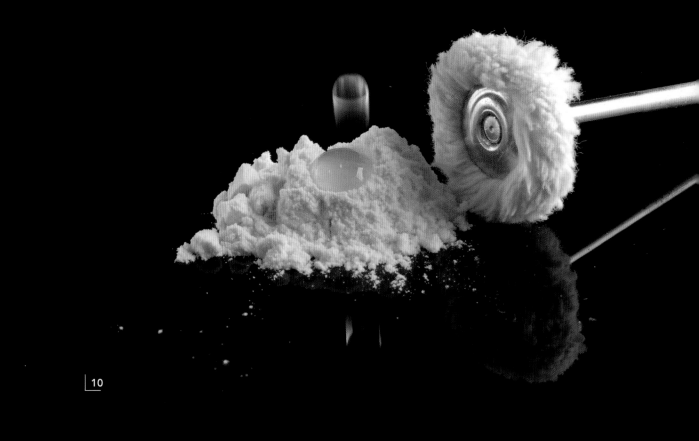

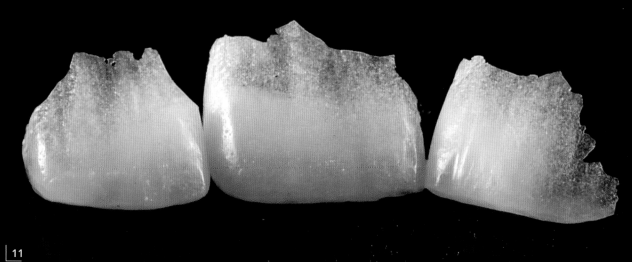

图10　使用毡轮进行最后的机械抛光。

图11　最终部分瓷贴面修复体的照片。

最后用毡轮进行机械抛光，并用釉液润湿瓷贴面（图10），此时，修复体仍放置于耐火代型上。

使用直径50μm的玻璃珠对耐火代型进行喷砂，部分瓷贴面（图11）仍然贴合于耐火代型。

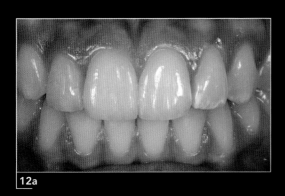
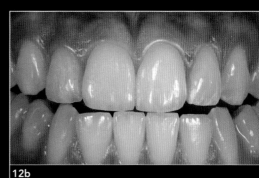

12a

12b

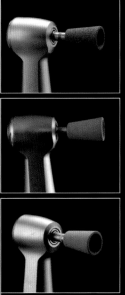

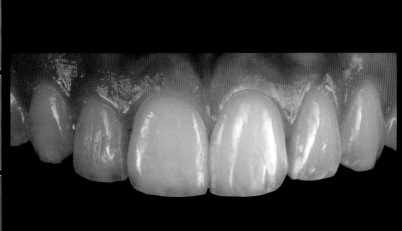

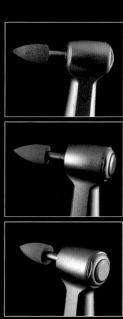

13

图12a、b 粘接完成后，进行咬合功能的检查和调整。

图13 使用从粗到细的硅橡胶抛光轮（NTI，Kahla GmbH）实现高光泽抛光。

试戴、粘接和精修过程

修复体试戴，显示无须任何修改。

然后开始粘接过程。将长石质瓷贴面内表面使用氢氟酸酸蚀90秒，冲洗后，在含有乙醇和水的超声设备中超声5分钟。干燥后，内表面涂布硅烷偶联剂。

牙体组织用磷酸处理，涂布粘接剂。使用Variolink Esthetic LC neutral shade（Ivoclar

Vivadent）将修复体粘接于牙体组织上。

粘接完成后，进行功能调整（图12a、b），特别要注意以患者的剩余天然牙齿为参考，保持正中殆、前伸殆和侧方殆的相互关系。用细金刚砂车针调整，硅橡胶轮抛光。

随后对唇侧交界面进行抛光。建议使用硅橡胶抛光轮，从粗颗粒（绿色和蓝色）逐级过渡到细颗粒（黄色），以实现高光泽抛光（图13）。抛光的方向也很重要，要沿着修复体至牙体的方向抛光，

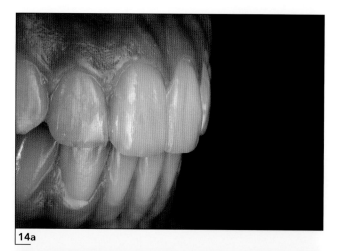

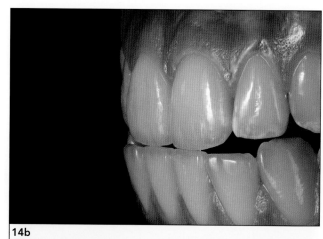

14a

14b

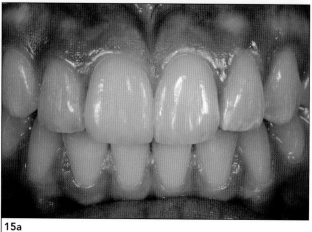

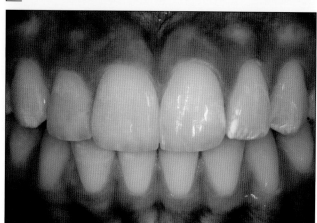

15a

15b

图14a、b　口内照片用来评估抛光效果。

图15a、b　使用双闪和偏振光拍摄的最终口内照片。

平滑过渡，直到无法感觉界面的存在。如果沿着错误的方向抛光，会产生不良影响，甚至会凸显界面。因此，强烈推荐在抛光过程中，借助口内照片来仔细评估抛光效果（图14a、b）。

双闪（Twin Lite MT-24EX，Canon）和偏振光（polar_eyes，Emulation）下拍摄的口内照片显示，部分瓷贴面与牙体组织完美整合（图15a、b）。最终的口外照片（图16）和面部照片（图17）也展示出上佳的美学效果。

参考文献

[1] Scopin de Andrade O, Rodrigues M, Hirata R, Alves Ferreira L. Adhesive oral rehabilitation: Maximizing treatment options with minimally invasive indirect restorations. Quintessence Dent Technol 2014;37:71–93.

[2] Magne P, Belser U. Bonded Porcelain Restorations in Anterior Dentition. A Biomimetic Approach. Ultraconservative Treatment Options. Chicago: Quintessence, 2002:99–127.

[3] Magne P, Perroud R, Hodges JS, Besler UC. Clinical performance of novel-design porcelain veneers for the recovery of coronal volume and length. Int J Periodontics Restorative Dent 2000;20:441–457.

[4] Chu SJ, Devigus A, Mieleszko A. Fundamentals of Color: Conventional Shade Matching and Communication in Esthetic Dentistry. Chicago: Quintessence, 2004:51–76.

[5] Hein S, Bazos P, Tapia Guadix J, Zago Naves L. Beyond visible: Exploring shade interpretation. Quintessence Dent Technol 2014;37:199–211.

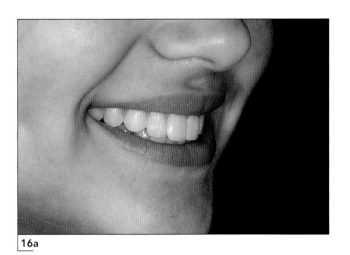

16a

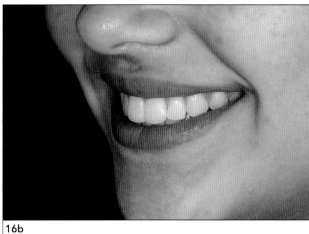

16b

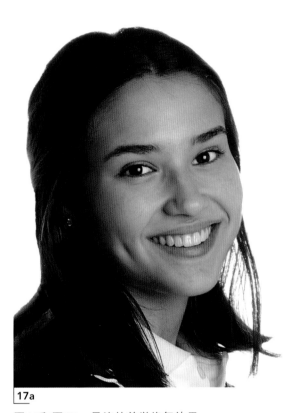

17a

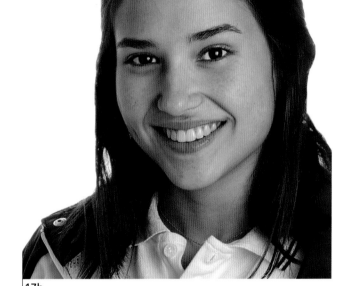

17b

图16和图17 最终的美学修复效果。

[6] Kina S, Bruguera A. Invisible. Luz y Color. Brazil: Editora Artes Médicas Ltda, 2008:79−124.

[7] Ubassy G. Trucs et Astuces. In: Asselmann P (ed). Tricks and Hints in Colour Selection. Brescia, Italy: Teamwork Media srl, 2008:21−57.

[8] Clavijo V, Sartori N, Park JH, Duarte S. Novel guidelines for bonded ceramic veneers: Part 1. Is tooth preparation truly necessary? Quintessence Dent Technol 2016;39:7−25.

[9] Magne M, Bazos P, Magne P. The alveolar model. Quintessence Dent Technol 2009;32:39−46.

[10] Bazos P, Magne P. Bio-Emulation: Biomimetically emulating nature utilizing a histo-anatomic approach: Structural analysis. Eur J Esthetic Dent 2011;6:8−19.

[11] Ubassy G. Shape and Color: The Key to Successful Ceramic Restorations. Chicago: Quintessence,1993:73−89.

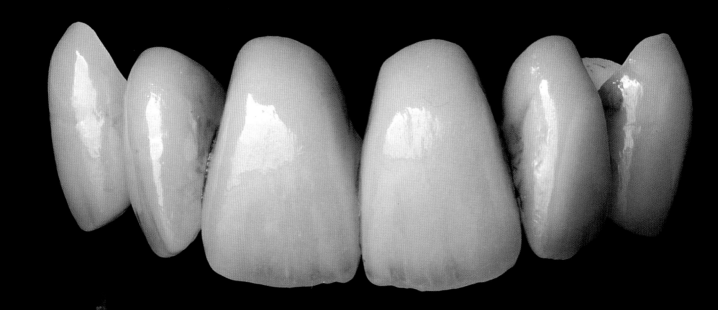

Inside Out

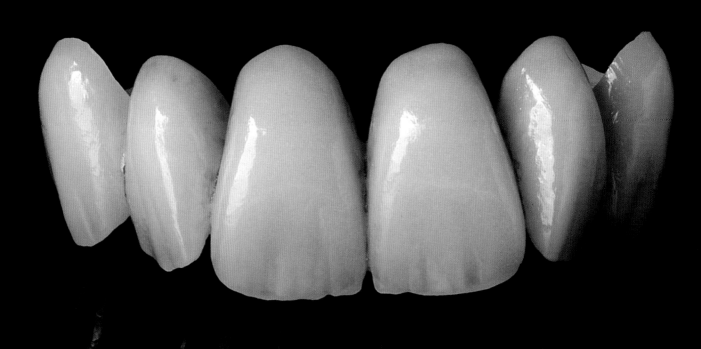

August Bruguera, TPD[1]
Oscar González, DDS[2]
Oriol Llena, DDS[3]
Jon Gurrea, DDS[4]

---

[1]Dental Training Center, Barcelona, Spain.
[2]Private Practice, Clinica Gonzalez Solano, Madrid, Spain.
[3]Private Practice, Clinica Stoma, Barcelona, Spain.
[4]Private Practice, Clinica Campuzano, Bilbao, Spain.

Correspondence to: August Bruguera, c/Sardenya 229, 6° 5°, 08013 Barcelona, Spain. Email: formacion@augustbruguera.com.

牙科技术正在以积极的、不可逆的方式迅猛发展。技工室的数字化带来了更高的生产力，同时也使瓷修复平民化。这意味着普通的技工室借助数字化技术，可以成功扩大生产规模，并保持较高的产品质量。

面对这种情况，牙科技师总是会问：分层技术还有未来吗？它会被单层修复替代吗？答案并不简单，目前我们还没有一种单层瓷材料，能够提供与分层技术类似的美学效果。本文将展示一种简单的技术，使技师能够将数字化手段和分层技术结合起来，从而在提高瓷修复体的产量和质量方面受益。

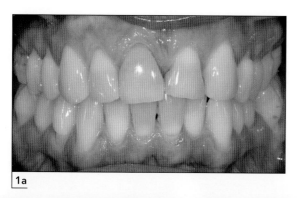
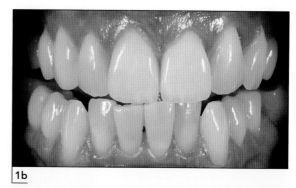

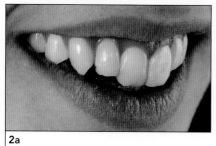
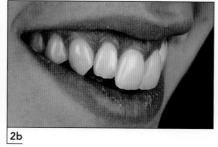
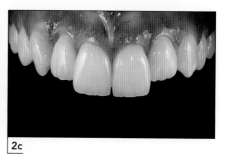

图1a、b　术前、术后病例对比图片显示，牙釉质层次感并不突出。（Oriol Llena博士）

图2a～c　术前、术后病例对比图片显示，牙釉质层次感明显。（Jon Gurrea博士）

切缘位置

诊断蜡型可以提供修复体的很多信息：

· 穿龈轮廓
· 体积
· 外形
· 长度
· 幅度
· 切缘位置

根据这些信息进行分层制作，能够确保修复成功。尽管许多研究者制订了不同的原则来指导技师对诊断蜡型进行复制，但结果基本类似。

毫无疑问，切缘的位置是诊断蜡型提供的最重要信息。切缘的位置对于修复的层次感非常重要。参考图1和图2所示的两个临床病例术前术后照片，如果被问及我们最喜欢什么样子的最终修复（图1b和图2b），答案可能不尽相同。有的人更关注层次，有的人则更关注切缘结节。我们希望能够把它们结合起来，获得一种平衡的、理想的美学效果。

天然牙齿主要由两种结构组成——内部牙本质和外部牙釉质。矢状切面展示了这两个层次以及它们之间的位置关系（图3）。在这样的图片中，牙釉质和牙本质的比例都是不对称的，到切缘时，牙本质结构就消失了，只存在牙釉质。由于这个原因，当采取分层技术时，在空间中定位切缘的位置就非常重要，因为所有的层次都必须指向该点。无论简单或复杂的分层，都是建立在内部和外部的平衡之上（图4）。

技师经常使用硅橡胶在整个分层设计过程中保持切缘位置。通过此方法，我们可以100%确定牙本质的位置（图5）。牙本质位置确定后，我们继续在切缘以外添加额外瓷粉，以补偿陶瓷烧结后的垂直收缩。要做到这一点，需要去掉硅橡胶导板，所以剩下的分层堆塑将在无参考模板下完成（图6）。

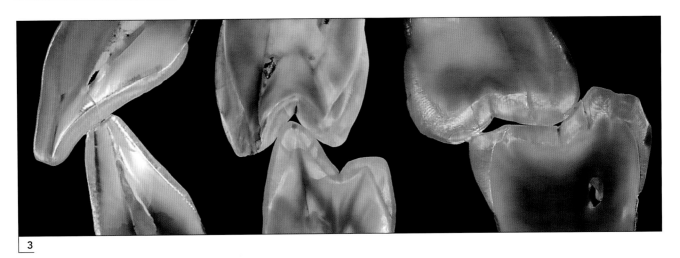

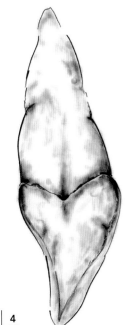

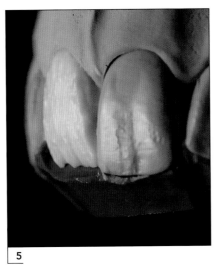

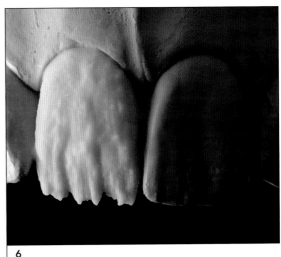

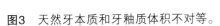

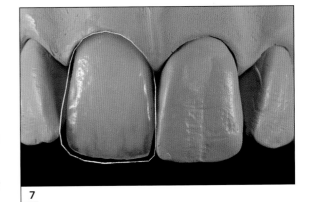

图3 天然牙本质和牙釉质体积不对等。

图4 分层的瓷粉必须向切缘堆塑，以达到内外体积的平衡。

图5 借用硅橡胶导板，很容易确定瓷粉的堆塑位置。

图6 在无硅橡胶导板的情况下，扩展瓷层堆塑，来补偿烧结后陶瓷的垂直收缩。

图7 如果分层的时候，硅橡胶导板一直保持在适当的位置，将会得到色泽良好的分层修复（但是边缘收缩，牙冠会变得短小）。

如果只需要修复两个牙冠，无导板也问题不大，因为剩余的牙齿可以提供很多参考来指导内部瓷粉堆塑的正确位置。但如果是大面积的牙体缺损，例如6颗前牙的牙冠修复，无导板的情况下就会出现瓷粉堆塑偏颊侧或偏舌侧的问题。

如果瓷粉堆塑全都以硅橡胶作为导板，将获得很好的色彩效果，但在这种情况下，由于烧结所致的体积收缩，得到的牙冠将比所需长度短约1.5mm（图7）。

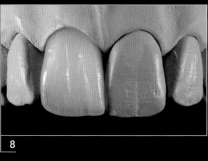
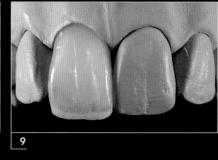
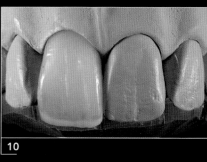

8　9　10

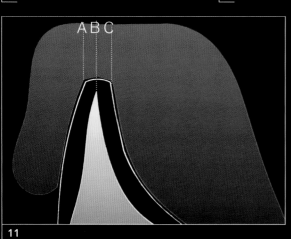
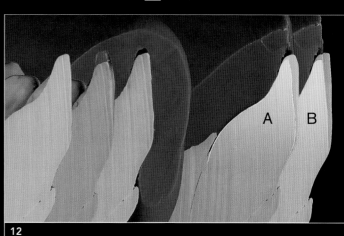

11　12

图8　诊断蜡型显示未来切端的位置。

图9　通过添加蜡来补偿陶瓷的垂直收缩。在本病例中，垂直增量1.5mm。

图10　制作硅橡胶导板，用于在整个分层堆塑过程中作为支撑。

图11　硅橡胶导板的3种切削选择：（A）唇侧；（B）切缘中心；（C）腭侧。

图12　牙釉质和牙本质两个硅橡胶导板。

Inside Out理念

　　Inside Out理念是在诊断蜡型上添加补偿量的蜡后制作硅橡胶导板，弥补陶瓷烧结后的垂直收缩，然后在导板的原位指导下完成后续分层过程。因此，必须知道所使用的陶瓷的收缩量，或者可以通过一个冠烧结前后的对比来模拟计算。本病例使用的是IPS e.max（Ivoclar Vivadent），收缩量约为1.5mm。

　　首先，制作一个诊断蜡型（图8），在切端额外堆塑1.5mm的蜡来补偿体积收缩（图9）。然后制作一个硅橡胶导板来记录新的切缘位置（图10）。

　　下一步是切削硅橡胶导板，主要有3种切削方式，如图11所示：（A）唇侧；（B）切缘中心，即牙本质凸出处；（C）腭侧。想象一下，使用两个硅橡胶导板，一个在唇侧切削，（A，我们称为牙釉质导板），另一个在切缘中心切削（B，我们称为牙本质导板）。首先用瓷粉填满牙本质导板（B），然后换成牙釉质导板（A），并填满整个切端（图12）。

　　对于复杂的分层，除了在牙本质导板（B）上放置所有的内部瓷粉（图13~图15）之外，其余程序是相同的。这是一个非常简单和快速的过程。牙本质导板被牙釉质导板所取代，牙釉质导板产生了外部瓷粉的填充空间（图16a、b）。下一步就是简单地用选定的釉质瓷粉填充导板。

　　烧结后，修复体的切缘位置与诊断蜡型相同（图17a、b）。由于有了导板的分层指导，牙本质和牙釉质之间达到了平衡，使得修复体的制作在较短的时间内完成。

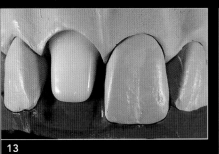

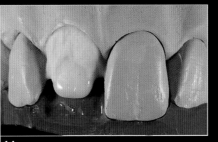

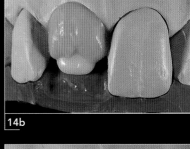

图13 牙本质硅橡胶导板就位。

图14a 将e.max瓷粉Dentin A1和Oc Dentin Orange 50%混合添加到牙本质颈部。

图14b 堆塑高明度牙本质粉Power Dentin A1。

图15a 切缘区域，堆塑半透明牙本质（DA1 + TN 50%）。

图15b 在硅橡胶导板下，可以轻松快速地完成修复体所需的瓷粉堆塑。

图16a、b 在内部分层完成后，用牙釉质导板替换牙本质导板，产生外层所需的空间。

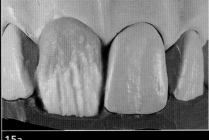

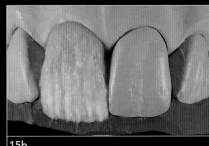

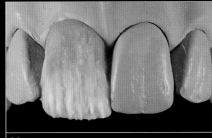

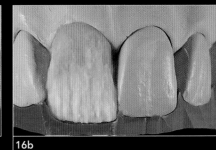

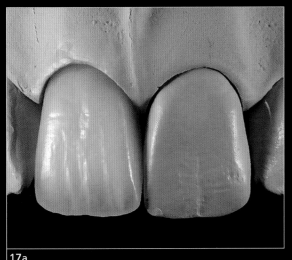

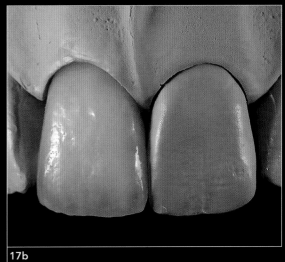

图17a 烧结后的修复体。

图17b 精修后的修复体美学效果理想，符合预期。

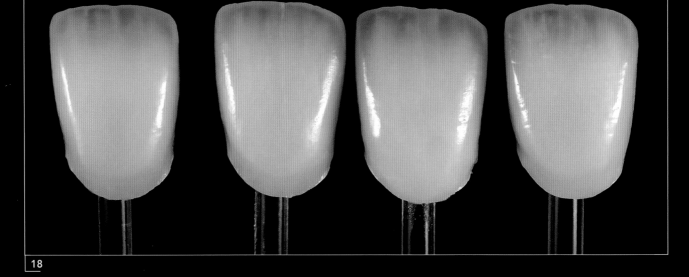

18

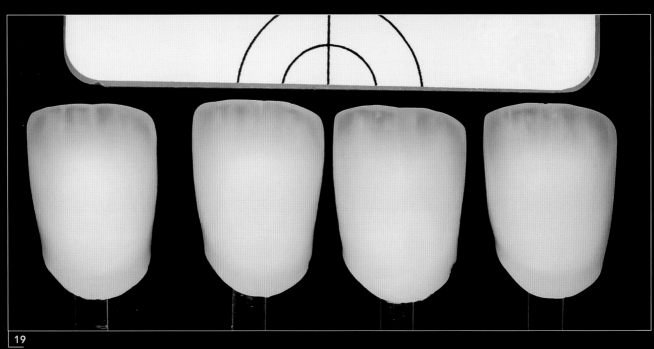

19

图18 不同技师获得的堆塑效果惊人地相似。

图19 使用Sascha Hein开发的eLAB技术检查不同修复体的颜色，发现差异很小。

　　有趣的是，不同的技师使用相同的模型、瓷粉和硅橡胶导板后，获得了一致的修复体结果。如图18和图19所示，色彩的检测数值无明显差异，表明使用Inside Out技术可以使技师以可预测的方式制作分层瓷修复体。该技术不仅提供了可预测性，而且节省了大约30％的制作时间。

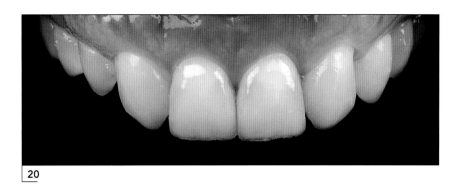

20

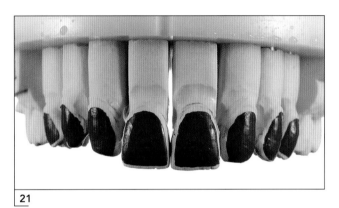

21

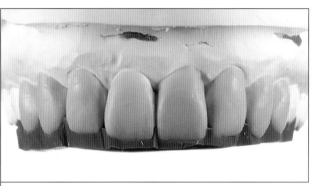

22

图20 侧切牙发育不全患者的术前口内照片。尖牙通过正畸移动取代了侧切牙。（Oscar González博士）

图21 从左侧前磨牙到右侧前磨牙的贴面修复中，只有尖牙进行了牙体预备。

图22 通过诊断蜡型制作牙釉质导板。

Inside Out微创修复

目前，需要超薄瓷层修复的情况很普遍，但这并不意味着修复难度的降低，仍需要在内部和外部瓷层之间寻求平衡。要将Inside Out技术与微创修复配合使用，必须考虑一些参数。

一般来讲，微创修复无须添加牙本质层，只需添加一些本不存在的结构（如切牙轮廓等），增加牙釉质的体积即可。中间烧结（Intermediate Bake）技术可用于更好地控制具有支撑作用的修复区域和无支撑作用的修复区域之间的过渡。这种情况下使用Inside Out技术，一般无须使用两个硅橡胶导板。

患者初诊情况如图20所示。侧切牙缺失，通过正畸移动尖牙以替换侧切牙。治疗计划是在仅预备尖牙的情况下，用瓷贴面恢复双侧前磨牙之间的形态轮廓（图21），同时对患者的牙齿颜色至少提高两个色度。

如前所述，诊断蜡型是第一步。由于很多牙齿无须牙体预备，因此需要通过增加唇侧体积来产生修复空间，进而改善牙齿颜色。在这种情况下，需要进行中间烧结。我们直接在诊断蜡型上制作硅橡胶导板，然后在导板的切缘唇侧切开，制作牙釉质导板。该导板的目的是复制诊断蜡型的切缘位置，确定牙釉质的修复空间（图22）。复制诊断蜡型，并添加1.5mm蜡

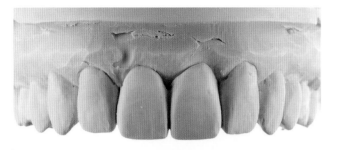

23

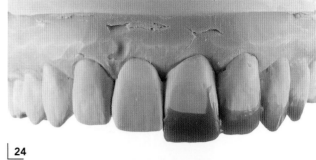

24

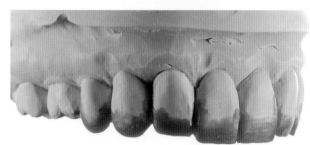

1.5 mm

25

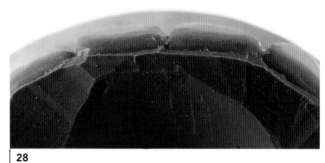

26

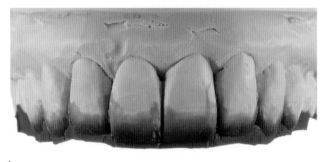

27

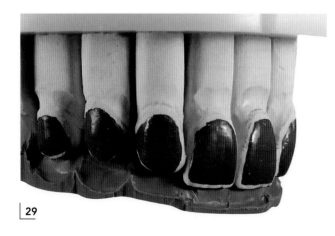

29

28

图23 复制诊断蜡型。

图24 额外堆蜡补偿体积收缩。

图25 平均补偿量为1.5mm。

图26 补偿陶瓷的垂直收缩。

图27 制作牙本质硅橡胶导板。

图28 从切缘中心切开。

图29 注意首次烧结时产生的空间。

进行硅橡胶导板制作，以补偿陶瓷的垂直收缩（图23~图26）。接下来，如图27~图29所示，制作支持内部分层的牙本质导板。准备好这两个硅橡胶导板后，就可以开始进行瓷粉分层堆塑。

放置牙本质导板，并增加整个切缘体积和成色效果（图30和图31）。一旦完成了中间烧结，就可以观察到垂直体积收缩量（图32）。

当牙本质导板（进行了收缩补偿）替换为

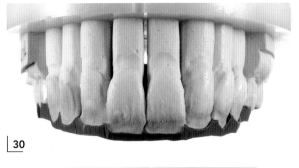

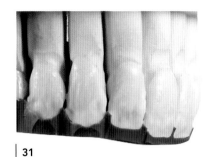

30

31

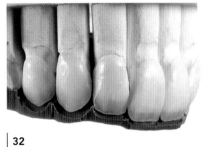

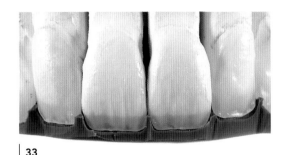

32

33

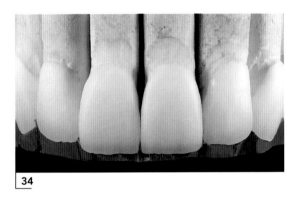

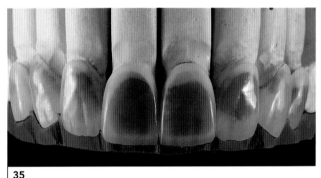

34

35

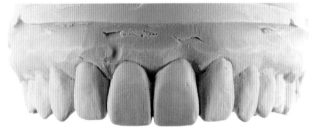

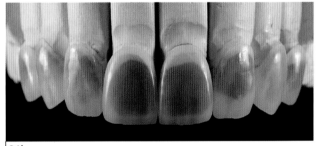

36a

36b

图30　牙本质层塑。

图31　烧结后，添加内部特征，包括切缘结节和三角。

图32　中间烧结之后，垂直方向体积收缩明显。

图33　第一次烧结后，修复体完美就位于原诊断蜡型翻制的导板中。

图34　修复体将按照诊断蜡型翻制的导板进行牙釉质层塑。

图35　按照导板方向进行贴面复位。

图36a、b　蜡型和瓷贴面的形态高度相似。

牙釉质导板（使用诊断蜡型翻制，没有进行补偿收缩），可以看到内部的所有层次都很完美（图33）。牙釉质导板产生的空间被瓷粉填充，然后进行烧结。这些都表明，采用诊断蜡型翻制导板的方式非常简单（图34～图39）。

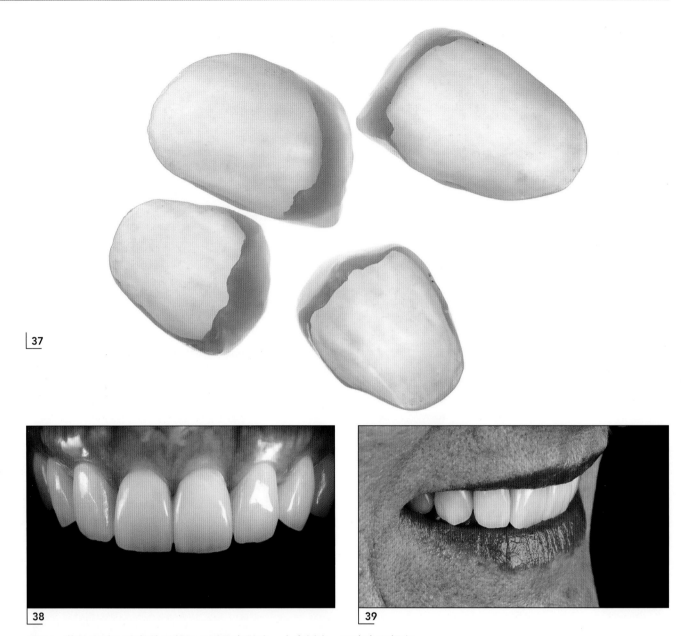

图37 薄的瓷贴面修复体对颜色几乎没有影响。本病例中，明度有所提高。

图38和图39 最终修复体粘接数周以后复诊。瓷贴面厚度为0.2mm/0.4mm。

结论

借助于Inside Out技术，可以将诊断蜡型切缘的形态信息和空间位置转移到瓷修复体中，而无须考虑分层堆塑的复杂性。这种技术不仅简化了陶瓷分层工艺，而且节省了大约30％的工作时间，增加了临床效果的可预测性。

Inside Out技术产生了与数字化相似的效果，提高了技工室的生产效率，降低了技师的手法对修复体美学质量的影响。Inside Out技术由于使用相同的牙釉质导板和牙本质导板，因此同一技工室技师制作的瓷修复体差异会减小，目前最大区别在于他们如何放置和选择瓷粉颜色。

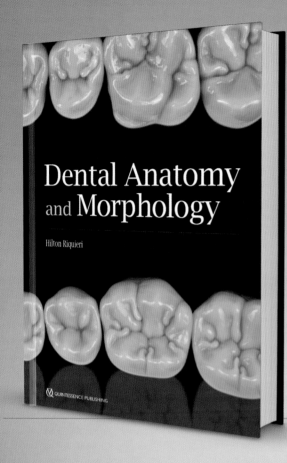
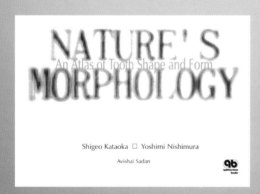
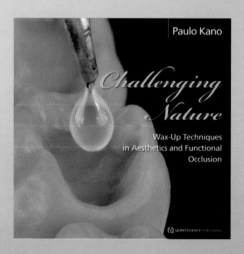
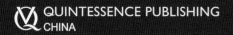

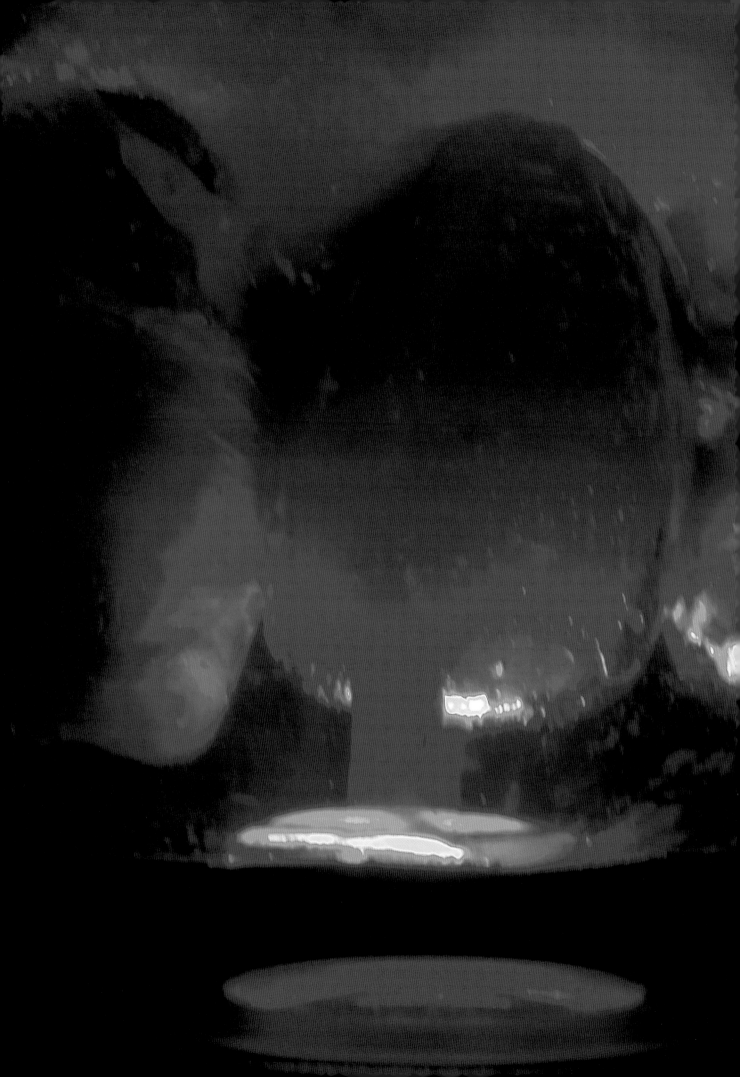

注射树脂技术：美学修复新理念

The Injection Resin Technique: A Novel Concept for Developing Esthetic Restorations

Douglas A. Terry, DDS[1]
John M. Powers, PhD[2]
Markus B. Blatz, DMD, PhD[3]

使用注射成型技术制造各种工具已有一个多世纪的历史[1-2]。第一台注塑机是由John和Isaiah Hyatt在1872年研发并获得专利，主要用于生产塑料零件[1,3]。后来，这种工艺被用于制造领撑、纽扣和发卡[3]。在其发展过程中，设计人员和工程师已将注射成型技术用于多种材料的加工制作，包括玻璃、金属、糖果、弹性体以及热塑性和热固性聚合物，可以高精度制作各种复杂形状的物体。

近年来，注射成型技术已被广泛用于各种制造行业，包括航空航天、汽车、珠宝、生物医学、制药、科学、电子和计算机等领域。在牙科领域，该技术已用于修复体的加工制作，例如全口义齿、局部义齿、临时修复体和陶瓷修复体[1-2]。

粘接技术的持续发展、复合树脂材料组分的不断优化，以及临床应用的创新，在改善临床治疗效果的同时，已经彻底改变了微创复合树脂直接修复的理念。复杂的分层技术需要依赖于医生的技能和艺术表现力，而注射树脂技术则提供了一种简单、精确且可预测的方式，在恢复美学效果的同时，减少了椅旁操作时间。尽管它不是解决所有修复难题的"灵丹妙药"，但该技术为患者和临床医生提供了应对各种临床情况的替代方法。这项技术是独特且新颖的间接/直接修复过程，将诊断蜡型或天然牙列的解剖形态可预期地转化为修复体。

目前，注射树脂技术（流动树脂）在牙科临床已有很多应用，包括折断牙齿或修复体的紧急修复、模型的修改和完善、临时修复体的制作、复合树脂充填（Ⅲ类洞、Ⅳ类洞和Ⅴ类洞）、儿牙预成冠的制作、磨耗后牙咬合面的垫高、正畸空间的管理、种植体支持的临时修复体、缺失牙列的恢复等[1,4-6]。

[1]Private Practice, Houston, Texas; Adjunct Professor, Department of Restorative Sciences, University of Alabama at Birmingham, Birmingham, Alabama, USA.

[2]Clinical Professor of Oral Biomaterials, Department of Restorative Dentistry and Prosthodontics, University of Texas Health Science Center at Houston, School of Dentistry, Houston, Texas, USA.

[3]Professor and Chair, Department of Preventive and Restorative Sciences, University of Pennsylvania School of Dental Medicine, Philadelphia, Pennsylvania, USA.

Correspondence to: Dr Douglas A. Terry, Institute of Esthetic & Restorative Dentistry, 12050 Beamer Road, Houston, TX 77089, USA. Email: dterry@dentalinstitute.com

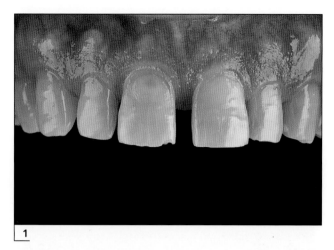

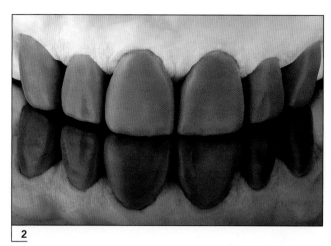

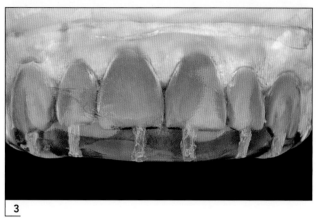

图1 上颌前牙口内照片。患者63岁，切牙有磨损和折断。患者要求在不正畸的情况下，以保守方式改善前牙美观。临床检查显示前牙散在间隙、中切牙颈部楔状缺损。

图2 制作诊断蜡型，指导最终修复方案的确定（如美学、功能等）。

图3 制备透明的硅橡胶导板以复制诊断蜡型。

此外，该技术还可用于确定患者的垂直距离，进而确定最终咬合重建方案[1-3]。这种无创技术是治疗计划期间增强患者与修复团队之间沟通的重要工具[1,2,4]。

使用注射树脂技术制作过渡修复体可以提高患者对治疗计划和预期结果的了解[7]。过渡修复体可用来确定牙列行使咬合功能时的各项参数，如牙齿位置和对齐方式[9]、修复体外形和解剖结构、修复体的色彩和纹理、嘴唇轮廓、发音、切缘位置和龈缘位置等[8-10]。

因为注射树脂技术是可逆的，无须牙体预备即可执行，能够让患者提前感受最终的修复效果和功能，因此，可大大消除患者与修复团队之间的误解[7]，减少患者的不满和治疗后纠纷的可能性。除此之外，

该技术可以指导牙体预备，便于修复空间管理，使得牙体预备过程更保守和更安全[4]。

这种注射树脂技术还可用于软组织轮廓的调整和最终修复体的设计[11-14]。临床医生与技师可以应用这项技术指导最终修复体的功能和美学设计[15]。在某些情况下，在长期的跨学科修复过程中，注射技术制作的过渡修复体可能会使用数月甚至数年[2,4]。然而，值得注意的是，注射树脂技术不应该直接用于全口咬合重建病例的最终修复。

在某些临床情况下，注射树脂技术可在不麻醉的情况下进行。透明的硅橡胶（PVS）印模材料可用于复制诊断蜡型和天然牙齿的解剖形态。将硅橡胶透明导板放置于口内已预备或未预备的牙体组织上，在导板内注射流动树脂复合材料，然后光

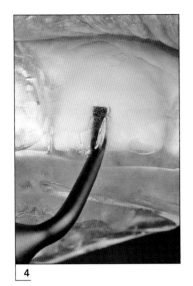

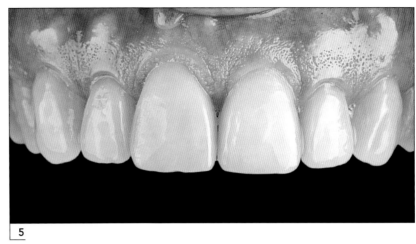

图4 基牙涂布粘接剂后，将透明硅橡胶导板复位于牙弓，向每颗基牙上方的小开口注入A2流动树脂（G-aenial Universal Flo，GC America），然后与B1流动树脂混合（反向分层注射技术）。透过硅橡胶导板，光固化40秒。

图5 完成了具备解剖形态的树脂贴面修复。反向分层注射技术可以建立起过渡修复体的和谐比例。

固化，即可完成过渡修复体的初步制作（图1～图5）。

实验数据

目前，已有很多研究对流动树脂复合材料进行了各类评估[16-40]。尽管早期的流动树脂表现出较差的临床性能[1,16]，但最近的研究表明[34,37-38]，下一代流动树脂的临床性能已接近于通用复合树脂。

Attar等的研究表明[23]，不同类型的流动树脂其理化性能差别较大。Gallo等的早期研究显示[24]，流动树脂的使用条件应限制于峡部宽度为牙尖距离的1/4甚至更小的修复体[31]。然而，Torres等的报告显示[38]，经过2年的Ⅱ类洞充填的临床观察，使用传统纳米复合树脂（GrandioSO，VOCO）和流动树脂（GrandioSO Heavy Flow，VOCO）之间没有显著差异。Karaman等的一项研究显示[34]，分别使用传统纳米复合树脂（Grandio，VOCO）和流动树脂（Grandio Flow，VOCO）修复非龋性牙颈部缺损，24个月后的修复表现相似。Sumino等的最新研究表明[37]，与传统纳米复合树脂Kalore（GC America）和Clearfil Majesty Esthetic（Kuraray Noritake）相比，流动树脂G-aenial Universal Flo（GC America）、G-aenial Flo（GC America）和Clearfil Majesty Flow（Kuraray Noritake）具有更高的挠曲强度和弹性模量。注射树脂材料（流动树脂）的机械性能和临床表现都已得到明显改善。

GC公司研发中心的体外研究比较了几种传统复合树脂和相对应的流动树脂的理化性能，发现与Sumino等的研究结果相似。下一代的流动树脂系统中，G-aenial Universal Flo（GC America）和Clearfil Majesty ES Flow（Kuraray Noritake）显示出优异的耐磨性，并且与测试的传统纳米复合树脂无明显差异［包括Filtek Supreme Ultra（3M ESPE）、Herculite Ultra（Kerr）、Clearfil Majesty ES-2（Kuraray Noritake）和G-aenial Sculpt（GC America）］。

综上，近期开发的流动树脂系统（如Clearfil Majesty ES Flow和G-aenial Universal Flo）能够满足临床所需的理化性能和光学要求。生物材料的这些特性和临床表现取决于其结构。受益于纳米颗粒的表面处理和粒径分布的进步，新的树脂填料技术允许更高的填料负载量。独特的树脂基体可以使颗粒彼此紧密地均匀排列，而这种减小的颗粒间距和颗粒在树脂基体中的均匀分散可以有效提高树脂的强度[41-43]。另外，填料颗粒的化学处理能够使填料表面被单体充分润湿，从而改善了分散性，并使填料与树脂之间形成稳定可靠的结合。

科学研究清楚地展示了填料含量和偶联剂对材料理化性能的影响[43-47]。最近的研究显示[19,31,48]，流动树脂具有与传统复合树脂类似的收缩应力。根据产品制造商的说法，新一代流动树脂（注射树脂）具有与许多通用复合树脂相似甚至更好的理化和美学特性[49]。流动树脂的临床特性包括可注射、易操作、对洞形的适应性强、更高的耐磨性和弹性、颜色稳定、易抛光，以及类似于牙釉质的阻射性等[49-50]。此外，随着材料性能的提升以及粘接技术的进步，新一代流动树脂的临床适应证也在不断扩大。据报道，这些填料含量较高、机械性能较好的产品可用于前牙和后牙充填修复[5,37]。新一代流动树脂的临床应用包括[5-6,51]：窝沟封闭、预防性树脂充填，折断牙齿和修复体的紧急处理，模型和临时修复体的制作与维修，前牙和后牙充填修复，牙周夹板，恢复垂直距离进行咬合重建，正畸空间管理，去除牙颈部敏感，制作树脂代型，冠延长术导板，儿童牙科树脂冠等。

回顾过去才能展望未来。目前，尚缺乏有关流动树脂的循证研究和临床试验数据，这就要求临床医生对流动树脂的临床表现进行长期评估，以确定其性能是否类似或优于现有树脂材料。随着新一代流动树脂的临床性能不断提高，研究数据会逐渐得到认可。尽管材料的理化性能与其临床表现之间未发现直接相关性，但仍能为临床工作提供重要的参考信息[16]。当然，针对具体的某种流动树脂，我们还需要设计特定的临床研究，来评估其修复体使用寿命。

这种新一代流动树脂在未来的临床应用中，可能会为临床医生和技师提供针对各种临床情况的替代方法，同时能够为患者提供可预测的牙科治疗。尽管新一代注射树脂技术的长期稳定性尚待确定，但基于作者在过去12年中获得的临床经验，以及上述关于流动树脂的实验数据，可以看出，这是一种非常有前景的新技术。病例1～病例5展示了注射树脂技术在各种临床场景中的应用（图6～图41）。

病例1　　建立功能性树脂模型（图6～图12）

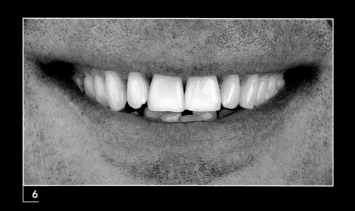

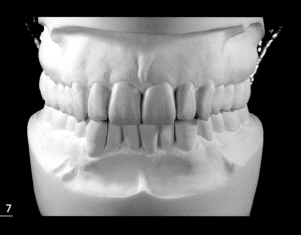

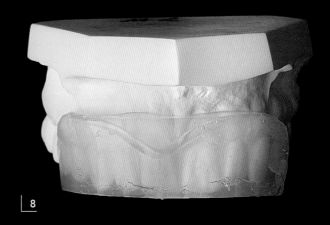

图6　上颌前牙切端磨损和折裂的患者术前面部照片。

图7　诊断蜡型的制作，该蜡型确定了最终修复的参数（美学和功能）。

图8　制备透明硅橡胶导板（Memosil 2，Kulzer）以复制诊断蜡型。

图9　通过导板的开孔注入流动树脂（Filtek Supreme Ultra，3M ESPE），使该材料完全覆盖未处理过的釉质表面。

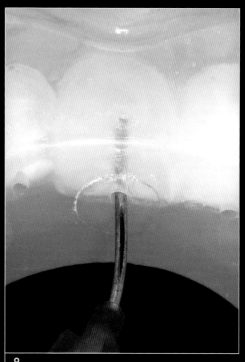

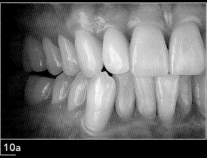
10a

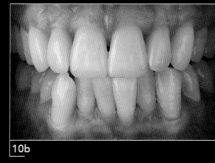
10b

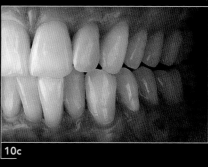
10c

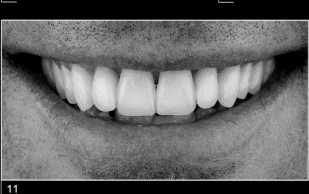
11

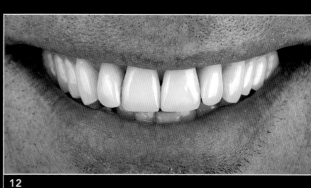
12

图10a ~ c 功能性树脂模型已经完成，进行正中关系、前伸𬌗和侧方𬌗的检查。

图11 功能性树脂模型为恢复天然笑容确立了最佳的美学参数。

图12 6年后随访的面部照片。

病例2　　正畸空间管理（图13 ~ 图18）

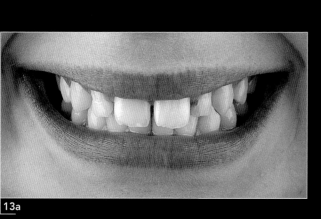
13a

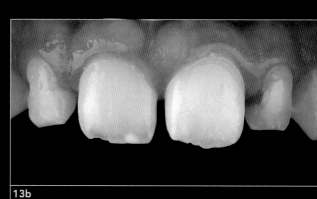
13b

图13a、b 在对11岁患者进行跨学科正畸治疗之前，其术前面部照片显示上颌前牙存在牙齿大小差异，上颌侧切牙存在近中邻面龋。在进行正畸和功能评估时，向患者和父母解释了空间管理的重要性。正畸医生可以将牙齿移位至最佳位置，后期可实现最少的牙体预备设计。在放置正畸矫治器之前必须进行合适的空间设计。

图14 与患者、父母和正畸医生充分沟通后，制作诊断蜡型来改变上颌侧切牙的大小和形状。诊断蜡型便于修复团队评估患者牙齿的美观和功能。

图15 制作透明硅橡胶（PVS）导板以复制诊断蜡型。用针型车针（ET Series bur，Brasseler USA）在每颗牙齿上方开孔。

图16 基牙涂布粘接剂后，将透明硅橡胶导板固位于牙弓上，并通过每颗牙齿上方的开孔注入A1流动树脂（G-aenial Universal Flo，GC America）。透过透明导板，将树脂切端、唇侧和舌侧固化40秒。

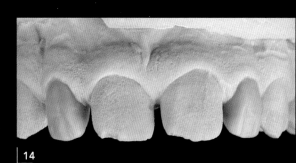

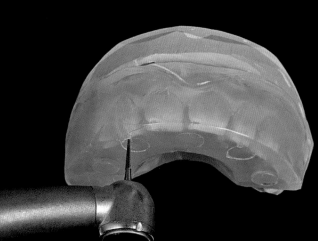

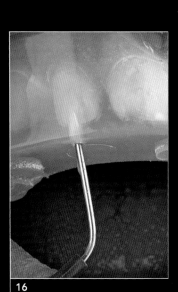

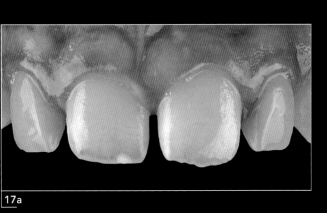

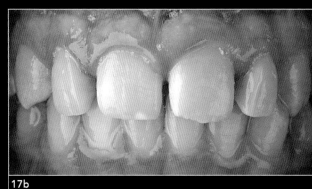

图17a、b 为11岁患者完成了具有最佳解剖形态的树脂修复。注射树脂技术可以建立起过渡修复体与周围结构的和谐比例。在正畸治疗前，使用注射树脂技术来解决牙齿尺寸差异，简化了患者和跨学科团队对这种修复难题的理解与管理。

图18 正畸治疗7年后随访，可见过渡修复体形态良好、功能稳定。

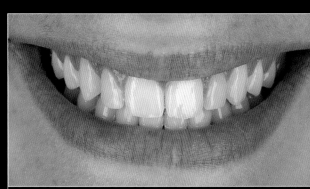

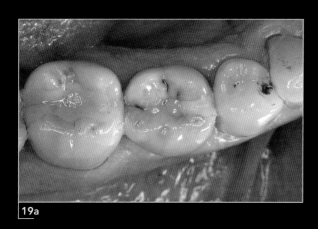

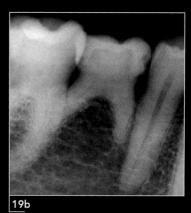

图19a、b　78岁患者的下颌第二磨牙术前殆面照和X线片，II类树脂充填修复，近远中面可见龋洞。在与牙周医生初步会诊后，拟采取的治疗包括种植和骨移植，同时患者需要暂停服用华法林。随着后续的病史回顾、放射检查以及与患者和牙周医生进一步讨论，我们决定采用注射树脂技术作为替代方案，患者对此表示同意。

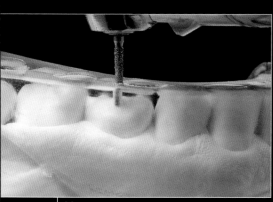
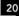

图20　用硅橡胶（PVS）导板复制诊断蜡型，并用锥形金刚砂车针（6847，Brasseler USA）在下颌第二磨牙上方开孔。

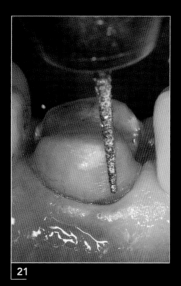

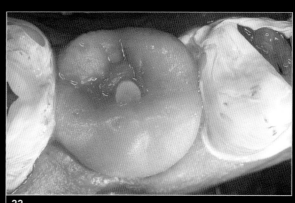

图21　去除旧树脂充填体、龋损牙釉质和牙本质；殆面牙体预备量1.5～2mm；肩台预备深度0.3mm。近远中、颊舌侧壁垂直方向上适度聚合；所有内外线角圆钝、洞壁平滑；去除无支撑的釉质壁，以改善材料的流动通道。

图22　注射完成后，去除导板，用手术刀片（#12 BD Bard-Parker, BD Medical）在颊舌侧和近远中去除多余的树脂材料。咬合面的溢出孔树脂用锥形车针去除（H274, Brasseler USA）。

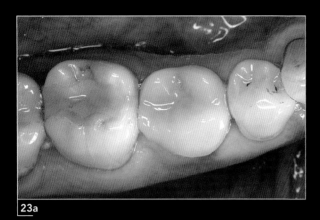

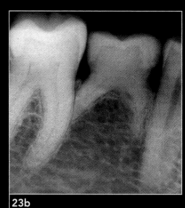

图23a、b　流动树脂全冠修复完成。X线片显示近中轮廓理想，修复体有良好的边缘。

图24　修复完成18个月后随访。患者对使用注射树脂技术取得的修复结果感到满意。

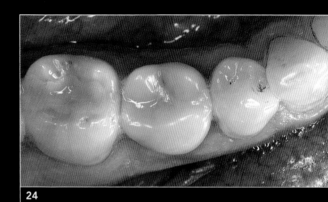

病例4　　单颗前牙种植即刻修复（图25～图30）

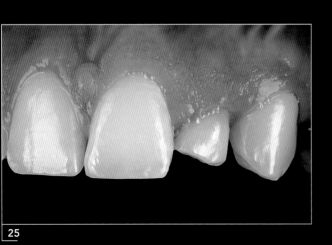

图25　一位28岁患者的上颌前牙及周围组织的口内照片。

图26　制作诊断蜡型，用于术前设计最终修复体与口腔结构之间的相互关系，并制作临时修复体。

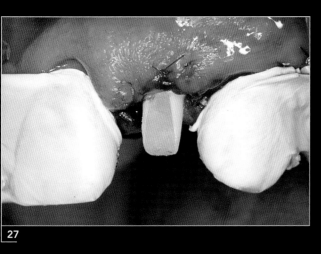
27

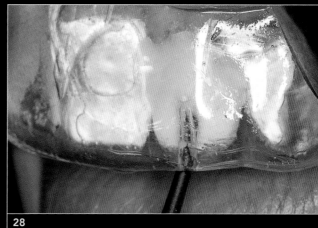
28

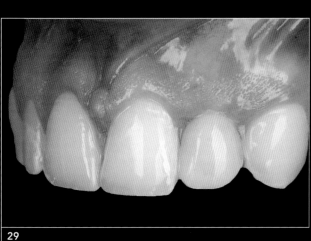
29

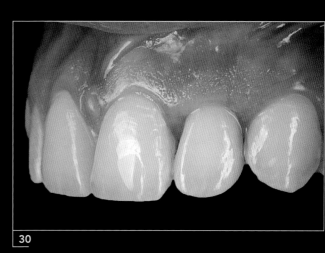
30

图27 固位预制的氧化锆基台，封闭孔道。将特氟龙胶带贴附于邻牙，并将甘油涂抹在基台整个表面。

图28 将透明硅橡胶导板放置于上颌前牙区，通过基台上方的开孔注射不透明A3流动树脂（G-aenial Universal Flo，GC America），然后注射半透明A3流动树脂。分别在透明导板的咬合面、唇面和舌面使用LED固化灯光照40秒，使树脂固化。

图29 3个月后，临时树脂冠与种植体周结构实现生物整合。

图30 完成种植体支持式永久修复，显示最佳的软硬组织整合。

病例5　　恢复解剖形态和颜色（图31～图41）

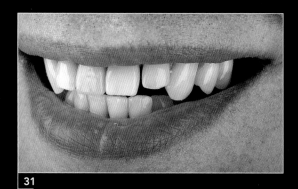

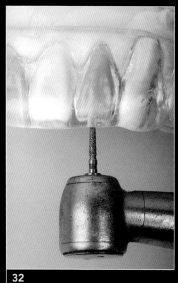

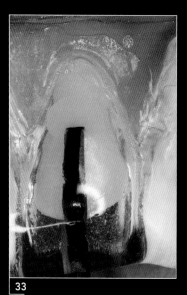

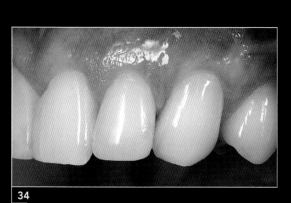

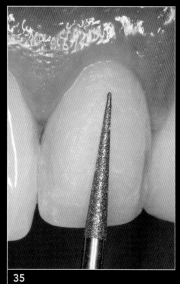

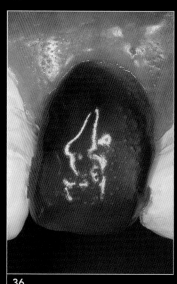

图31　一位47岁患者术前上颌前牙区唇侧口内照片。患者希望在不进行正畸治疗的情况下，改善现有美学效果。

图32　制作诊断蜡型，使用透明硅橡胶材料翻制蜡型，制作导板。用锥形金刚砂车针（6847，Brasseler USA）在侧切牙上方开孔。注意要清洁导板内表面，以防止导板碎屑混入流动树脂中。

图33　在预备牙釉质和涂布粘接剂后，将透明硅橡胶导板放置在上颌前牙区。首先通过基牙上方的开孔注射不透明A1流动树脂（G-aenial Universal Flo，GC America），然后与B1流动树脂混合注射（分层注射技术）。树脂材料通过切端、唇侧和舌侧的透明导板分别光照固化40秒。

图34　具备最佳解剖形态的树脂贴面。

图35　在后续治疗中，通过树脂回切技术完成最终修复。用锥形车针磨除树脂贴面的唇侧部分，肩台预备0.3mm深度。

图36　整个树脂表面用37.5%磷酸酸蚀15秒，然后冲洗5秒。酸蚀树脂表面可以起到清洁作用。

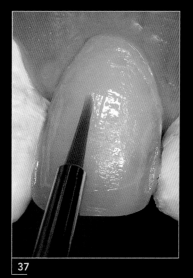

图37 树脂表面涂布硅烷偶联剂，轻轻吹干。然后将粘接剂涂布于树脂表面，放置10秒，吹干5秒，并使用LED灯光固化10秒。

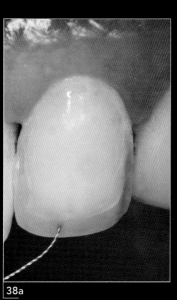

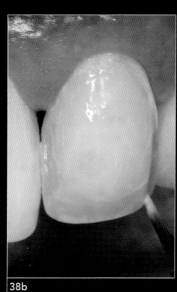

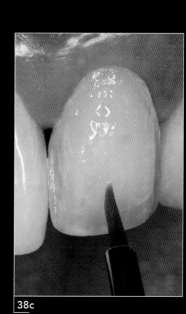

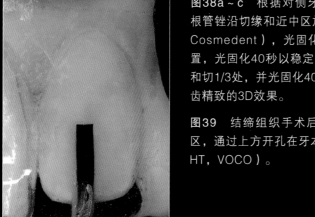

图38a～c 根据对侧牙齿的外观和颜色来进行基牙修整。用08号根管锉沿切缘和近中区放置灰色染料（Renamel Creative Color，Cosmedent），光固化40秒。将白色染料在切缘和近中侧体部放置，光固化40秒以稳定颜色，防止染料混合。将黄色染料放在颈部和切1/3处，并光固化40秒。这些染料的变化和精细的操作创造了牙齿精致的3D效果。

图39 结缔组织手术后，制作新的透明硅橡胶导板并放置于前牙区，通过上方开孔在牙本质层上方注入透明流动树脂（Amaris Flow HT，VOCO）。

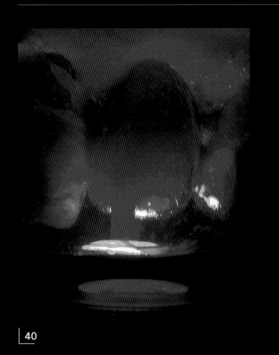

`40`

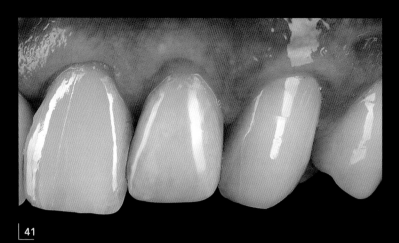

`41`

图40　树脂材料通过唇侧和切缘的透明硅橡胶导板分别光固化40秒。

图41　完成修复3年后随访，该树脂贴面具有理想的解剖外形和颜色。

结论

过去，由于材料的不均衡性，临床医生使用传统复合树脂进行直接粘接修复时，不得不将混合填料与微填料树脂结合使用。多色性就是从这种早期的解剖分层概念中获得的，它是由不同的折射率、明度和透明性的复合树脂连续层级堆塑形成[52-57]。这种由于不同复合树脂系统（混合填料和微填料）的不平衡而导致的多色性，激励着科学家、研究者、临床医生和制造商持续开发解剖形态、理化性质和光学特点都与天然牙类似的修复材料[53,58]。如今，这些含填料的注射树脂材料可通过内部的自适应和颜色混合来改善整体的修复效果。纵观历史，只有合适的材料匹配合适的技术，才能产生最佳的天然美学修复效果。

过去，临床医生进行修复时，医生的创造意愿和修复效果会受到当时材料的制约。树脂材料的持续发展不断推动着临床实践。持续不断的技术突破使临床医生不仅能够理解理想树脂材料的构成要素，而且还能够实施和最大限度地发挥新材料的潜力，以获得可预测和更美观的结果。

新的想法和概念不断涌入市场，人们不应该低估一种新生物材料对治疗的规划、设计或程序上可能具有的力量。这些进展有望简化美学和修复技术的临床应用，并最终为患者提供更好的口腔修复效果。当然，只有随着时间的推移，才能确定注射树脂技术的长期益处[1]。本文提供的临床应用证明，这些流动树脂有潜力为更广泛的临床情况提供治疗选择。

参考文献

[1] Terry DA. Restoring with Flowables. Chicago, IL; Quintessence Publishing: 2016.

[2] Terry DA, Geller W. Esthetic and Restorative Dentistry, ed 3. Chicago, IL: Quintessence Publishing, 2018.

[3] Bryce DM. Plastic Injection Molding: Manufacturing Startup and Management, vol V. Dearborn, MI: Society of Manufacturing Engineers, 1999.

[4] Terry DA. Developing a functional composite resin provisional. Am J Esthet Dent 2012;2:56–66.

[5] Terry DA, Powers JM. A predictable resin composite injection technique, part I. Dent Today 2014;33:96,98–101.

[6] Terry DA, Powers JM, Mehta D, Babu V. A predictable resin composite injection technique, part 2. Dent Today 2014;33:12.

[7] Terry DA, Leinfelder KF, Geller W. Provisionalization. In: Aesthetic and Restorative Dentistry: Material Selection and Technique. Houston: Everest, 2009.

[8] Heymann HO. The artistry of conservative esthetic dentistry. J Am Dent Assoc 1987:14E–23E.

[9] Gürel G. The Science and Art of Porcelain Laminate Veneers. Berlin: Quintessence, 2003.

[10] Baratieri LN. Esthetics: Direct Adhesive Restoration on Fractured Anterior Teeth. São Paulo: Quintessence, 1998.

[11] Donovan TE, Cho GC. Diagnostic provisional restorations in restorative dentistry: The blueprint for success. J Can Dent Assoc 1999;65:272–275.

[12] Preston JD. A systematic approach to the control of esthetic form. J Prosthet Dent 1976;35:393–402.

[13] Yuodelis RA, Faucher R. Provisional restorations: An integrated approach to periodontics and restorative dentistry. Dent Clin North Am 1980;24:285–303.

[14] Saba S. Anatomically correct soft tissue profiles using fixed detachable provisional implant restorations. J Can Dent Assoc 1997;63:767–768, 770.

[15] Terry DA, Geller W. Esthetic and Restorative Dentistry: Material Selection and Technique, ed 2. Chicago: Quintessence, 2013.

[16] Bayne SC, Thompson JY, Swift EJ Jr, Stamatiades P, Wilkerson M. A characterization of first-generation flowable composites. J Am Dent Assoc 1998;129:567–577.

[17] Labella R, Lambrechts P, Van Meerbeek B, Vanherle G. Polymerization shrinkage and elasticity of flowable composites and filled adhesives. Dent Mater 1999;15:128–137.

[18] Tabassian M, Moon PC. Filler particle characterization in flowable and packable composites [abstract 3022]. J Dent Res 1999;79:213.

[19] Baroudi K, Silikas N, Watts DC. Edge-strength of flowable resin-composites. J Dent 2008;36:63–68.

[20] Ikeda I, Otsuki M, Sadr A, Nomura T, Kishikawa R, Tagami J. Effect of filler content of flowable composites on resin-cavity interface. Dent Mater J 2009;28:679–685.

[21] Irie M, Tjandrawinata R, E L, Yamashiro T, Kazuomi S. Flexural performance of flowable versus conventional light-cured composite resins in a long-term in vitro study. Dent Mater J 2008;27:300–309.

[22] Estafan AM, Estafari D. Microleakage study of flowable composite resin systems. Compend Contin Educ Dent 2000;21:705–708.

[23] Attar N, Tam LE, McComb D. Flow, strength, stiffness and radiopacity of flowable resin composites. J Can Dent Assoc 2003;69:516–521.

[24] Gallo JR, Burgess JO, Ripps AH, et al. Clinical evaluation of 2 flowable composites. Quintessence Int 2006;37:225–231.

[25] Dukić W, Dukić OL, Milardović S, Vindakijević Z. Clinical comparison of flowable composite to other fissure sealing materials: A 12 months study. Coll Antropol 2007;31:1019–1024.

[26] Baroudi K, Saleh AM, Silikas N, Watts DC. Shrinkage behavior of flowable resin-composites related to conversion and filler-fraction. J Dent 2007;35:651–655.

[27] Celik C, Ozgünaltay G, Attar N. Clinical evaluation of flowable resins in non-carious cervical lesions: Two-year results. Oper Dent 2007;32:313–321.

[28] Kubo S, Yokota H, Hayashi Y. Three-year clinical evaluation of a flowable and a hybrid resin composite in non-carious cervical lesions. J Dent 2010;38:191–200.

[29] Turner EW, Shook LW, Ross JA, deRijk W, Eason BC. Clinical evaluation of a flowable resin composite in non-carious class V lesions: Two-year results. J Tenn Dent Assoc 2008;88:20–24; quiz 24–25.

[30] Xavier JC, Monteiro GQ, Montes M. Polymerization shrinkage and flexural modulus of flowable dental composites. Mater Res 2010;13:381–384.

[31] Gallo JR, Burgess JO, Ripps AH, et al. Three-year clinical evaluation of two flowable composites. Quintessence Int 2010;41:497–503.

[32] Yu B, Lee YK. Differences in color, translucency and fluorescence between flowable and universal resin composites. J Dent 2008;36:840–846.

[33] Clelland NL, Pagnotto MP, Kerby RE, Seghi RR. Relative wear of flowable and highly filled composite. J Prosthet Dent 2005;93:153–157.

[34] Karaman E, Yazici AR, Ozgunaltay G, Dayangac B. Clinical evaluation of a nanohybrid and a flowable resin composite in non-carious cervical lesions: 24-month results. J Adhes Dent 2012;14:485–492.

[35] Ilie N, Hickel R. Investigations on a methacrylate-based flowable composite based on the SDR technology. Dent Mater 2011;27:348–355.

[36] G-aenial Universal Flo: Editor's Choice. Dent Advisor 2011:19.

[37] Sumino N, Tsubota K, Toshiki T, Shiratsuchi K, Miyazaki M, Latta M. Comparison of the wear and flexural characteristics of flowable resin composite for posterior lesions. Act Odontol Scand 2013;71:820–827.

[38] Rocha Gomes Torres C, Rêgo HM, Perote LC, et al. A split-mouth randomized clinical trial of conventional and heavy flowable composites in class II restorations. J Dent 2014;42:793–799.

[39] Zaruba M, Wegehaupt FJ, Attin T. Comparison between different flow application techniques: SDR vs flowable composite. J Adhes Dent 2012;15:115–121.

[40] Lokhande NA, Padmai AS, Rathore VP, Shingane S, Jayashanker DN, Sharma U. Effectiveness of flowable resin composite in reducing microleakage: An In vitro study. J Int Oral Health 2014;6:111–114.

[41] Bayne SC, Taylor DF, Heymann HO. Protection hypothesis for composite wear. Dent Mater 1992;8:305–309.

[42] Turssi CP, Ferracane JL, Vogel K. Filler features and their effects on wear and degree of conversion of particulate dental resin composites. Biomaterials 2005;26:4932–4937.

[43] Lim BS, Ferracane JL, Condon JR, Adey JD. Effect of filler fraction and filler surface treatment on wear of microfilled composites. Dent Mater 2002;18:1–11.

[44] Venhoven BMA, de Gee AJ, Werner A, Davidson CL. Influence of filler parameters on the mechanical coherence of dental restorative resin composites. Biomaterials 1996;17:735–740.

[45] Condon JR, Ferracane JL. In vitro wear of composite with varied cure, filler level, and filler treatment. J Dent Res 1997;76:1405–1411.

[46] Condon JR, Ferracane JL. Factors effecting dental composite wear in vitro. J Biomed Mater Res 1997;38:303–313.

[47] Beatty MW, Swartz ML, Moore BK, Phillips RW, Roberts TA. Effect of microfiller fraction and silane treatment on resin composite properties. J Biomed Mater Res 1998;40:12–23.

[48] Cadenaro M, Marchesi G, Antoniolli F, Davidson C, De Stefano Dorigo E, Breschi L. Flowability of composites is no guarantee for contraction stress reduction. Dent Mater 2009;25:649–654.

[49] Yamase M, Maseki T, Nitta T, et al. Mechanical properties of various latest resin composite restoratives [abstract 464]. J Dent Res 2010; 89(special issue A).

[50] Yahagi C, Takagaki T, Sadr A, Ikeda M, Nikaido T, Tagami J. Effect of lining with a flowable composite on internal adaptation of direct composite restorations using all-in-one adhesive systems. Dent Mater J 2012;31:481–488.

[51] Terry DA. What other restorative material has so many uses: Flowables. Int Dent (African Ed) 2012;3:42–58.

[52] Terry DA. Natural aesthetics with composite resin. Mahwah, NJ; Montage Media Corporation: 2004.

[53] Terry DA. Restoring the incisal edge. N Y State Dent J 2005;71: 30–35.

[54] Terry DA, McLaren EA. Stratification: Ancient art form applied to restorative dentistry. Dent Today 2001;20:66–71.

[55] Terry DA. Dimension of color: Creating high-diffusion layer with composite resin. 2003;24(suppl 2):3–13.

[56] Terry DA. Developing natural aesthetics with direct composite restorations. Pract Proced Aesthet Dent 2004;16:45–52, quiz 54.

[57] Dietshi D. Free-hand composite resin restorations: A key to anterior aesthetics. Pract Periodont Aesthet Dent 1995;7:15–25.

[58] Rinn LA. The Polychromatic Layering Technique: A practical manual for ceramics and acrylic resins. Carol Stream, IL: Quintessence, 1990:11–30.